Bettina Heß • Dr. med. G. Michael Heß

INDIVIDUELLE **YOGAPRAXIS**

Hatha-Yoga mit speziellem Übungsprogramm
für Yogaübende mit gesundheitlichen Einschränkungen

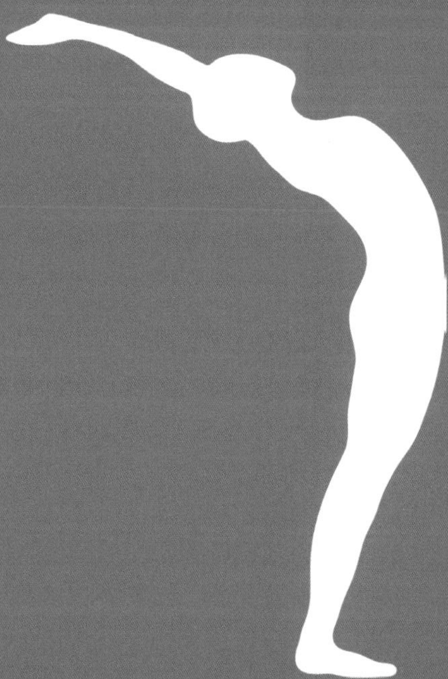

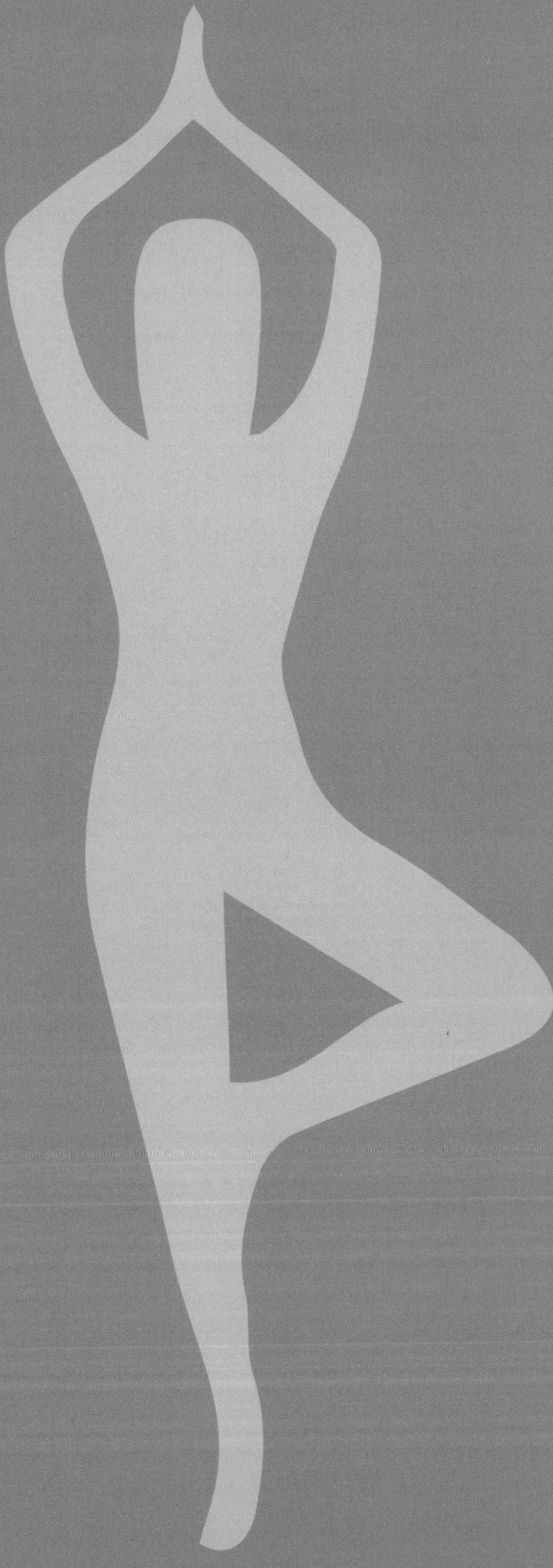

Bettina Heß • Dr. med. G. Michael Heß

INDIVIDUELLE
YOGAPRAXIS

Hatha-Yoga mit speziellem Übungsprogramm
für Yogaübende mit
gesundheitlichen Einschränkungen

vianova

Haftungsausschluss

Dieses Buch wurde mit größter Sorgfalt erarbeitet und geprüft. Alle Leserinnen und Leser jedoch sind zur Eigenverantwortung aufgefordert, für sich zu entscheiden, inwieweit sie die Übungen durchführen können. Denken Sie daran, dass das Wohlbefinden an oberster Stelle steht. Ein Buch kann niemals die persönliche Begleitung durch einen Lehrer oder eine Lehrerin ersetzen. Jegliche Haftung für Personen-, Sach- und Vermögensschäden ist ausgeschlossen.

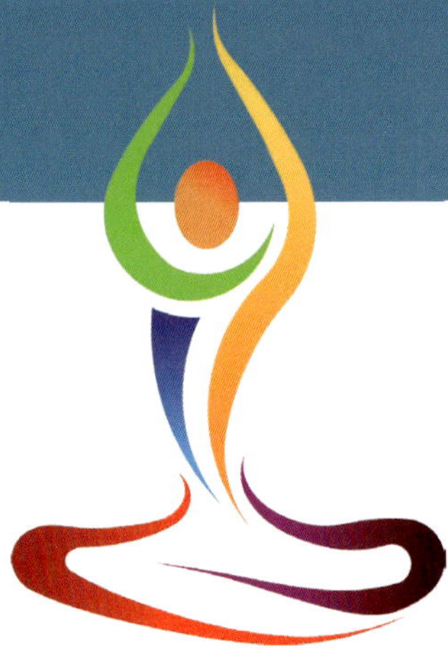

Impressum

1. Auflage 2017

© Verlag Via Nova • Alte Landstr.12 • 36100 Petersberg

Telefon (06 61) 6 29 73

Fax (06 61) 96 79 560

E-Mail: Info@verlag-vianova.de

www.verlag-vianova.de

Fotos von Christoph Wacker (© Bettina Heß)

Umschlaggestaltung: Guter Punkt • München

Satz und Layout: Sebastian Carl • Amerang

Druck und Verabeitung: Appel und Klinger • 96277 Schneckenlohe

ISBN 978-3-86616-403-1

Inhalt

Teil III • Übungsreihen mit verschiedenen Schwerpunkten

Vorwort zum Inhalt

Yoga und Bewegung allgemein

Bei Yogaformen, die keinen körperlichen Einsatz fordern, besteht keine Verletzungsgefahr.

Um Veränderungen am Bewegungsapparat vorzunehmen, ist jedoch ein physisches Training unabkömmlich. Sobald ein Dehnreiz gewünscht wird, kann es im Gegenzug leider auch zu Überlastungen kommen. Sogar oder gerade das relativ statische Yin-Yoga erfordert eine intensive anatomische Kenntnis, da die lange Haltearbeit in schlechter Ausrichtung durchaus auch Schäden verursachen kann.

Generell ist Bewegung eine wichtige Voraussetzung für einen gesunden Körper. Die Selbstheilungsprozesse des Körpers werden dadurch aktiviert. Um Regeneration und Stoffwechsel (z. B. in den Organen, Knorpeln, Bandscheiben etc.) zu bewirken, bedarf es verschiedener Bewegungen in Form von Kräftigung, Drehung und Dehnung. Der Stoffwechsel der Bandscheiben wird durch das Runden und Strecken der Wirbelsäule gefördert. Sämtliche Gelenke werden bei Mobilisation durch die Verteilung der Gelenkflüssigkeit regeneriert.

Zu Beginn der Yogapraxis kann es beispielsweise sein, dass die Handgelenke empfindlich reagieren und die Teilnehmenden versuchen, zunächst die Belastung zu vermeiden.

Das langfristige Ziel bei gesunden Handgelenken ist die Erhöhung der Beweglichkeit und die Verbesserung der Dehnung. Es gilt folglich ein achtsames Üben. Die Druckbelastung der Handgelenke ist ein Schutz im Rahmen der Sturzprophylaxe und fördert die Stärkung und Stabilität der Knochen. Die Knochenmasse wird in der Folge dichter.

Die verschiedenen Yogaformen

Yoga ist nicht gleich Yoga. So unterschiedlich die einzelnen Yogaformen sind, so verschieden ist auch deren jeweilige Beanspruchung des Körpers und der motorischen Grundfunktion. Während beim Yoga Nidra der meditative und der muskelentspannende Effekt im Vordergrund stehen und ein muskuläres Training nicht oder nur unwesentlich stattfindet, ist das dynamische Ashtanga-Vinyasa-Yoga ein intensives Ausdauer und Herz-Kreislauf-Training. Das Budokon-Yoga ist eine neue Yogaform mit überwiegend kraftvollen, athletischen und dem Kampfsport entliehenen Elementen, das Yin-Yoga hingegen stellt die Flexibilität und Dehnung der bindegewebigen Schichten in den Vordergrund.

Inhaltlicher Schwerpunkt dieses Buches

In unserem Buch haben wir das Hauptaugenmerk auf das moderne Hatha-Yoga gelegt. Wenn im Folgenden vereinfachend von „das Yoga“ gesprochen wird, so ist immer das moderne Hatha-Yoga gemeint.

Modernes Hatha-Yoga kombiniert die körperlichen Übungen mit Pranayama (= Atemtechniken) und Meditation. Der Schwerpunkt in diesem Buch liegt auf physiologischer Haltung und Ausrichtung. Individuell ausgeführtes Yoga kann der Tagesform angepasst und vielfältig variiert werden. Nach Wunsch kann es durchaus auch forderndes Yoga sein.

Wie viel Dehnfähigkeit und Beweglichkeit ist sinnvoll?

Es geht im Yoga nicht um die endlose Verbesserung der Beweglichkeit. Mobilisation und Dehnung sind nur so weit sinnvoll, dass im Alltag, in den ausgeführten Sportarten und den Übungen stets eine physiologische Haltung und eine korrekte Ausrichtung eingenommen werden können. (siehe dazu Kapitel 19 Normwerte der Beweglichkeit)

Zu stark gedehnte Bänder führen zu einer Instabilität und in der Folge zur Überlastung der Gelenke. Bei hypermobilen Praktizierenden sollte die Stabilisation und Kräftigung im Vordergrund stehen, um die Gelenke zu schützen und die Bänder nicht unnötig zu überdehnen.

Wann kann Yoga schaden?

Für den Gesunden und Trainierten sind die Effekte des Yoga durchaus positiv zu bewerten. Für den Untrainierten und Anfänger können zahlreiche der genannten Yoga-Haltungen und Übungen zunächst aufgrund unzureichender Flexibilität und Koordination schwierig sein. Hier sind eine gute und individuelle Anleitung und auch der Einsatz von Hilfsmitteln, wie dem Yogablock, wichtig, um dennoch eine korrekte, sichere und effektive Übungsausführung zu gewährleisten. Das Gesagte gilt mindestens für Menschen, die bereits Beschwerden mit der Wirbelsäule oder den peripheren Gelenken haben, wie zum Beispiel Arthrose. Durch richtig durchgeführte, aber falsch ausgewählte Übungen oder falsch ausgeführte oder mit zu großem Ehrgeiz praktizierte Asanas können bestehende Beschwerden erheblich verstärkt oder auch Verletzungen verursacht werden. Yoga ist in solchen Fällen nicht nur ein Mittel der Gesundheitsförderung. Wie bei einem Medikament entscheiden die Indikation und die Dosis über positive Wirkung oder unerwünschte Nebenwirkung.

Eine zu intensive Dehnung schädigt die Muskelfasern und die Gewebsstrukturen. Die Gelenkkapseln können überdehnt und verletzt werden, und bei schlechter oder falscher Ausrichtung kann es anstelle der gewünschten Entspannung sogar zu schmerzhaften Verspannungen und Fehlhaltungen kommen.

Sehr dynamische Yogaformen setzen den Schutz durch eine gut trainierte Tiefenmuskulatur voraus, da aufgrund der raschen Übungsabfolge nicht die Zeit zur Ausrichtungskontrolle und –korrektur bleibt. Daher sind diese Formate unserer Meinung nach fortgeschrittenen Yogaschülern vorbehalten.

Yoga muss individuell praktiziert werden

Das Besondere an diesem Buch ist, dass aus Sicht des Yogalehrers und des Orthopäden auf häufige Beschwerden bei der Übungsausführung und auf häufige Erkrankungen eingegangen wird, die eine Einschränkung darstellen. Für die wesentlichen und grundlegenden Asanas werden alternative Übungen oder Übungsausführungen, zum Teil auch mit Hilfsmitteln, gezeigt und ausführlich erklärt.

So kann sich sogar ein Yoganeuling sein individuelles Trainingsprogramm zusammenstellen und von den gesundheitlichen Vorteilen des Yoga profitieren.

Auf Asanas, wie Kopfstand und Schulterstand, die bei unsauberer Ausführung ein hohes Verletzungsrisiko bergen, wird verzichtet. Diese Haltungen sollten unserer Meinung nach nur mit genauer Anweisung, Beobachtung und Betreuung durch einen erfahrenen Yogalehrer erlernt werden. Das Verletzungsrisiko liegt dabei nicht in den korrekt ausgeführten Haltungen, welche durchaus ihre Berechtigung und viele positiven Wirkungen haben, sondern in den unachtsamen oder überehrgeizigen Übungsversuchen.

Bei bestehenden Einschränkungen ist es wichtig, für sich persönlich einen Yogastil zu finden, der das Wohlbefinden nachhaltig fördert. Yoga Nidra oder anatomisch und physiologisch korrekt ausgerichtetes Yin-Yoga kann einen großen Nutzen bringen, insbesondere wenn der Aspekt der Stressreduktion und Entspannung im Vordergrund steht oder Einschränkungen in der Beweglichkeit ein dynamisches Üben vereiteln. Das Entscheidende bei der Yogapraxis ist die stete Kontrolle des Atemflusses und die achtsame Yogapraxis, um eine Überforderung auszuschließen.

Dieses Buch richtet sich sowohl an Yogaanfänger wie auch an Betroffene mit Einschränkungen, die Ideen für eine individuelle Übungspraxis suchen oder unsicher sind, welche Yoga-Asanas für Sie geeignet sind. Ebenso kann dieses Buch eine Hilfestellung für Yogalehrende sein und Aufschluss darüber geben, welche Asanas bei bestimmten Einschränkungen geeignet sind und welche vermieden oder modifiziert geübt werden sollen.

Aufbau der einzelnen Teile

In den Kapiteln des ersten Teiles werden die ausgewählten Asanas gezeigt und erklärt. Dabei sind die wesentlichen Ziele und Wirkungen sowie Kontraindikationen und Modifikationen erläutert. Die Pfeile zeigen, worauf besonders geachtet werden muss. Auf den weiteren Fotos wird die Ausführung nach den jeweiligen Möglichkeiten dargestellt und der korrekten anatomischen Ausrichtung besondere Beachtung geschenkt.

Im zweiten Teil dieses Buches werden einige wesentliche Körperbereiche und Körperfunktionen anatomisch erläutert und durch einfache medizinische Erklärungen anschaulich dargestellt.

Der dritte Teil bezieht sich auf einige häufig vorkommende gesundheitliche Einschränkungen, die in der Yogapraxis einer besonderen Beachtung bedürfen.

Die Krankheitsbilder werden nur sehr allgemein und knapp erklärt. Betroffene verfügen über einen fundierten Kenntnisstand und eine intensive Auseinandersetzung mit ihrem individuellen Gesundheitszustand. Die nachfolgenden Ausführungen sind als Empfehlungen anzusehen und ersetzen keinesfalls eine ärztliche Diagnose. Grundsätzlich ist immer Rücksprache mit dem Arzt zu halten!

In den abschließenden Kapiteln werden die einzelnen Übungsreihen nach Schwerpunkten differenziert und tabellarisch sowie in Bildfolgen dargestellt.

Somit lernen Betroffene und „Laien" anhand dieses Buches die kritischen Haltungen und deren Alternativen kennen. Sie können sich im „Baukastensystem" ihr individuelles Trainingsprogramm zusammenstellen. Beim Besuch von Gruppenkursen können die erlernten Variationen einfach abgerufen und angewendet werden.

Yogalehrende erhalten einen Überblick und Erklärungen zu den wesentlichen Yogahaltungen, um ihre Kunden und Teilnehmer auch bei Einschränkungen professionell betreuen und anleiten zu können.

Wir erhoffen uns, dass alle von den gesundheitlichen Vorteilen des Yoga profitieren können und die individuelle Yogapraxis nicht nur Therapie, sondern Genuss wird.

TEIL I

Die wesentlichen Yogahaltungen

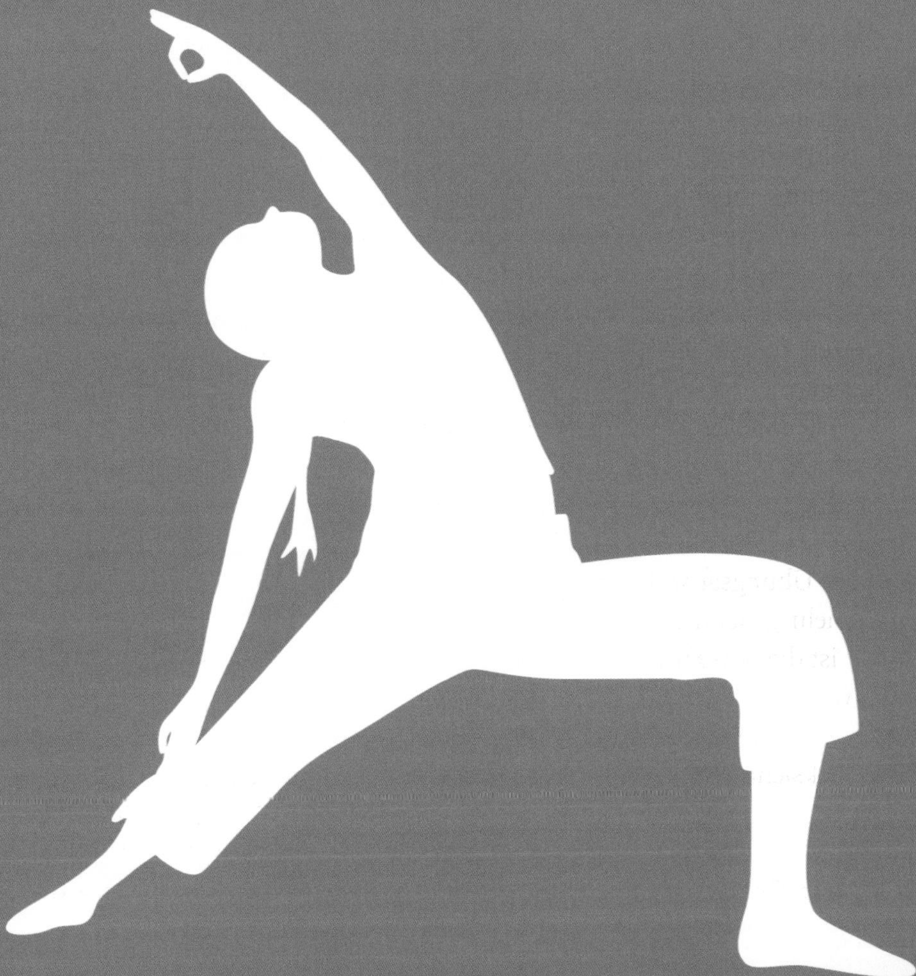

1

Allgemeine Anleitung zur korrekten Übungsausführung

Vor Übungsbeginn ist die Ausrichtung des Körpers in seinen Körperachsen sehr wichtig, um Fehlbelastungen zu vermeiden und Fehlhaltungen und Schwächen zu erkennen.

Die einzelnen Übungen müssen immer nach den individuellen Möglichkeiten ausgeführt werden. Es geht nicht darum, ein Bild von einer Yoga-Figur nachzustellen, sondern darum, die Ziele und Wirkungen der einzelnen Asanas zu erfahren und davon zu profitieren.

Sobald ein Gefühl der Überanstrengung oder Überlastung auftritt, wirken die Übungen kontraproduktiv. Der Atem kann nicht mehr frei fließen, es kann zu einem Schwindelgefühl kommen, die Muskulatur kann verletzt werden und anstelle der positiven Dehnreize könnten Haltungsschäden auftreten.

An erster Stelle steht immer das subjektive Wohlbefinden. Die Asanas sollten sehr bewusst mit ruhiger und gleichmäßig fließender Atmung ausgeführt werden. Der Atem ist die beste Kontrolle für eine angepasste Übungsausführung. Sobald der Atemfluss nicht mehr gleichmäßig oder gar unberücksichtigt bleibt, ist dies ein Hinweis für eine Überforderung.

Bei der Übungsausführung sind im Yoga stets die Begriffe sthira (Stabilität) und sukha (Leichtigkeit) zu berücksichtigen.

Häufige Schwachstellen bei der Übungsausführung

Jeder Mensch hat individuelle Schwachstellen im Körper. Durch unseren modernen Alltag verbringen wir viel Zeit mit Tätigkeiten im Sitzen und dazu oft in schlechter Haltung.

Schon im Kindesalter sitzen wir in westlichen Ländern lange Zeit auf Stühlen. Dies führt zu einer Unbeweglichkeit der Hüftgelenke und Verkürzung vieler Körperbereiche. Selbst das aktive aufrechte Sitzen kann diese Faktoren nicht kompensieren, sondern lediglich die Rückenmuskulatur stärken und Schäden an der Wirbelsäule vorbeugen.

Die häufigsten „Problembereiche" sind verkürzte und/oder schwache Muskelgruppen (siehe Kapitel 14) und unbewegliche Körperbereiche, die in der Folge eine Zwangshaltung der Wirbelsäule erzwingen. Zu den verkürzten Muskelbereichen, die eine Fehlhaltung verursachen, gehören insbesondere die Beinrückseiten, Hüftbeuger, Brust- und Nackenmuskulatur. Oft liegt bei uns westlichen Menschen ein Hüftbeuge- und zugleich ein Hüftstreckdefizit vor, welches auf die vielen Tätigkeiten im Sitzen zurückzuführen ist. Gestärkt werden muss gleichzeitig zur Dehnung der verkürzten Muskulatur der Körpervorderseite die Muskulatur der Körperrückseite, insbesondere die Schulter-, Rücken- und Gesäßmuskulatur.

Verkürzte Beinrückseiten

Bei verkürzten Beinrückseiten ist darauf zu achten, dass die Lendenwirbelsäule keine zu starke Rundung erfährt, um die mangelnde Dehnfähigkeit zu kompensieren. Dies könnte anderenfalls einen erhöhten Druck auf die Bandscheiben zur Folge haben. Es empfiehlt sich, die Knie rechtzeitig zu beugen, wenn die Position des Beckens nicht mehr kontrolliert angesteuert werden kann.

Mangelnde Rotationsfähigkeit der Brustwirbelsäule

Eine mangelnde Rotationsfähigkeit der Brustwirbelsäule wird oft durch eine verstärkte Drehung der Halswirbelsäule, eine Drehbewegung in der Lendenwirbelsäule oder eine Überlastung der Schultergelenke kompensiert. In der Folge können Verspannungen des Nackens und Schultergürtels sowie Schmerzen im unteren Rücken und/oder der Schulter auftreten.

Mangelnde Aufrichtung bzw. starke Krümmung der Brustwirbelsäule

Ebenfalls führt eine mangelnde Aufrichtung bzw. starke Krümmung der Brustwirbelsäule zu Verspannungen und Fehlbelastungen. Die Schultergelenke können zudem nicht mehr zentriert werden.

Daher ist es bereits in Hinblick auf die Alltagsbewegungen unerlässlich, die Beweglichkeit und Rotationsfähigkeit der Brustwirbelsäule zu trainieren und zu erhalten.

Unbewegliche Hüftgelenke

Eine mangelnde Beweglichkeit der Hüftgelenke führt in der Folge zu Schäden an den Knien, da diese die schwächeren Gelenke sind, die die entstehende Fehlbelastung kompensieren müssen.

Gleichzeitig wird die Lendenwirbelsäule zu verstärkten Rotationsbewegungen gezwungen, für die sie nicht geeignet ist.

Um gezielt Rückenschmerzen vorzubeugen, gilt es, die tiefliegende Muskulatur zu stärken und die Stabilisation in der Lendenwirbelsäule zu erarbeiten, verkürzte Muskelbereiche zu dehnen und gleichzeitig die Beweglichkeit der Brustwirbelsäule in der Rotation und Aufrichtung zu verbessern.

Generelle Haltungskontrolle in den einzelnen Positionen:

Stand

- Dreipunktbelastung der Füße: Ferse, Außenseite des Kleinzehenballens und Innenseite des Großzehenballen
- Den Bauchnabel zur Wirbelsäule ziehen (M. transversus abdominis aktivieren, um den Lendenwirbelsäulenbereich zu stützen)
- Ausrichtung der Knie in Richtung der Zehenspitzen,
- Keine Überstreckung der Knie, Sicherung der muskulären Führung
- Beckenausrichtung, Wahrnehmung der natürlichen Beckenkippung nach vorn
- Neutrale Wirbelsäulenposition in der doppelten S-Form
- Das Brustbein anheben
- Die Schulterblätter an den Rumpf anlegen und nach unten in Richtung Hosenbund ziehen (Scapula-Depression)

Kniestand

- Die Knie genau unterhalb der Hüftgelenke positionieren
- Die Handgelenke unterhalb der Schultergelenke aufsetzen
- Lange Körperlinie vom Scheitel zum Steißbein
- Die Schulterblätter seitlich am Körper anlegen

- Die Rippenbögen zueinander ziehen
- Den Bauchnabel nach innen und nach oben einziehen
- Die Handwurzel entlasten, indem das Gewicht auf die Fingerkuppen und die Handkante verteilt wird
- Das Becken parallel zum Boden ausrichten

Bauchlage

- Den Bauchnabel nach innen und nach oben einziehen
- Die Schulterblätter in Richtung Gesäß ziehen
- Den Beckenboden aktivieren
- Das Schambein sollte im Kontakt zum Boden bleiben

Rückenlage

- Die Wirbelsäule in neutraler Position ausrichten (Lordose in der LWS kontrollieren)
- Den Bauchnabel nach innen und nach oben ziehen
- Die Schulterblätter flach und weit auf der Unterlage ablegen
- Die Schlüsselbeine sind weit nach außen geöffnet, die Schultern entspannt
- Zur Entspannung des Schultergürtels können die Handrücken abgelegt werden, die Handflächen zeigen nach oben
- Das Becken wird durch die Rumpfmuskulatur stabilisiert
- Den Beckenboden bewusst ansteuern und aktivieren

Seitlage /Seitstütz

- Den Körper in einer langen Achse, parallel zum Mattenrand ausrichten
- Das Becken wird senkrecht ausgerichtet, die Beckenknochen stehen genau übereinander
- Die Schultern sind senkrecht übereinander ausgerichtet
- Den Bauchnabel nach innen und nach oben ziehen (M. transversus abdominis aktiv halten)
- Die Rippenbögen schließen
- Die Schulterblätter aktiv an den Rumpf ziehen => Vorderen Sägemuskel aktivieren

Chronologische Reihenfolge bei der Ausrichtung:

1. Länge erarbeiten
2. Ausatmend in die Drehung gehen
3. Die Rundung erfolgt erst zum Schluss

Die Aufmerksamkeit gilt zunächst der Ausrichtung der Wirbelsäule und des Beckens. Daraus ergibt sich die Position der Schultern und Arme bzw. der Hüftgelenke und Beine.

Je mehr Streckung und Öffnung der Brustwirbelsäule erarbeitet wird, desto entspannter kann die Halswirbelsäule in die Haltung integriert werden.

Mehr Drehung in der Brustwirbelsäule erleichtert die Zentrierung der Schultergelenke, z.B. beim Dreieck oder in den Winkelhaltungen.

Eine aktive Bauch- und Beckenbodenmuskulatur gibt dem unteren Rücken Schutz, und dieser sollte bewusst wahrgenommen werden.

2

Die Asanas (Yogaübungen) – modifiziert und individuell ausgeführt

Die Hauptziele der Yoga-Übungen sind:

- Das Wohlbefinden zu steigern
- Die Verbesserung der Beweglichkeit
- Schmerzfreiheit (häufig: von Rückenschmerzen)
- Einen Ausgleich zu den Belastungen des Alltags zu schaffen
- Die gezielte Kräftigung abgeschwächter Muskeln
- Die Dehnung verkürzter Körperbereiche
- Entspannung zu erfahren bzw. zu erlernen
- Den Einklang von Körper, Geist und Seele erleben

Bei den nachfolgenden Übungsbeschreibungen sind die Wirkungen und Ziele der einzelnen Übungen aufgeführt und gleichzeitig Hinweise und Empfehlungen für eine alternative Ausführung angegeben.

Einteilung der einzelnen Yogahaltungen

Asymmetrische Asanas

Die Yogapraxis zeigt uns in den asymmetrischen Haltungen sehr deutlich den Seitenunterschied in der Beweglichkeit sowie die Differenz zwischen der starken und der schwachen Seite. Sämtliche Defizite können durch die aufmerksame Ausführung der Asanas ganz gezielt ausgeglichen werden.

Rückbeugen

Generell sollten Rückbeugen eine Öffnung der Brustwirbelsäule nach den eigenen Möglichkeiten bewirken. Sie schaffen Weite im Brustkorb, dehnen die Zwischenrippenmuskulatur und erhöhen somit das Atemvolumen. Durch die Aufrichtung wird die Körperhaltung verbessert, die Körpervorderseite wird gestreckt und gedehnt. Viele Rückbeugen integrieren gleichzeitig eine Hüftöffnung und eine Dehnung des oft durch das Sitzen verkürzten und stark angespannten Hüftbeugers.

Vorbeugen

Mit Vorbeugen wird die Körperrückseite gedehnt. Dabei hat die Hebelwirkung einen entscheidenden Einfluss auf die Intensität der Vorbeuge, und bei falscher Ausführung werden insbesondere die Bandscheiben im Bereich der Lendenwirbelsäule überlastet. Bei verkürzten Beinrückseiten und verminderter Beweglichkeit wird dringend eine Verringerung der Hebellänge, z. B. durch Beugen der Beine, empfohlen.

Drehungen

Richtig ausgeführte Drehungen mit aufgerichteter Wirbelsäule verbessern die Beweglichkeit und Rotationsfähigkeit der Brustwirbelsäule und wirken sich gleichzeitig positiv auf den Stoffwechsel aus, da sie eine Massage der Bauchorgane bewirken.

Gegenanzeigen (Kontraindikationen)

Ganz generell kann es Kontraindikationen für die Yogapraxis geben. Dies ist anzunehmen bei allen bakteriellen Entzündungen mit erhöhter Körpertemperatur, rheumatisch-entzündlichen Erkrankungen, bei akuten Schmerzzuständen des Bewegungsapparates oder der inneren Organe und in der Frühphase nach Operationen.
In diesen Fällen wird vor Ausführung der Yogahaltungen eine fachärztliche Abklärung dringend empfohlen.

Hinweis zur Übungsausführung

Beim Besuch von Yoga-Kursen oder der Betrachtung von Bildern werden die Asanas in Perfektion gezeigt. Ohne den Einsatz von Hilfsmitteln oder Modifikationen erfordern die Yogahaltungen ein hohes Maß an Beweglichkeit, Dehnfähigkeit und eine gute Rotationsfähigkeit der Brustwirbelsäule.

Diese Komponenten sind uns nur selten ohne Training gegeben und bedürfen daher sehr viel Übung und Geduld. Damit es nicht zu Verletzungen durch Zerrung, Überlastung und Fehlhaltungen kommt, muss die Ausführung der Asanas sehr individuell an den „Ist"- Zustand angepasst werden.

Es geht nicht darum, eine „Zwangshaltung" einzunehmen, sondern jede Übung so auszuführen, dass die Kontrolle über die Ausrichtung und eine fließende und gleichmäßige Atmung den höchsten Stellenwert haben.

Jeder Körper ist einzigartig und sehr unterschiedlich. Auch unabhängig von der Beweglichkeit zeigt die eigene Anatomie verschiedene Längenverhältnisse der Gliedmaßen zum Rumpf und folglich auch unterschiedliche Hebelwirkungen. So werden einige Übungen leichtfallen, während andere Positionen in ihrer Ausführung sehr fordern.

Es ist das oberste Gebot, ehrlich zu sich selbst zu sein. Es gilt die eigenen Defizite zu erkennen, zu akzeptieren und bei dem Wunsch nach Veränderung sukzessive daran zu arbeiten, um eine Verbesserung erlangen zu können. Falscher Ehrgeiz und Fehleinschätzung sind dabei kontraproduktiv.

Der Fokus liegt primär auf der physiologischen Ausrichtung. Dabei ist insbesondere die Ausrichtung der Wirbelsäule maßgeblich, da diese oft durch Fehlhaltungen belastet wird.

Die Verwendung von Hilfsmitteln gleicht persönliche Defizite aus und ermöglicht eine korrekte Übungsausführung. Dabei können Decken, Kissen, Bolster, Blöcke, Gurte und Hocker verwendet werden.

Mit einer physiologisch ausgerichteten Übungsausführung, Geduld und Beständigkeit werden sich schnell positive Veränderungen und Verbesserungen zeigen.

Unsere Übungsauswahl beschränkt sich auf Yogaübungen, bei denen das Verletzungsrisiko möglichst gering ist und die Übungen unter Anwendung der Hilfsmittel sehr individuell angepasst werden können. Sofern bestimmte Haltungen aufgrund von Einschränkungen und/oder Verkürzung einzelner Körperbereiche nicht vollständig ausführbar sind, werden Modifikationen der Übungen dargestellt. Die Bilder zeigen verschiedene Möglichkeiten, um die Yogahaltungen anzupassen und zu vereinfachen. In den Illustrationen haben wir uns auf das AIREX Balance Pad, den TOGU Redondo Ball, die TOGU Multiroll, Yogablöcke, Meditationskissen und Yogagurt beschränkt.

Die obersten Gebote „ahimsa" (= nicht verletzen) und „sattva" (= Wahrhaftigkeit, Ehrlichkeit – auch zu sich selbst) haben stets Priorität. Sie stehen im Yoga für die Achtsamkeit, die bewusste Wahrnehmung und das Erkennen und Akzeptieren der eigenen Schwächen.

Sei achtsam, liebevoll, ehrlich zu dir selbst und „verbiege" dich nicht!

Tadasana (Berg)

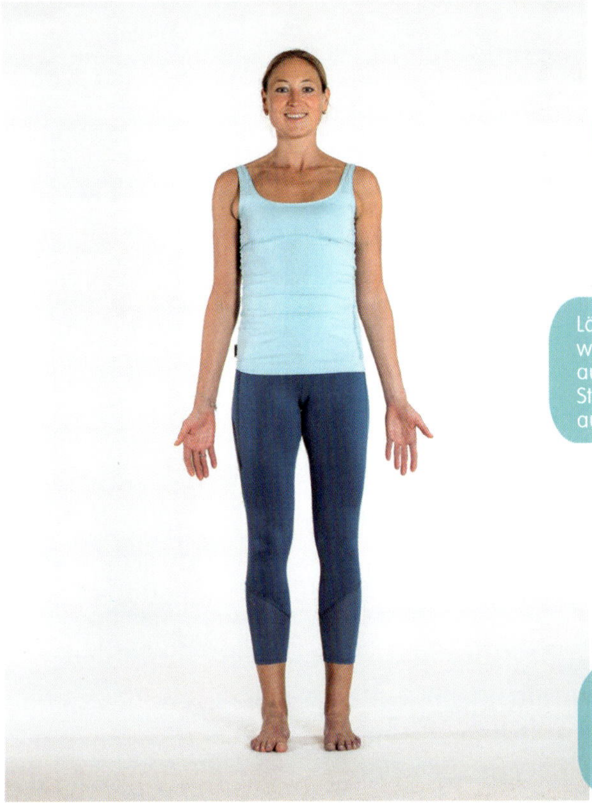

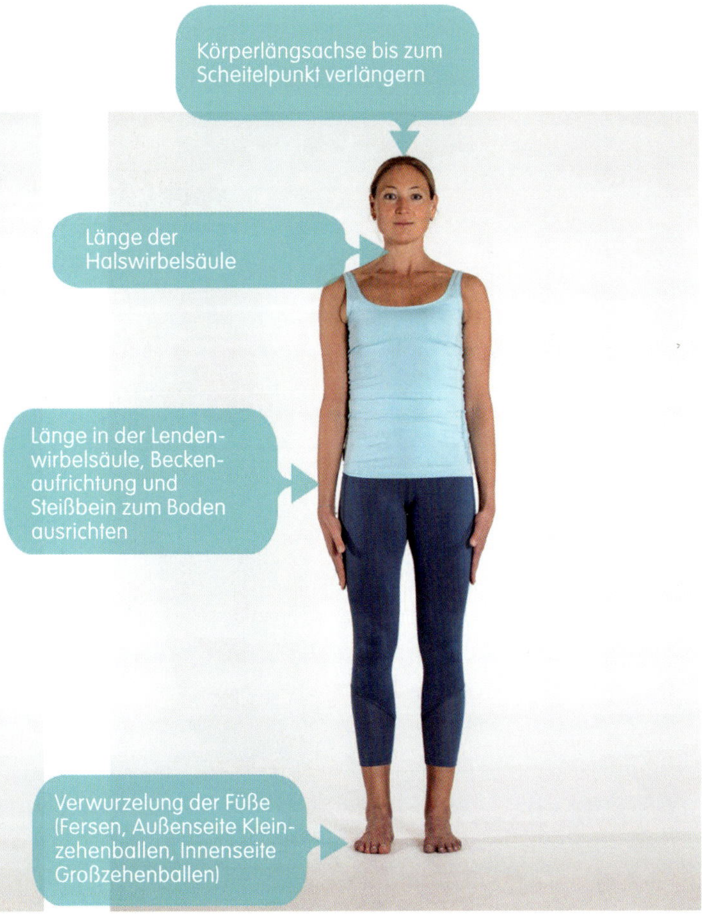
Körperlängsachse bis zum Scheitelpunkt verlängern
Länge der Halswirbelsäule
Länge in der Lendenwirbelsäule, Beckenaufrichtung und Steißbein zum Boden ausrichten
Verwurzelung der Füße (Fersen, Außenseite Kleinzehenballen, Innenseite Großzehenballen)

Besonderheiten / Fokus

- Die Kuppeln im Körper ausrichten
- Fußgewölbe, Beckenboden, Zwerchfell, Kehle / Gaumensegel
- 3-Punkt-Stand: Ferse, Außenseite Kleinzehenballen, Innenseite Großzehenballen
- Länge in der Wirbelsäule
- Verlängerung durch die Halswirbelsäule, Scheitel als höchster Punkt,
- Schulterblätter nach unten zur Körpermitte ziehen, Schlüsselbeine öffnen

Ziele / Wirkungen:

- Analyse und Verbesserung der Körperhaltung
- Aktive Verminderung der primären Krümmungen in der Hals-, Brust- und Lendenwirbelsäule
- Entlastung des Rückens, Ausrichtung und Aufrichtung der Wirbelsäule und des Beckens
- Wahrnehmung und Drei-Punkt-Belastung der Füße, Stabilität und Standfestigkeit
- Erarbeiten des muskulären Gleichgewichts zwischen Körpervorderseite und –rückseite

Modifikation empfohlen / Vorsicht geboten bei:

- Niedrigem Blutdruck
- Neigung zu Schwindel

Modifikation:

Aufrecht auf einem Stuhl sitzen
An einer Wand anlehnen

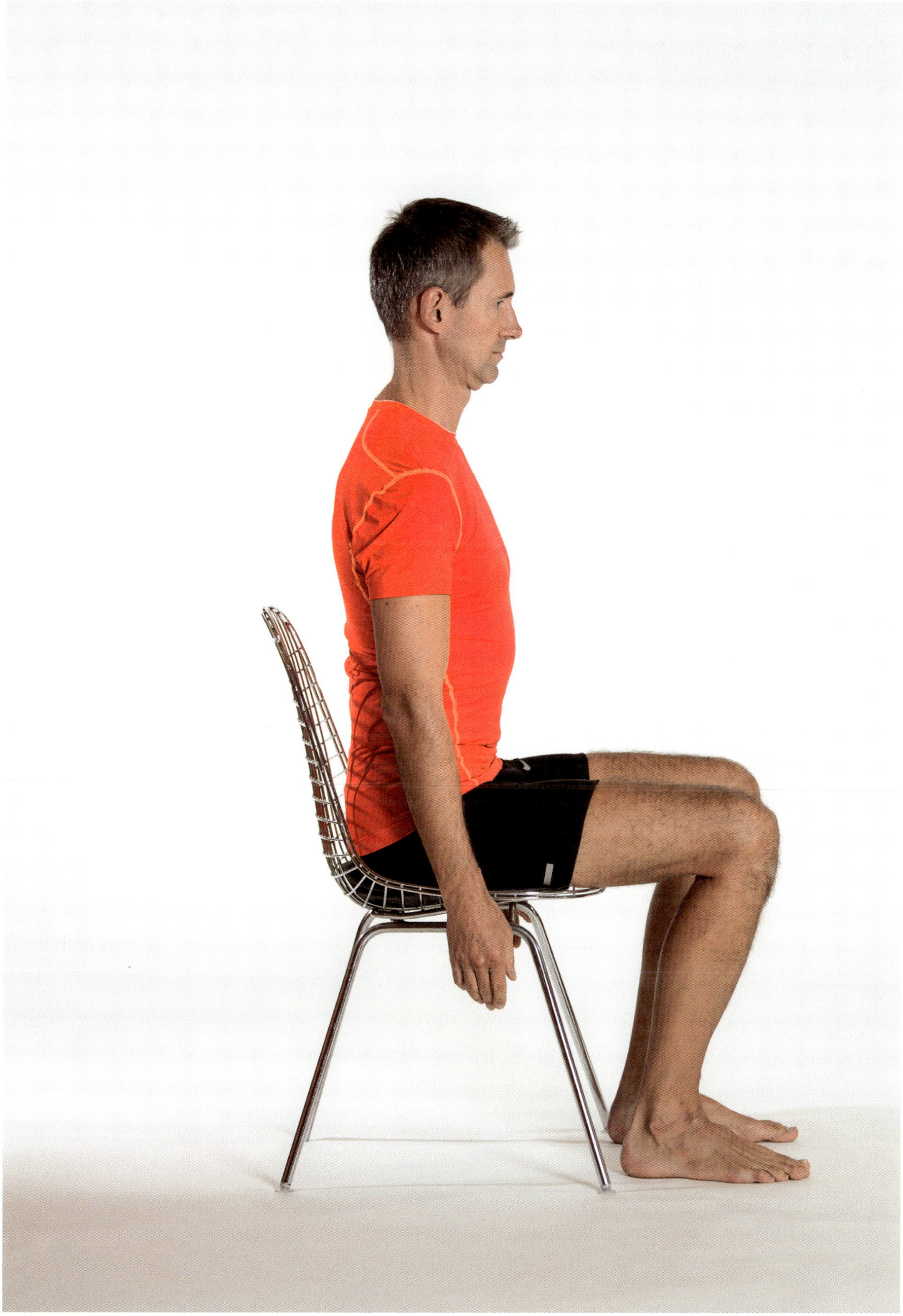

Aufrecht auf einem Stuhl sitzen

Uttanasana (Vorbeuge)

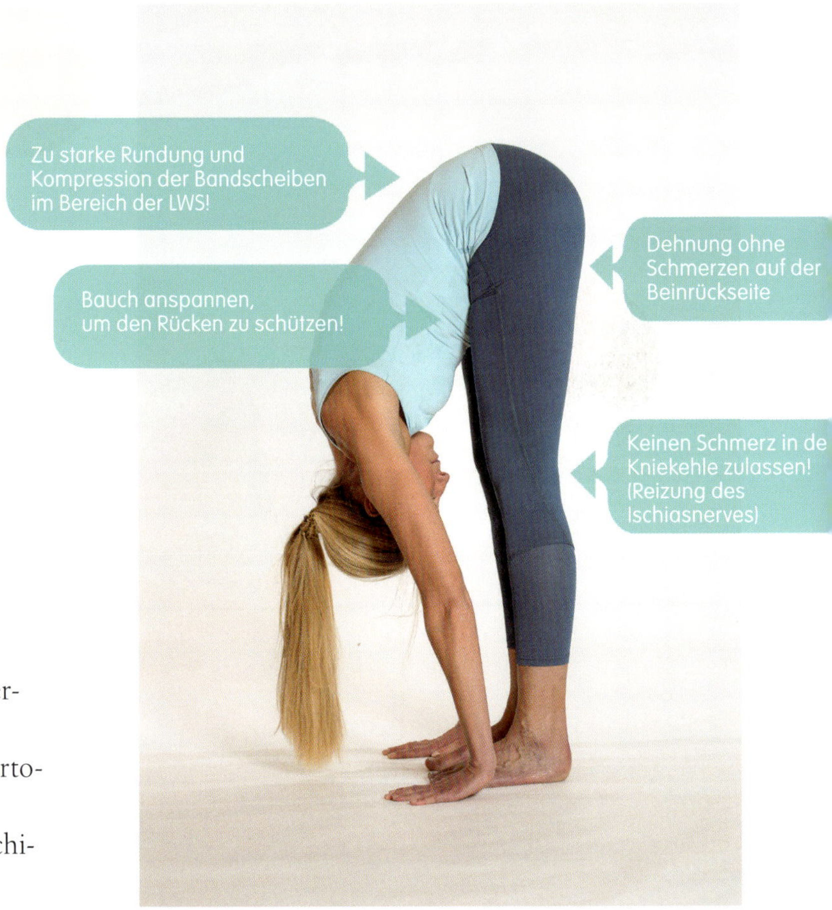
Zu starke Rundung und Kompression der Bandscheiben im Bereich der LWS!
Dehnung ohne Schmerzen auf der Beinrückseite
Bauch anspannen, um den Rücken zu schützen!
Keinen Schmerz in de Kniekehle zulassen! (Reizung des Ischiasnerves)

Ziele / Wirkungen:

- Entlastung der Rückenmuskulatur
- Dehnung der Körperrückseite
- Loslassen und Kontrolle aufgeben
- Entspannung durch die verlängerte Ausatmung in der Vorbeuge
- Neuronale und mentale Beruhigung

Modifikation empfohlen / Vorsicht geboten bei:

- Herzinsuffizienz, Erkrankungen des Herzens
- Unbehandeltem Bluthochdruck = Hypertonie
- Bandscheibenvorfall, Schmerzen des Ischiasnervs
- Kopfschmerzen, Migräne
- Entzündungen der Zähne, der Nasennebenhöhlen oder der Ohren
- Erhöhtem Augeninnendruck
- Entzündungen oder Verletzungen an der Beinrückseite

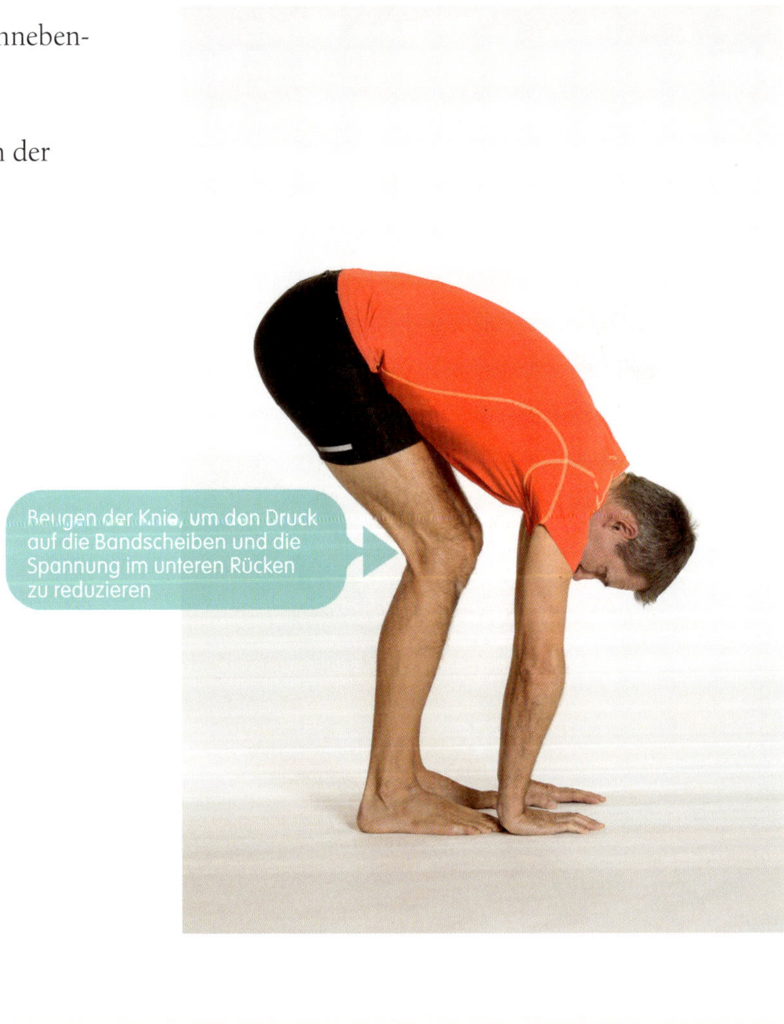
Beugen der Knie, um den Druck auf die Bandscheiben und die Spannung im unteren Rücken zu reduzieren

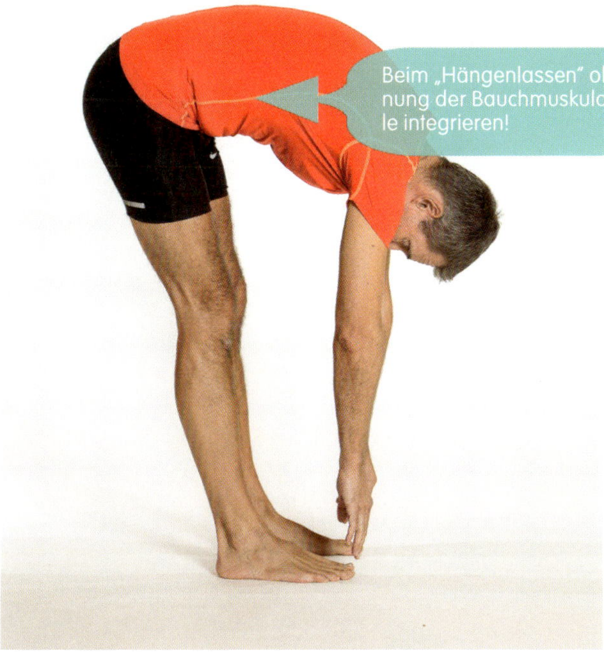
Beim „Hängenlassen" ohne Bodenkontakt die Anspannung der Bauchmuskulatur zum Schutz der Wirbelsäule integrieren!

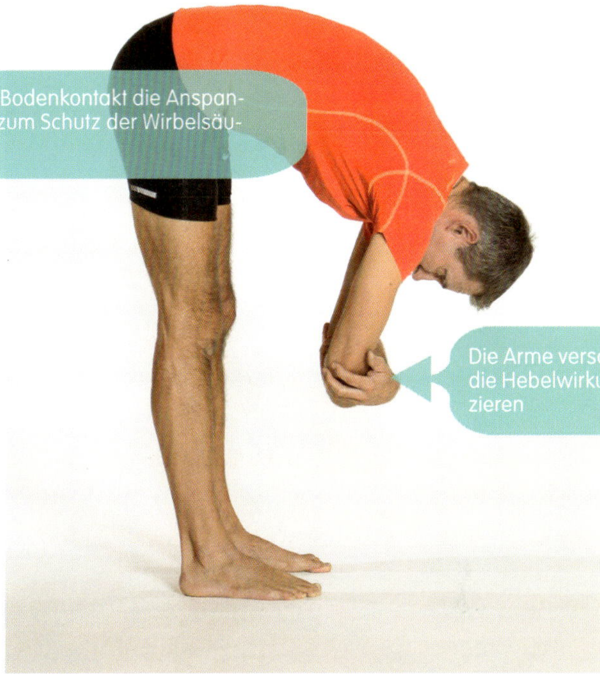
Die Arme verschränken, um die Hebelwirkung zu reduzieren

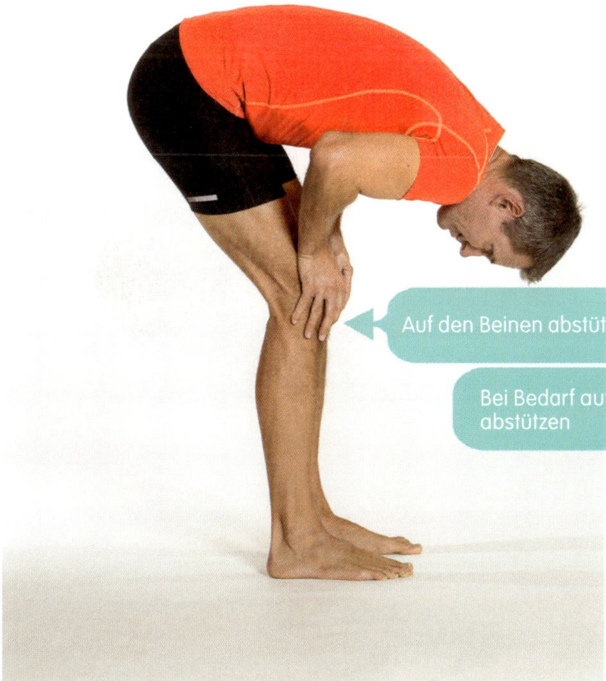
Auf den Beinen abstützen

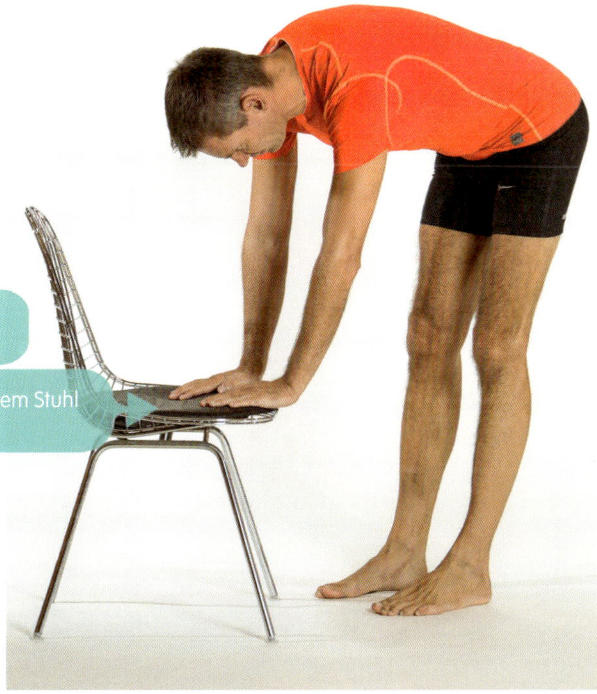
Bei Bedarf auf einem Stuhl abstützen

Utkatasana
(Stuhlhaltung „Die Mächtige")

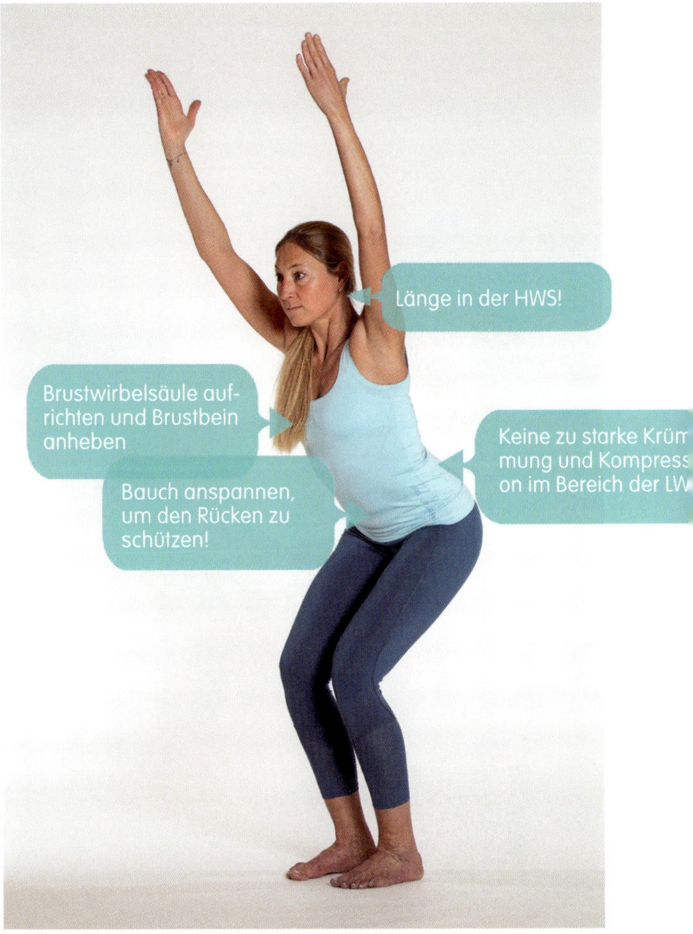
Länge in der HWS!
Brustwirbelsäule auf-
richten und Brustbein
anheben
Keine zu starke Krüm
mung und Kompress
on im Bereich der LW
Bauch anspannen,
um den Rücken zu
schützen!

Ziele / Wirkungen:

- Stabilität und Standfestigkeit erarbeiten
- Bewusste Wahrnehmung der Drei-Punkt-Belastung der Füße
- Stärkung des Fußgewölbes und der Binnenmuskulatur der Füße, Korrektur erworbener Fußfehlstellungen
- Ausrichtung der Beinachsen
- Kräftigung der Muskulatur der unteren Extremitäten
- Kräftigung der Rückenmuskulatur, Aufrichtung der Wirbelsäule
- Aktivierung des Beckenbodens und Verlängerung der LWS / des unteren Rückens
- Muskuläres Gleichgewicht zwischen Körpervorderseite und -rückseite

Modifikation empfohlen / Vorsicht geboten bei:

- Schmerzen im unteren Rücken, Facettengelenksarthrose
- Bewegungseinschränkung im oberen Sprunggelenk
- Entzündungen der Achillessehne

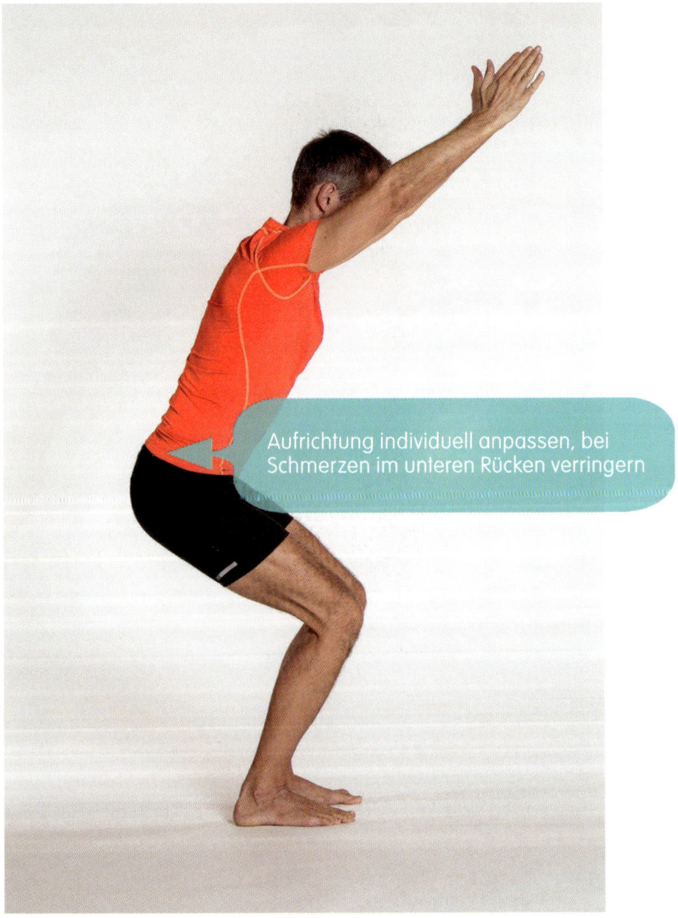
Aufrichtung individuell anpassen, bei
Schmerzen im unteren Rücken verringern

Modifikation:

- Bei Schmerzen im unteren Rücken die Aufrichtung verringern
- Bei Schulterbeschwerden die Arme vor der BWS verschränken oder die Hände hinter dem Rücken fassen
- Beugung der Beine reduzieren
- Aufrecht auf einem Stuhl sitzen
- Standbreite variieren: Breiter Stand oder die Knie zusammendrücken

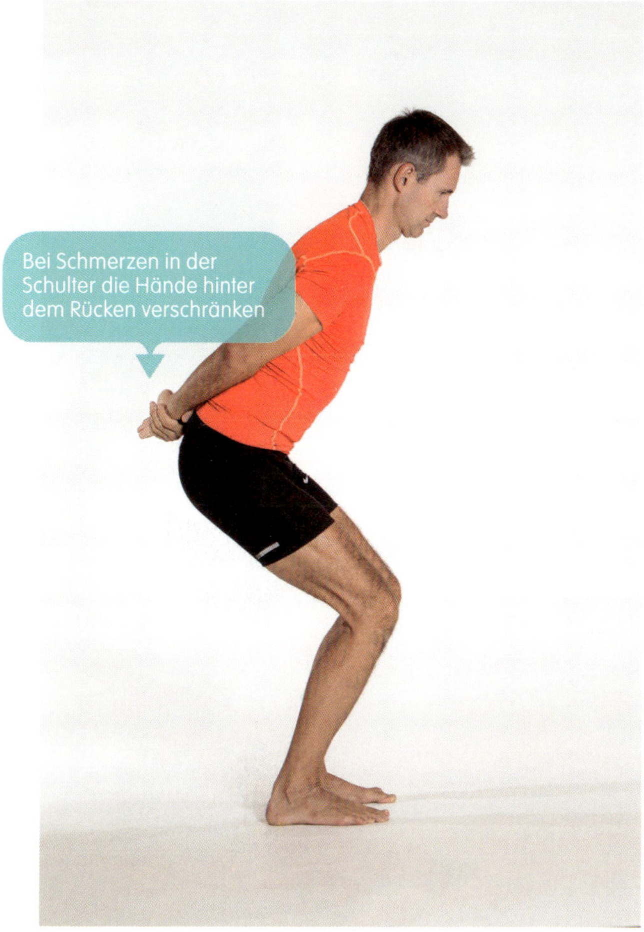

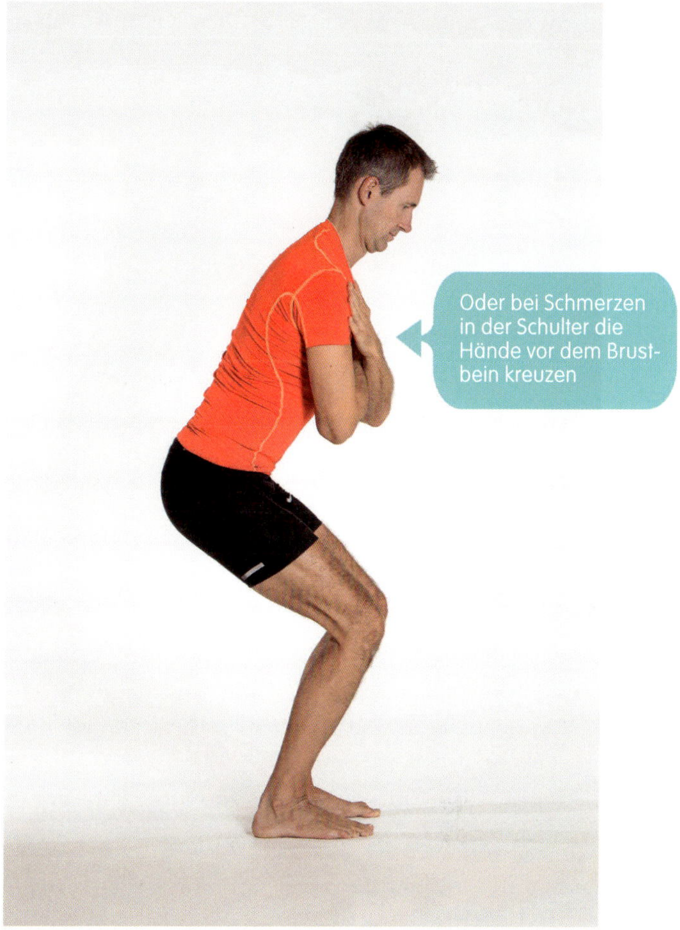

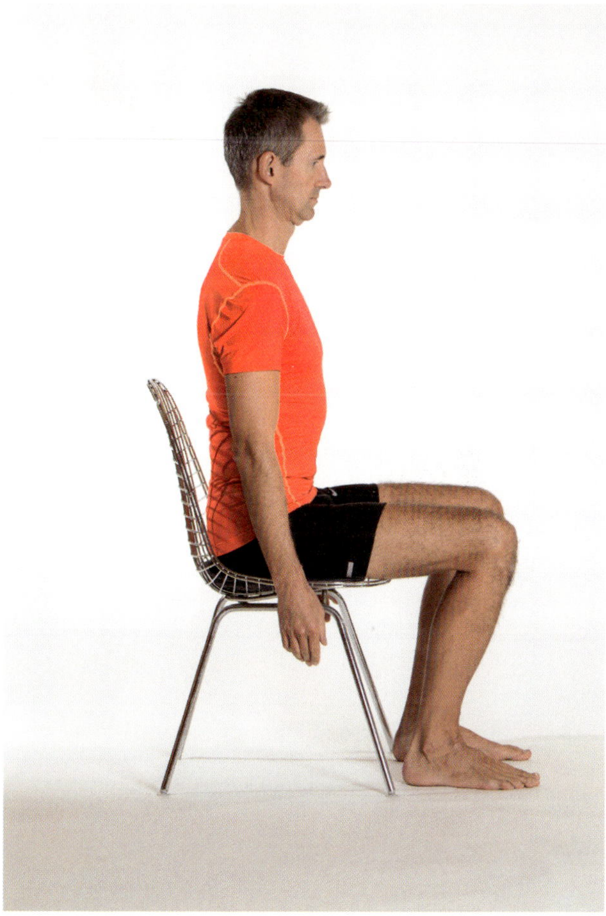

Aufrecht auf einem Stuhl sitzen:

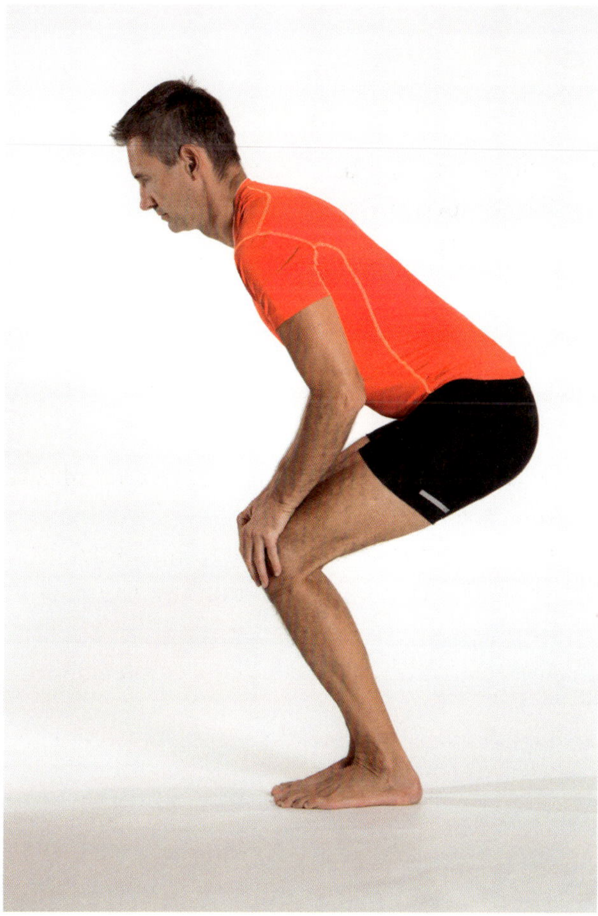

Auf den Beinen abgestützt

Prasarita Padottanasana (Weite Vorbeuge/Winkelhaltung)

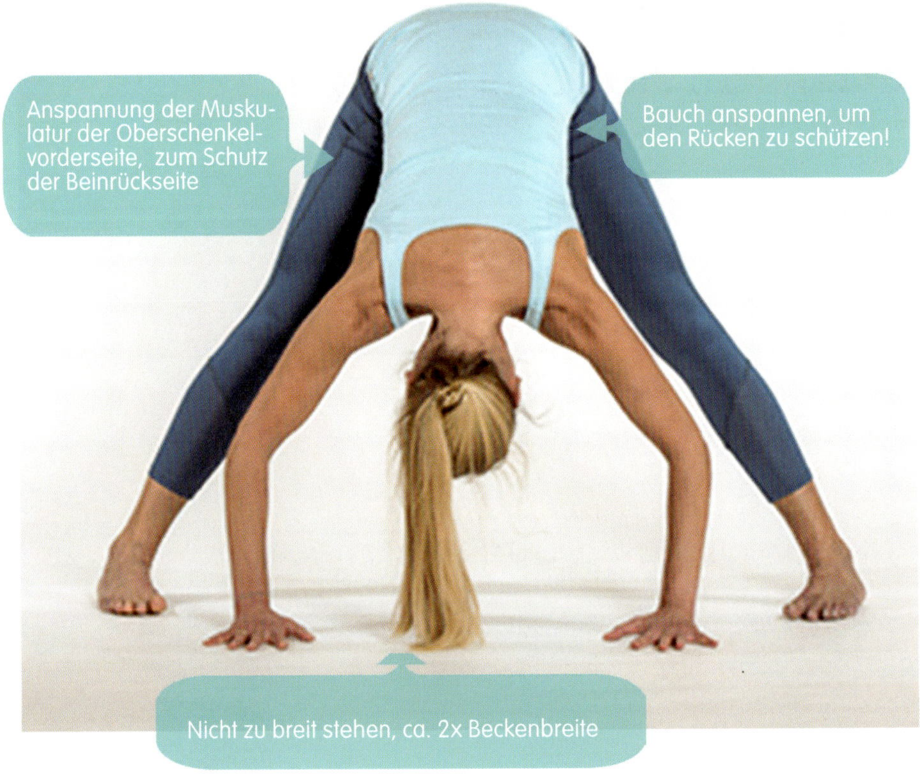
Anspannung der Muskulatur der Oberschenkelvorderseite, zum Schutz der Beinrückseite
Bauch anspannen, um den Rücken zu schützen!
Nicht zu breit stehen, ca. 2x Beckenbreite

Ziele / Wirkungen:

- Entlastung der Rückenmuskulatur
- Dehnung der Körperrückseite
- Dehnung der Beininnenseiten
- Loslassen und Kontrolle aufgeben
- Entspannung durch die verlängerte Ausatmung in der Vorbeuge

Modifikation empfohlen /Vorsicht geboten bei:

- Erkrankungen des Herzens, Herzinsuffizienz
- Unbehandeltem Bluthochdruck (Hypertonie)
- Kopfschmerzen, Migräne
- Entzündungen der Zähne, Nasennebenhöhlen oder Ohren
- Erhöhtem Augeninnendruck
- Bandscheibenvorfall, Schmerzen des Ischiasnervs
- Entzündungen und Verletzungen an der Beinrückseite

Modifikation:

- Bei Schmerzen im unteren Rücken die Beugung verringern
- Die Standbreite oder die Fußposition verändern (innenrotiert oder parallel)
- Die Knie bei Bedarf beugen
- Bei Schulterbeschwerden die Arme auf dem unteren Rücken ablegen und die Beugung achtsam ausführen
- Die Hände auf einen Block oder Stuhl ablegen (Bei verkürzten Beinrückseiten)

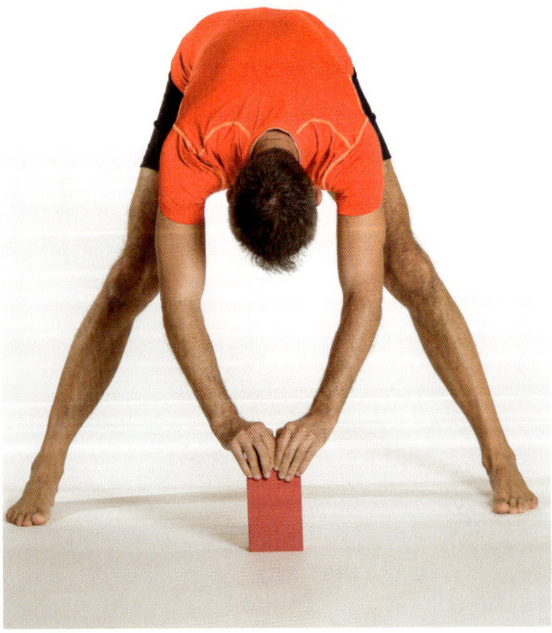

Das gebeugte Knie zeigt gerade nach vorne (90°-Beugung), die hintere Fußaußenkante ist fest mit dem Boden verankert, ebenso der Großzehenballen und der Kleinzehenballen. Das Becken ist leicht aufgerichtet, der untere Rücken bleibt lang, Mula Bandha setzen! Das vordere Knie bleibt über der zweiten Zehe =>Hüftaußenrotation! Die Beweglichkeit in den Hüftgelenken wird gefordert und gefördert.

Ziele / Wirkungen:

- Kräftigung der Muskulatur der unteren Extremitäten
- Stärkung der Rücken- und Schultermuskulatur
- Verbesserung der Tiefensensibilität (Propriozeption) => Sturzprophylaxe
- Korrektur erworbener Fußfehlhaltungen
- Flexibilität im Brustkorb => freie Atmung
- Ausgleich von Körperasymmetrien und muskulären Dysbalancen
- Verleiht innere Stabilität und Zuversicht => Optimismus

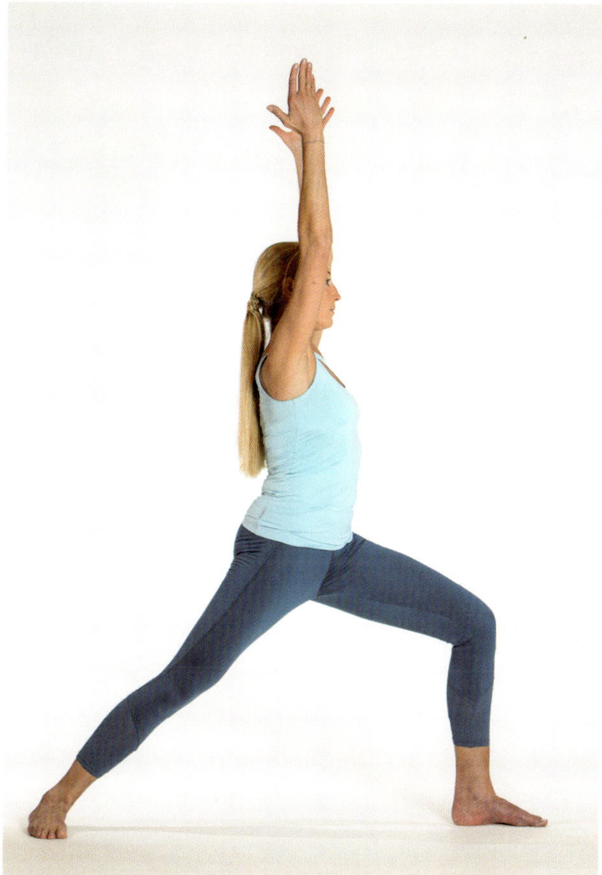

Virabhadrasana I (Krieger I)

Modifikation empfohlen Vorsicht geboten bei:

- Schmerzhaften Bewegungseinschränkungen der Knie- und Sprunggelenke sowie des Vorfußes
- Entzündlichen oder degenerativen Prozessen in den Schultergelenken

Modifikation:

- Bei mangelnder Beweglichkeit der Hüfte den hinteren Fuß frontal ausrichten, um das Knie nicht zu überlasten
- Nur den Krieger II ausführen
- Bei Schulterbeschwerden die Arme vor dem Körper verschränken oder einen Block zwischen den Händen zusammendrücken
- Die Schrittlänge individuell anpassen

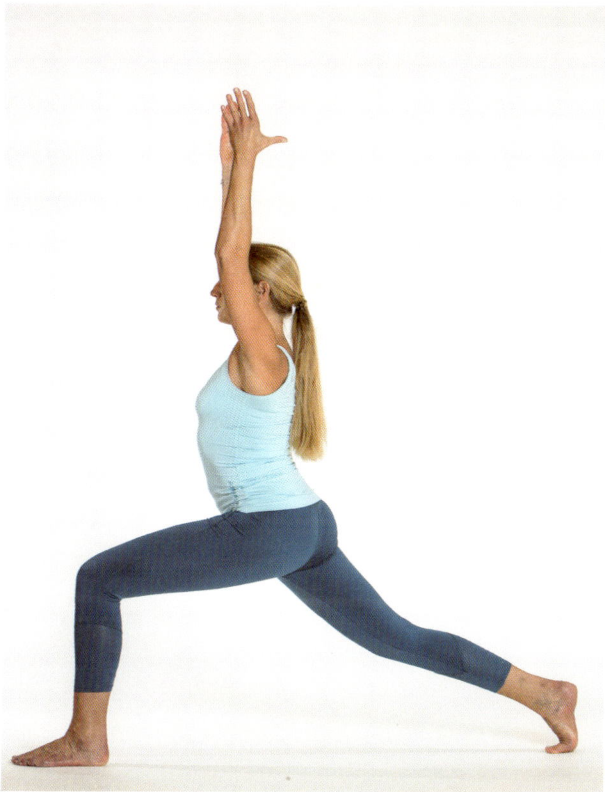

Frontal ausrichten als Variation

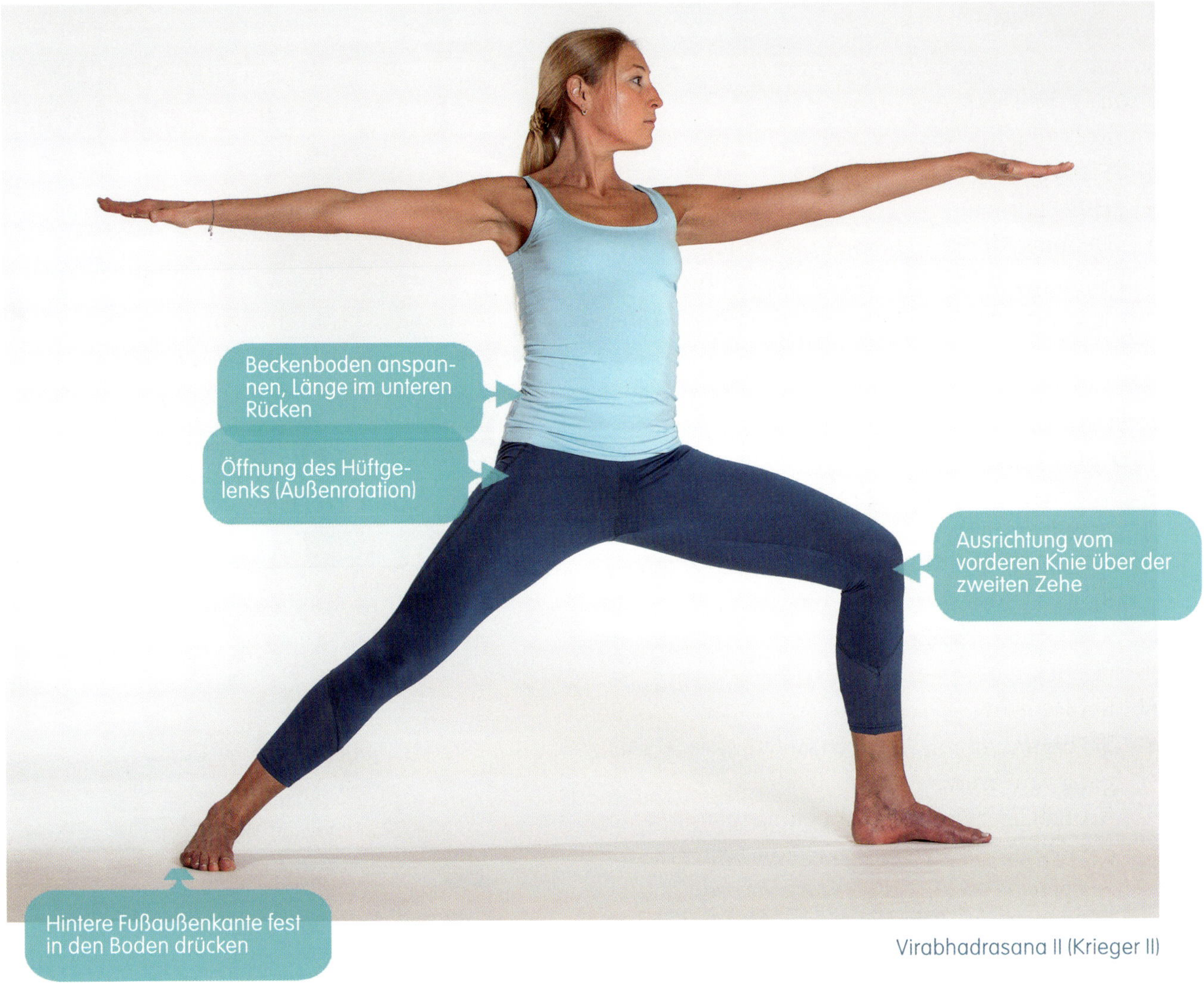
Beckenboden anspannen, Länge im unteren Rücken
Öffnung des Hüftgelenks (Außenrotation)
Ausrichtung vom vorderen Knie über der zweiten Zehe
Hintere Fußaußenkante fest in den Boden drücken

Virabhadrasana II (Krieger II)

Modifikation empfohlen
Vorsicht geboten bei:

- Schmerzhafter Bewegungseinschränkung der Kniegelenke
- Schmerzhafter Bewegungseinschränkung der Schultergelenke

Modifikation:

- Bei Schulterbeschwerden die Arme etwas tiefer halten
- Die Schrittlänge individuell anpassen
- Die Beugung im Knie bei Bedarf reduzieren
- Auf einem Stuhl sitzend die Haltung variieren

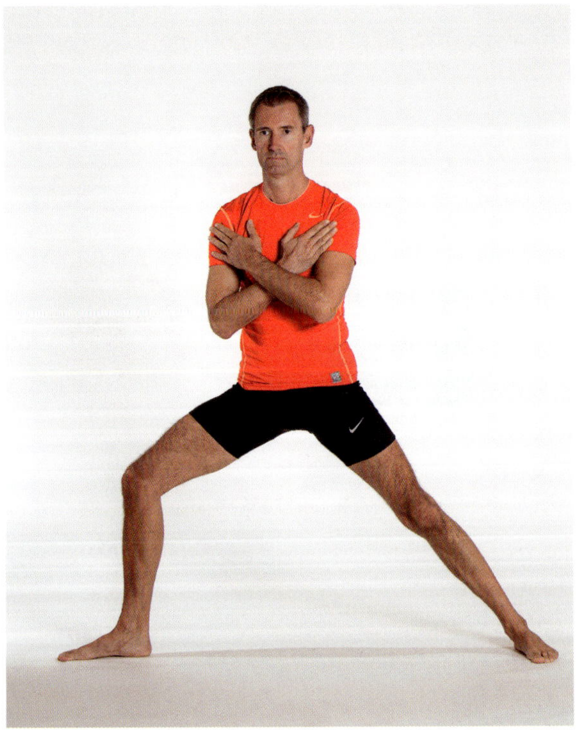

Die Hände vor dem Oberkörper verschränken

Utthita Parsvakonasana (gestreckte seitliche Winkelhaltung)

Ziele / Wirkungen:

- Dehnung der Körperseiten
- Flankenöffnung
- Hüftöffnung
- Dehnung der Beinrückseite
- Weiten der Zwischenrippenmuskulatur
- Balance und Stabilität

Modifikation empfohlen /Vorsicht geboten bei:

- Schmerzhafter Bewegungseinschränkung der Kniegelenke
- Entzündungen der Schultergelenke, Impingementsyndrom

Modifikation:

- Bei Schmerzen im unteren Rücken die Seitneigung verringern
- Bei Schulterbeschwerden den oberen Arm mit dem Handrücken auf dem unteren Rücken ablegen
- Die untere Hand auf einen Block oder Stuhl abstützen oder den Unterarm auf der Oberschenkelvorderseite abstützen

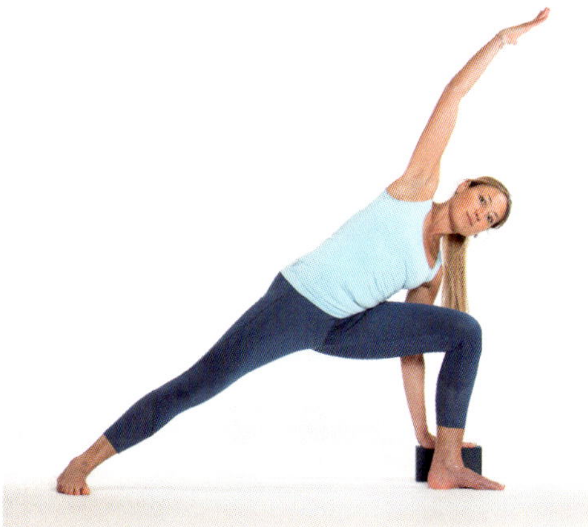

Mit der unteren Hand auf einer Erhöhung, z.B. Yogablock, abstützen

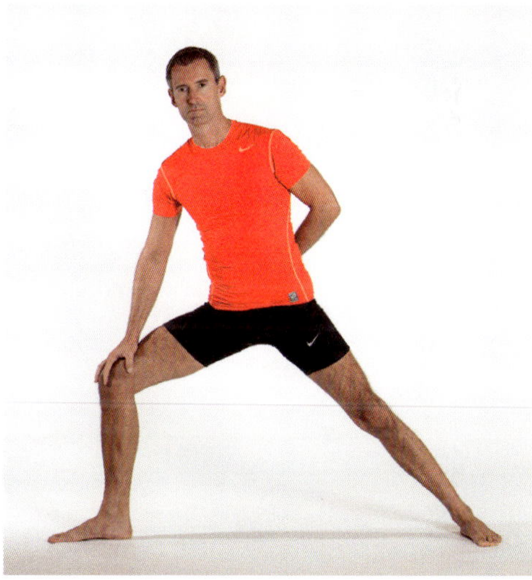

Mit einer Hand auf dem Bein abstützen, die andere Hand mit dem Handrücken auf dem unteren Rücken ablegen

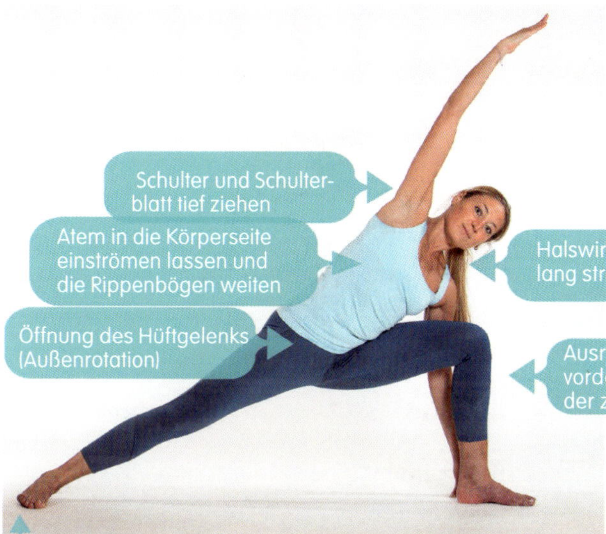
Schulter und Schulterblatt tief ziehen
Atem in die Körperseite einströmen lassen und die Rippenbögen weiten
Öffnung des Hüftgelenks (Außenrotation)
Halswirbelsäule lang strecken
Ausrichtung des vorderen Knies über der zweiten Zehe
Hintere Fußaußenkante fest in den Boden drücken

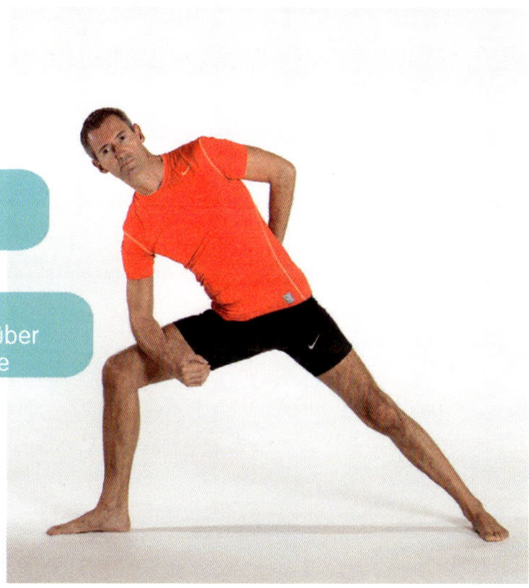

Mit dem Unterarm auf dem vorderen Bein abstützen

Utthita Trikonasana (Dreieck)

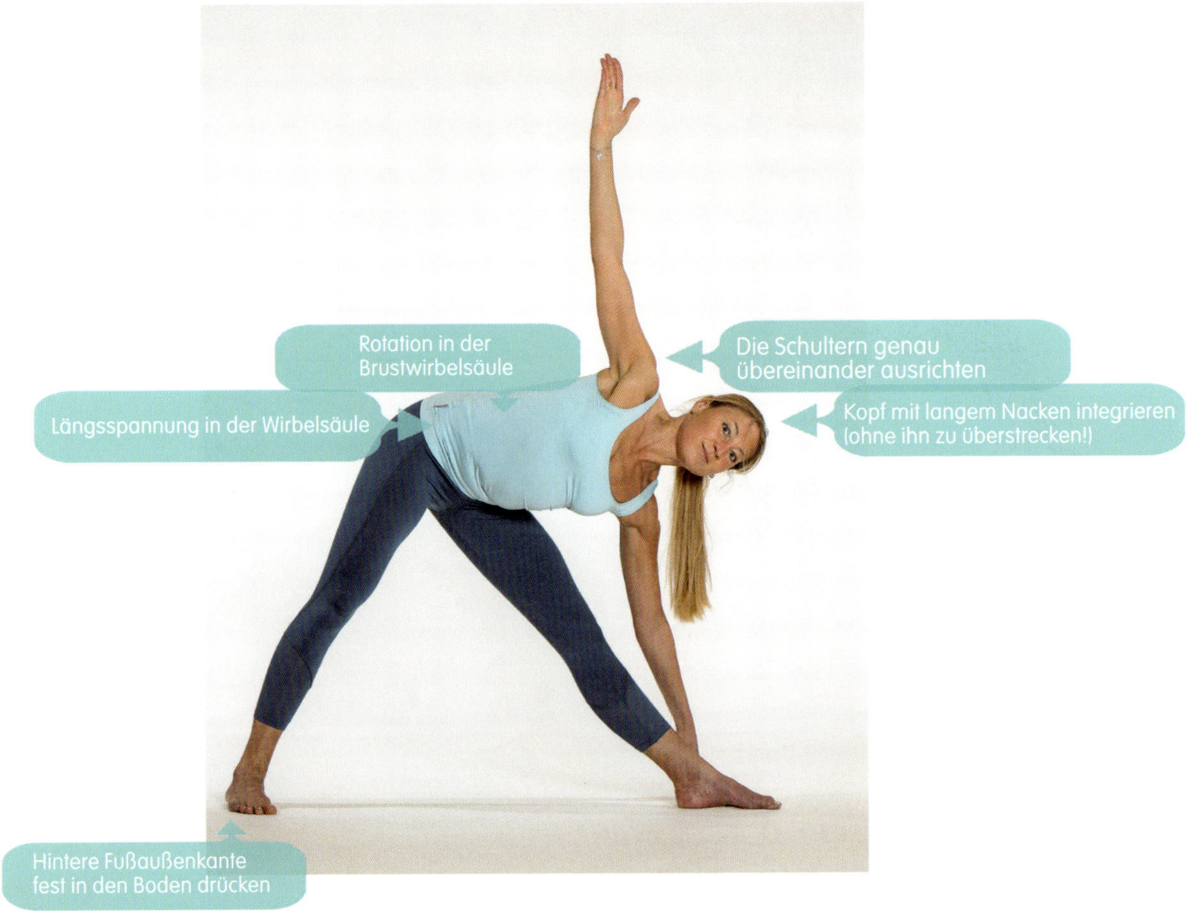

Rotation in der Brustwirbelsäule
Die Schultern genau übereinander ausrichten
Längsspannung in der Wirbelsäule
Kopf mit langem Nacken integrieren (ohne ihn zu überstrecken!)
Hintere Fußaußenkante fest in den Boden drücken

Ziele / Wirkungen:

- Dehnt die Muskulatur der Beinrückseite (Ischiocrurale Muskelschlinge)
- Stärkt die Binnenmuskulatur der Füße und korrigiert erworbene Fußfehlhaltungen
- Kräftigung der Schultergürtelmuskulatur Flexibilität im Brustkorb, Dehnung der Zwischenrippenmuskulatur (Intercostales) => freie Atmung / Flankenatmung
- Ausgleich von Körperasymmetrien und muskulären Dysbalancen
- Verbesserung der Tiefensensibilität (Propriozeption) => Sturzprophylaxe

Modifikation empfohlen /Vorsicht geboten bei:

- Erkrankungen der Wirbelsäule, Bandscheibenvorfall (Prolaps)

Modifikation:

- Bei Schmerzen im unteren Rücken die Neigung verringern
- Bei Schulterbeschwerden den oberen Arm mit dem Handrücken auf dem unteren Rücken (Kreuzbein) ablegen
- Die untere Hand auf einen Block oder Stuhl aufstützen oder auf der Oberschenkelvorderseite abstützen
- Die Schrittlänge individuell anpassen

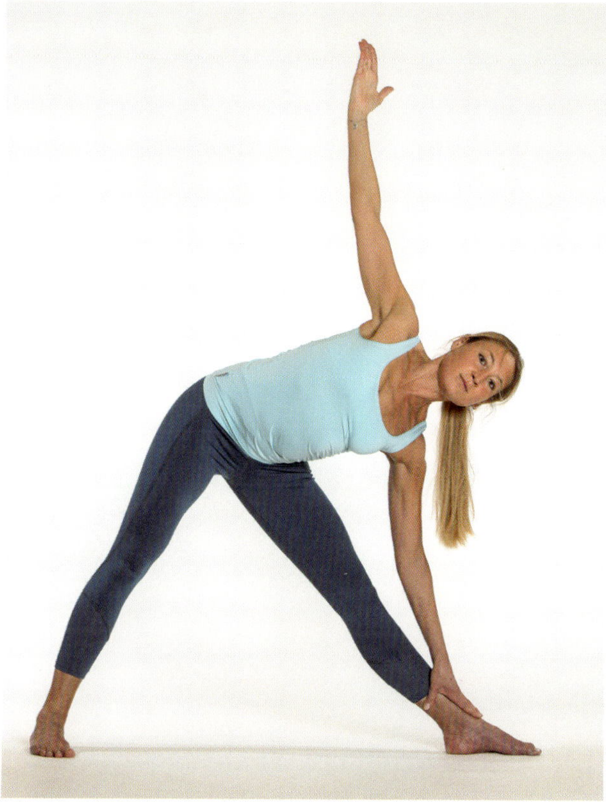

Auf dem Schienbein abstützen

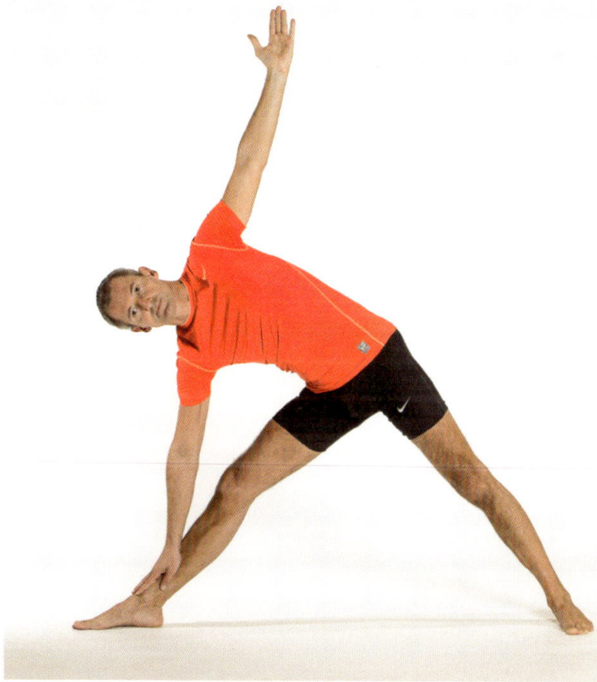

Das Dreieck mit verringerter Seitneigung ausführen und die Position des oberen Schultergelenkes beachten (Zentrierung!)

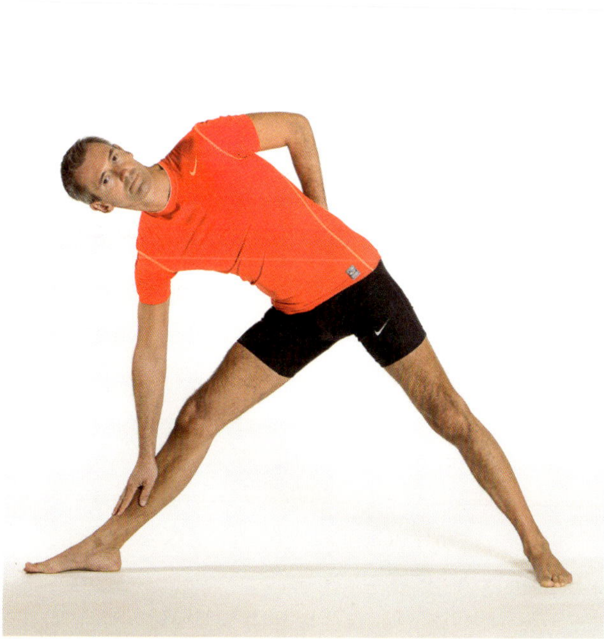

Auf dem Schienbein abstützen und die obere Hand auf dem unteren Rücken ablegen

Parighasana
(Die Torhaltung, der Querbalken)

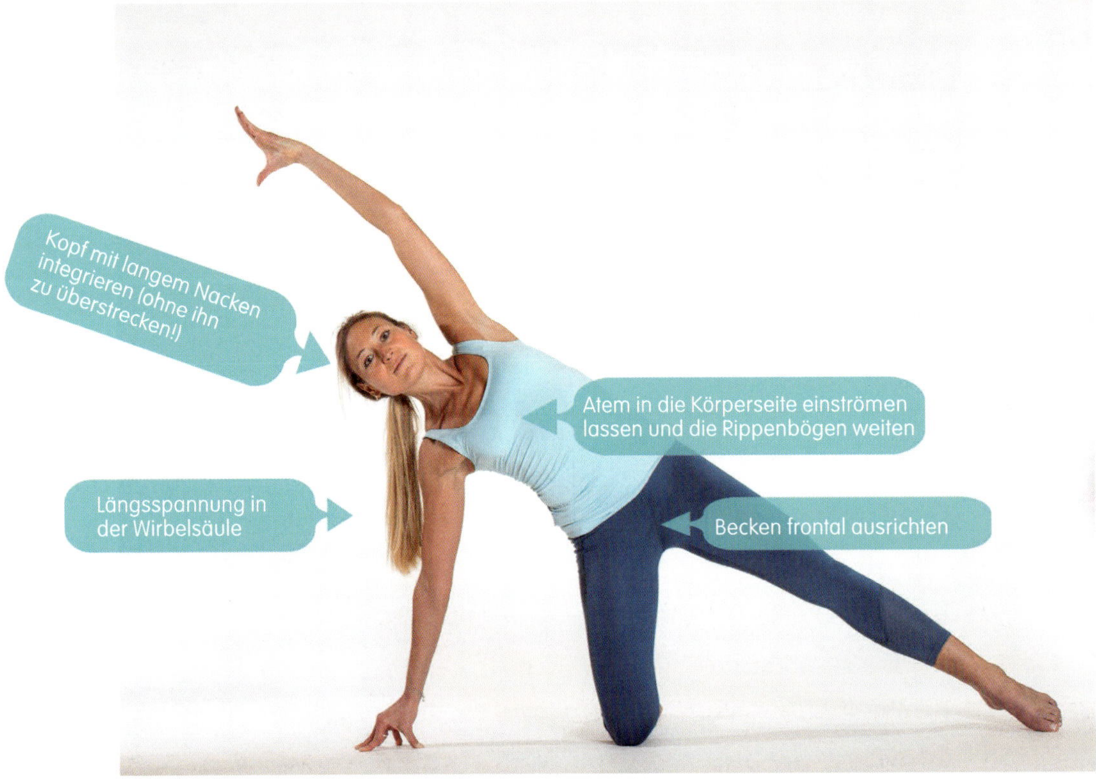
Kopf mit langem Nacken integrieren (ohne ihn zu überstrecken!)
Atem in die Körperseite einströmen lassen und die Rippenbögen weiten
Längsspannung in der Wirbelsäule
Becken frontal ausrichten

Ziele / Wirkungen:

- Flexibilität im Brustkorb => freie Atmung / Flankenatmung
- Flankendehnung
- Öffnung der Zwischenrippenmuskulatur
- Rumpfstabilität
- Dehnung der Beininnenseite (Adduktoren)
- Dehnt die Muskulatur der Beinrückseite (Ischiocrurale Muskulatur)
- Verbessert den Gleichgewichtssinn

Modifikation empfohlen /Vorsicht geboten bei:

- Schmerzhaften Bewegungseinschränkungen und Entzündungen der Kniegelenke
- Schmerzhaften Bewegungseinschränkungen und Entzündungen der Schultergelenke
- Bandscheibenvorfall der Lendenwirbelsäule

Modifikation:

- Bei Schulterbeschwerden den Arm nicht über Kopf führen
- Die untere Hand auf einen Block oder Stuhl ablegen (bei verkürzten Beinrückseiten)
- Auf einem Stuhl sitzend zur Seite neigen
- Seitneigung aus dem Stand ausführen

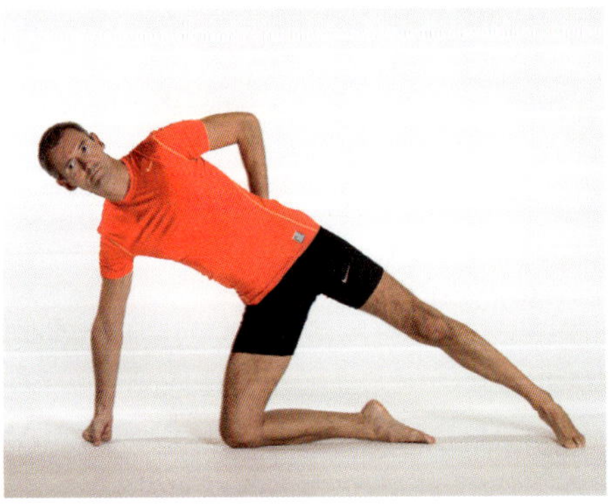

Auf der Faust abstützen und den oberen Arm mit dem Handrücken auf dem unteren Rücken auflegen

Vashishthasana
(Seitliche Bretthaltung/ Seitstütz)

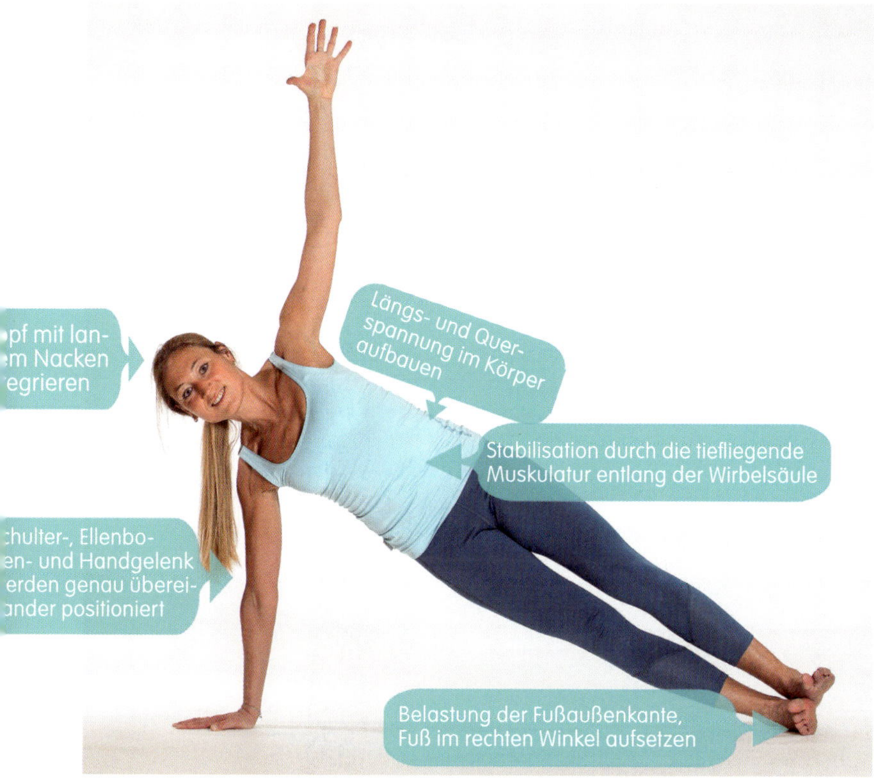

pf mit lan-
m Nacken
egrieren
Längs- und Quer-
spannung im Körper
aufbauen
Stabilisation durch die tiefliegende
Muskulatur entlang der Wirbelsäule
chulter-, Ellenbo-
en- und Handgelenk
erden genau überei-
nder positioniert
Belastung der Fußaußenkante,
Fuß im rechten Winkel aufsetzen

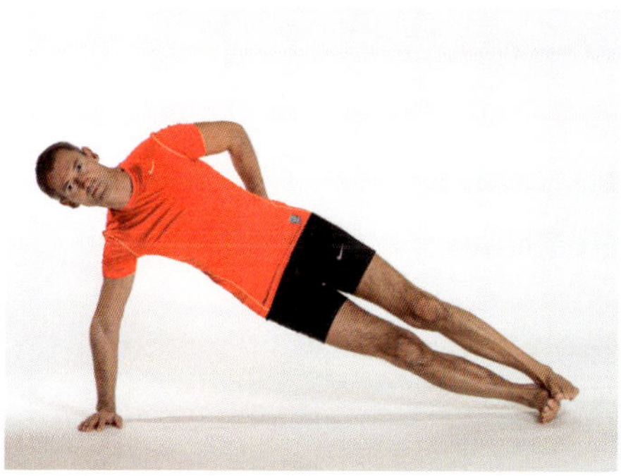

Die obere Hand auf dem unteren Rücken ablegen

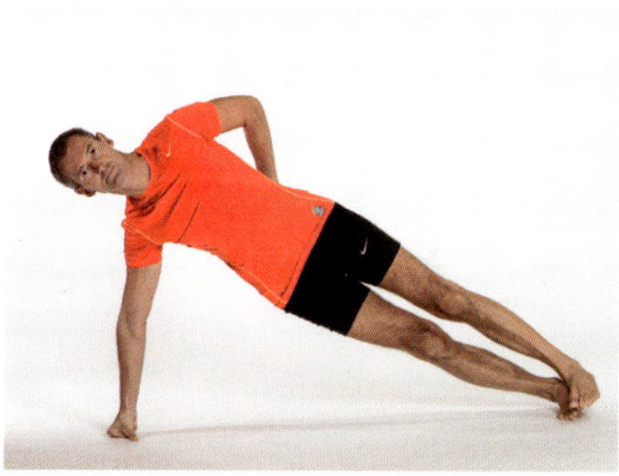

Auf der Faust abstützen und die obere Hand auf dem unteren Rücken ablegen

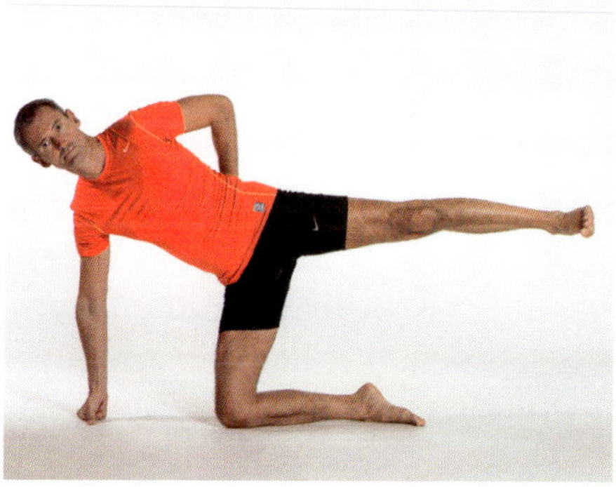

Seitlicher Stab als Alternative zum Seitstütz (Vashishthasana)
Auf der Faust abstützen und das untere Bein abgewinkelt auf dem Knie abstützen

Ziele / Wirkungen:

- Aktiviert die tiefliegenden Muskelschichten
- Kräftigt die gesamte Rumpfmuskulatur
- Stabilisiert die Schulter, stärkt die Schultergürtelmuskulatur
- Verbessert die Körperhaltung durch die Aus- und Aufrichtung der Körperlängs- und –querachsen
- Schult den Gleichgewichtssinn

Modifikation empfohlen / Vorsicht geboten bei:

- Schmerzhaften Bewegungseinschränkungen und/oder entzündlichen Prozessen in den Hand- und/ oder Schultergelenken
- Neigung zu Schwindel
- Gleichgewichtstörungen

Modifikation:

- Bei Schmerzen oder Schwäche den Hebel verkleinern und mit angewinkelten Beinen oder auf dem Unterarm abgestützt halten
- Alternativ die Torhaltung / Querbalken (Parighasana) ausführen
- Auf dem unteren Knie abstützen und nur das obere Bein gestreckt halten
- Bei Schulterbeschwerden die Seitneigung exzentrisch aus der Seitlage im Liegen ausführen
- Die obere Hand auf dem unteren Rücken ablegen:

Vrksasana (Baum)

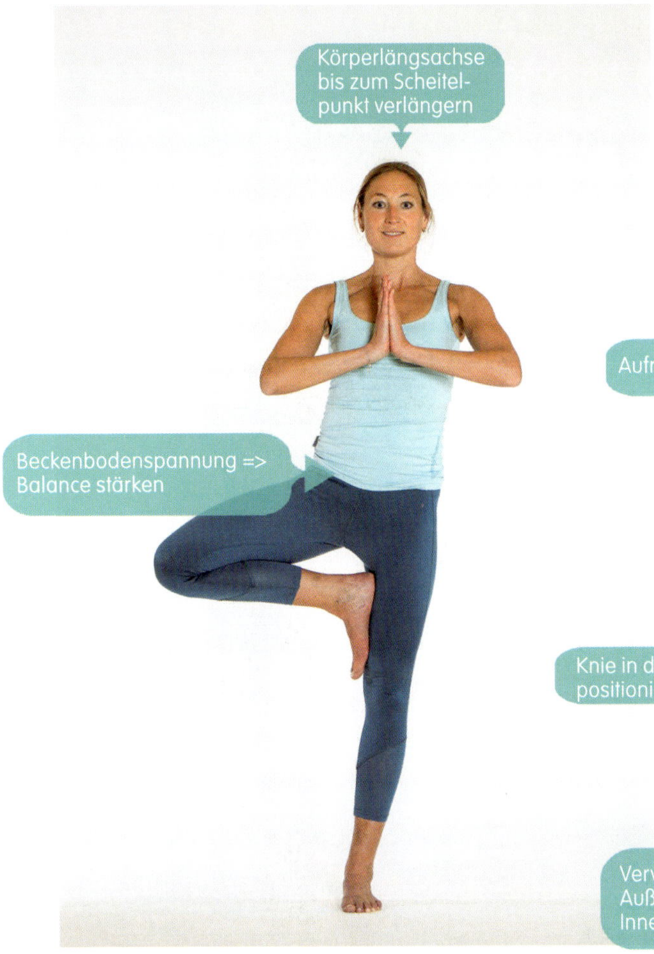
Körperlängsachse bis zum Scheitel-punkt verlängern
Beckenbodenspannung => Balance stärken

Hände in Anjali Mudra = Namaste – Haltung

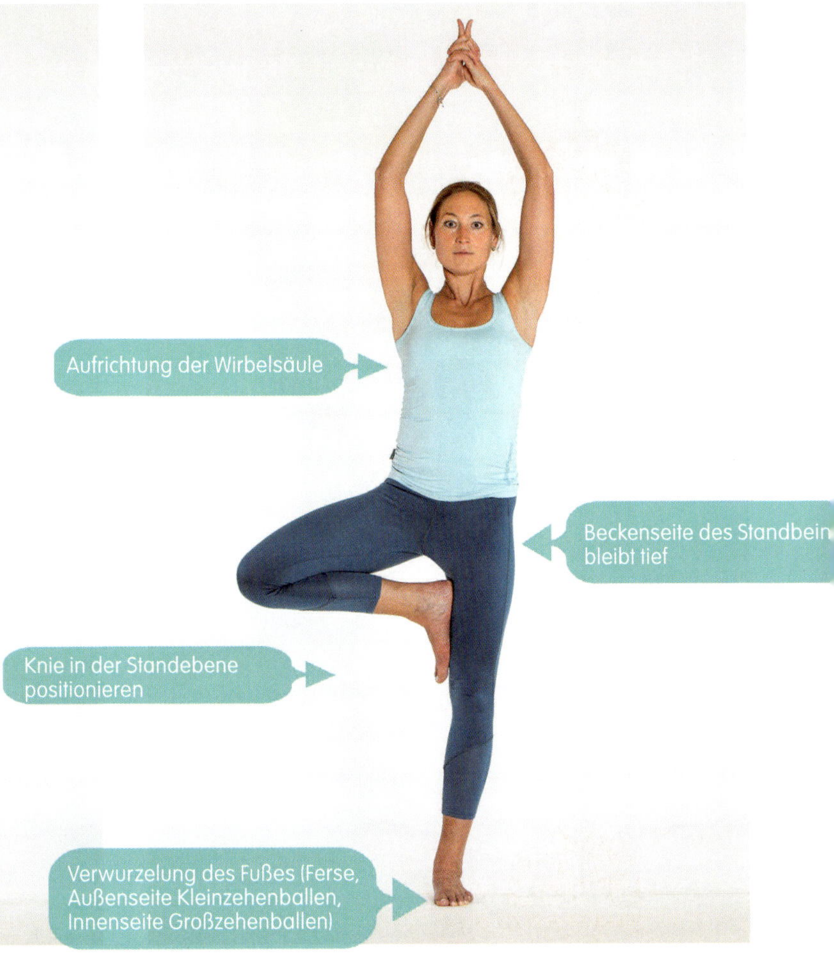
Aufrichtung der Wirbelsäule
Beckenseite des Standbein bleibt tief
Knie in der Standebene positionieren
Verwurzelung des Fußes (Ferse, Außenseite Kleinzehenballen, Innenseite Großzehenballen)

Die Arme lang nach oben strecken

Ziele / Wirkungen:

- Bewusste Wahrnehmung und Drei-Punkt-Belastung im Standfuß
- Erarbeiten der Stabilität im Standbein
- Verbesserung der Tiefensensibilität (Propriozeption)
- Stärkung des Beckenbodens
- Analyse und Verbesserung der Körperhaltung
- Ausrichtung der Wirbelsäule und des Beckens
- Verbesserung der Hüftaußenrotation
- Begünstigt das muskuläre Gleichgewicht zwischen Körpervorderseite und –rückseite

Modifikation empfohlen / Vorsicht geboten bei:

- Niedrigem Blutdruck
- Neigung zu Schwindel

Modifikation:

- Nur die Ferse des Spielbeines abheben und an das Standbein anlegen
- Die Fußspitze des Spielbeins auf einen Block auflegen
- Den Fuß des Spielbeins am Unterschenkel des Standbeins ansetzen
- An einer Wand abstützen oder an einer Stuhllehne festhalten

Utthita Hasta Padangusthasana (Gestreckte Hand zum Fuß/ Zeh-Position)

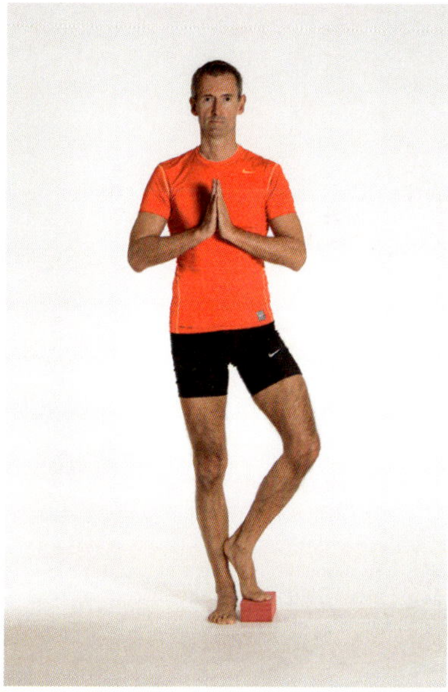

Das Spielbein auf einen Block aufsetzen

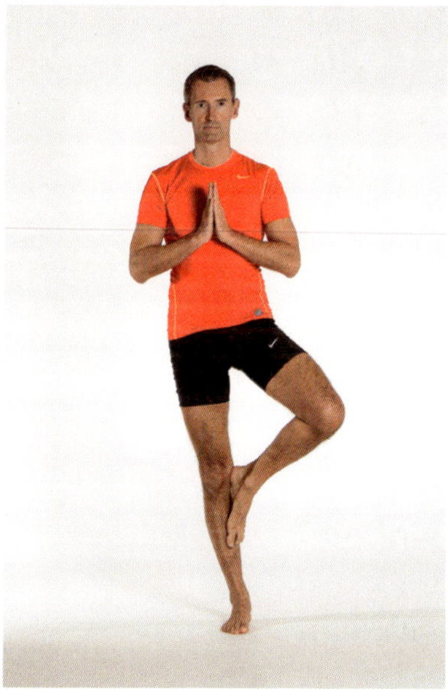

Das Spielbein etwas tiefer am Standbein anlegen, so, dass das Knie weiterhin in der Standebene bleibt

Achtung: Eine Position oberhalb oder unterhalb vom Kniegelenk wählen, nicht gegen das Knie drücken!

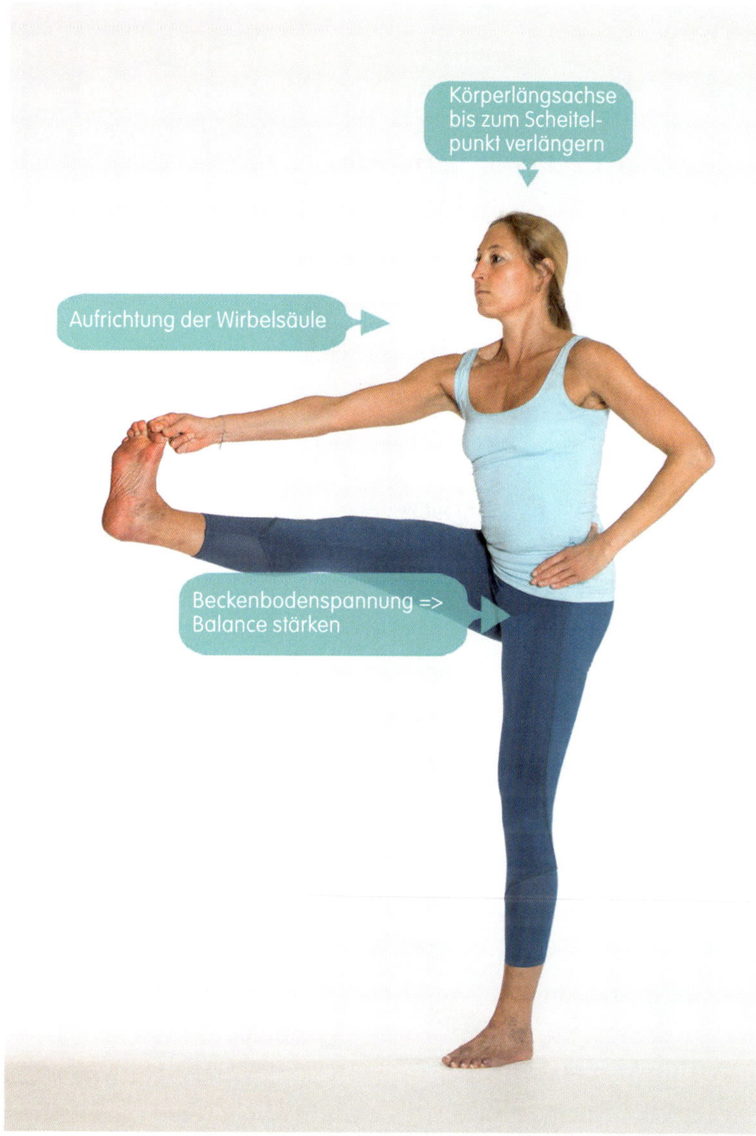
Körperlängsachse bis zum Scheitelpunkt verlängern
Aufrichtung der Wirbelsäule
Beckenbodenspannung => Balance stärken

Ziele / Wirkungen:

- Analyse und Verbesserung der Körperhaltung
- Bewusste Wahrnehmung der Drei-Punkt-Belastung im Standbein
- Gleichgewicht, Stabilität und Standfestigkeit
- Verbesserung der Tiefensensibilität (Propriozeption)
- Dehnung der Beinrückseite
- Stabilisation des Hüftgelenks auf der Standbeinseite
- Muskuläres Gleichgewicht zwischen Körpervorderseite und -rückseite

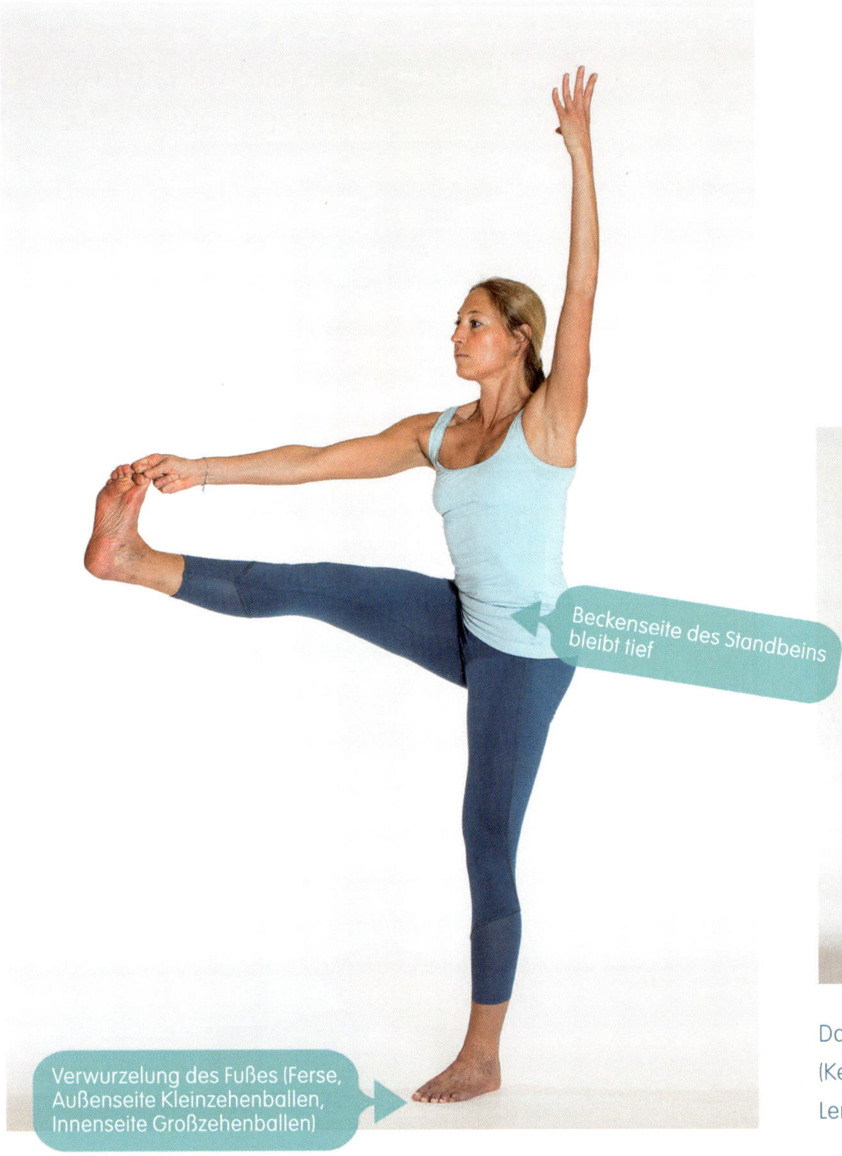
Beckenseite des Standbeins bleibt tief
Verwurzelung des Fußes (Ferse, Außenseite Kleinzehenballen, Innenseite Großzehenballen)

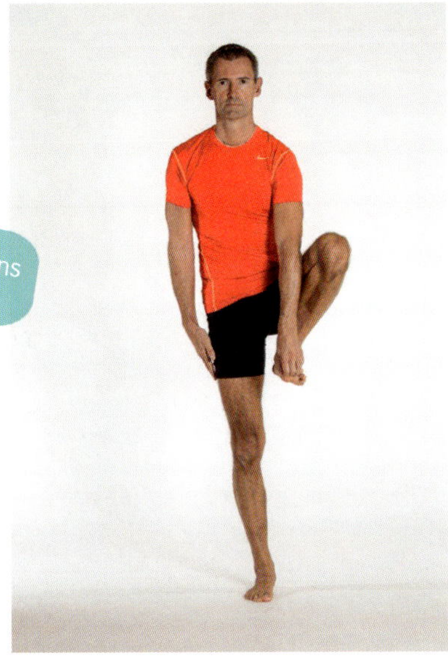

Das Spielbein gebeugt halten (Keine Beinstreckung zu Lasten der Lendenwirbelsäule!)

Modifikation empfohlen / Vorsicht geboten bei:

- Bandscheibenvorfall in der Lendenwirbelsäule
- Neigung zu Schwindel, niedrigem Blutdruck
- Starker Verkürzung der Beinrückseiten

Modifikation:

- Alternativ den Baum ausführen
- Das Spielbein gebeugt halten und an anderer, gut erreichbarer Stelle greifen oder untergreifen
- An einer Wand abstützen oder an einer Stuhllehne festhalten

Adho Mukha Svanasana (Herabschauender Hund)

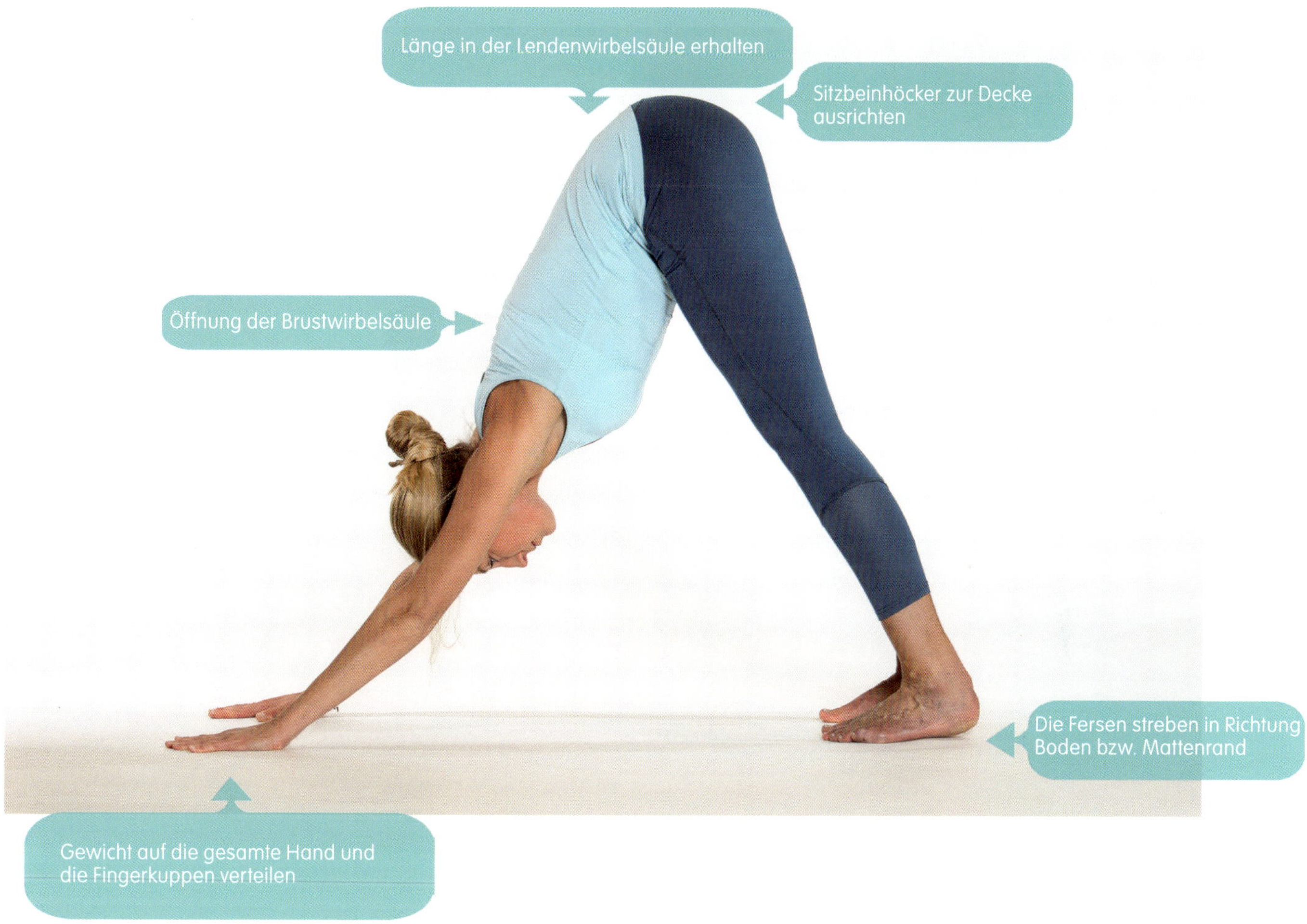
Länge in der Lendenwirbelsäule erhalten
Sitzbeinhöcker zur Decke ausrichten
Öffnung der Brustwirbelsäule
Die Fersen streben in Richtung Boden bzw. Mattenrand
Gewicht auf die gesamte Hand und die Fingerkuppen verteilen

Ziele / Wirkungen:

- Streckung der Wirbelsäule,
- Öffnung der Brustwirbelsäule
- Stärkung der Rückenmuskulatur, Korrektur eines Rundrückens
- Kräftigung der Schultergürtel- und Armmuskulatur
- Dehnung der Beinrückseiten, Waden und Achillessehnen

Modifikation:

- Die Knie beugen, wenn die Dehnung in der Beinrückseite zu stark ist bzw. der untere Rücken in eine starke Beugung gedrückt wird
- Auf die Sitzfläche eines Stuhles aufstützen
- Die Hände auf die Kante von Blöcken aufsetzen => verringerter Druck auf die Handwurzel
- Aus dem Vierfüßlerstand die Arme nach vorne strecken und das Brustbein absenken

Modifikation empfohlen / Vorsicht geboten bei:

- Schmerzhaften Bewegungseinschränkungen der Hand-, Ellenbogen- oder Schultergelenke
- Unbehandeltem Bluthochdruck (Hypertonie)

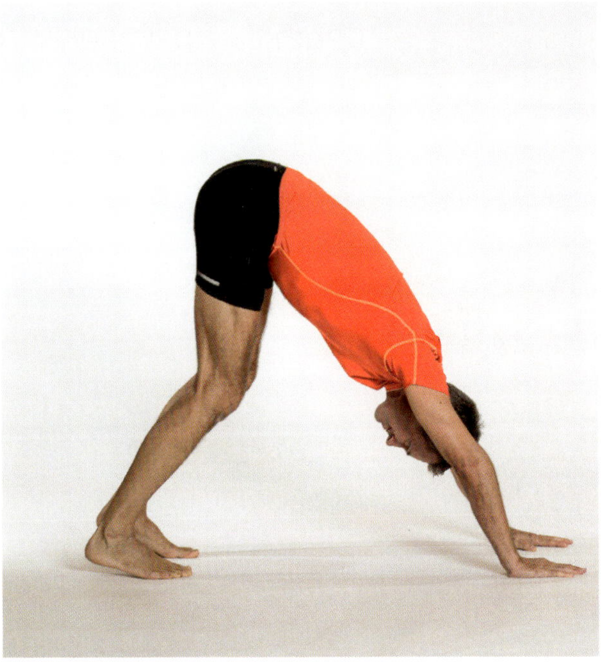

Die Knie leicht beugen, um die Lendenwirbelsäule zu entlasten und mehr Länge und Streckung im unteren Rücken zu erreichen

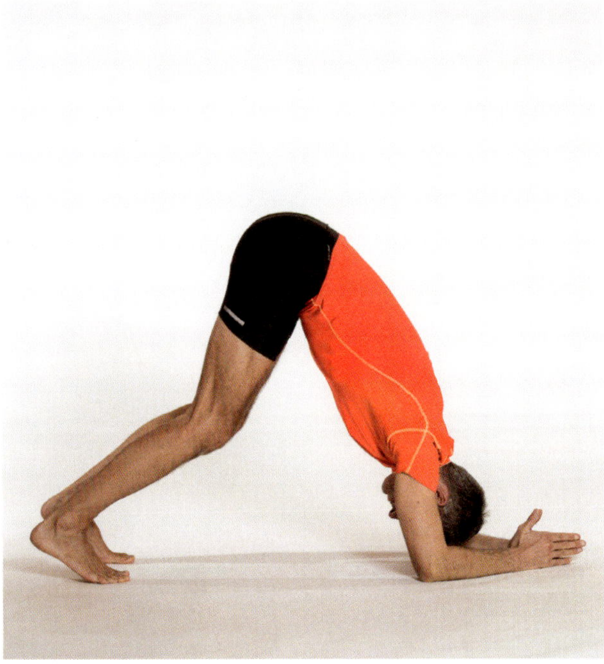

Bei schmerzenden Handgelenken die Unterarme aufsetzen. (Dabei wird allerdings mehr Flexibilität im Rumpf erfordert!)

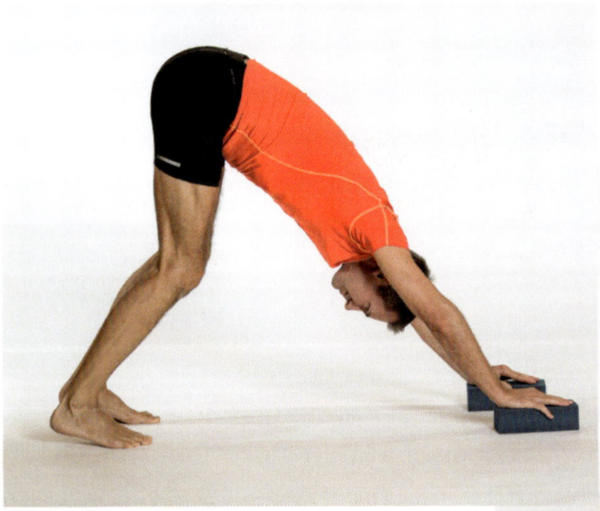

Die Hände auf Blöcken abstützen => verringerte Streckung der Hand (Dorsalextension) und weniger Druck auf die Handwurzeln

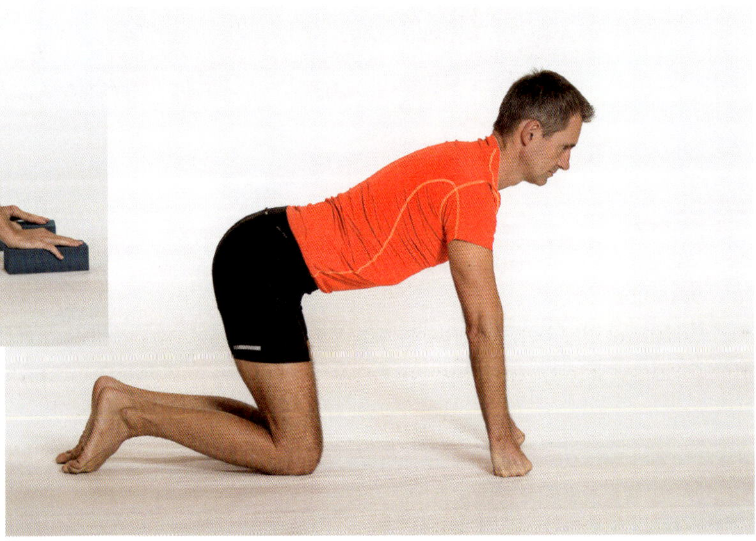

Den Vierfüßlerstand auf der Faust ausführen und den Fokus auf die Streckung der Brustwirbelsäule setzen

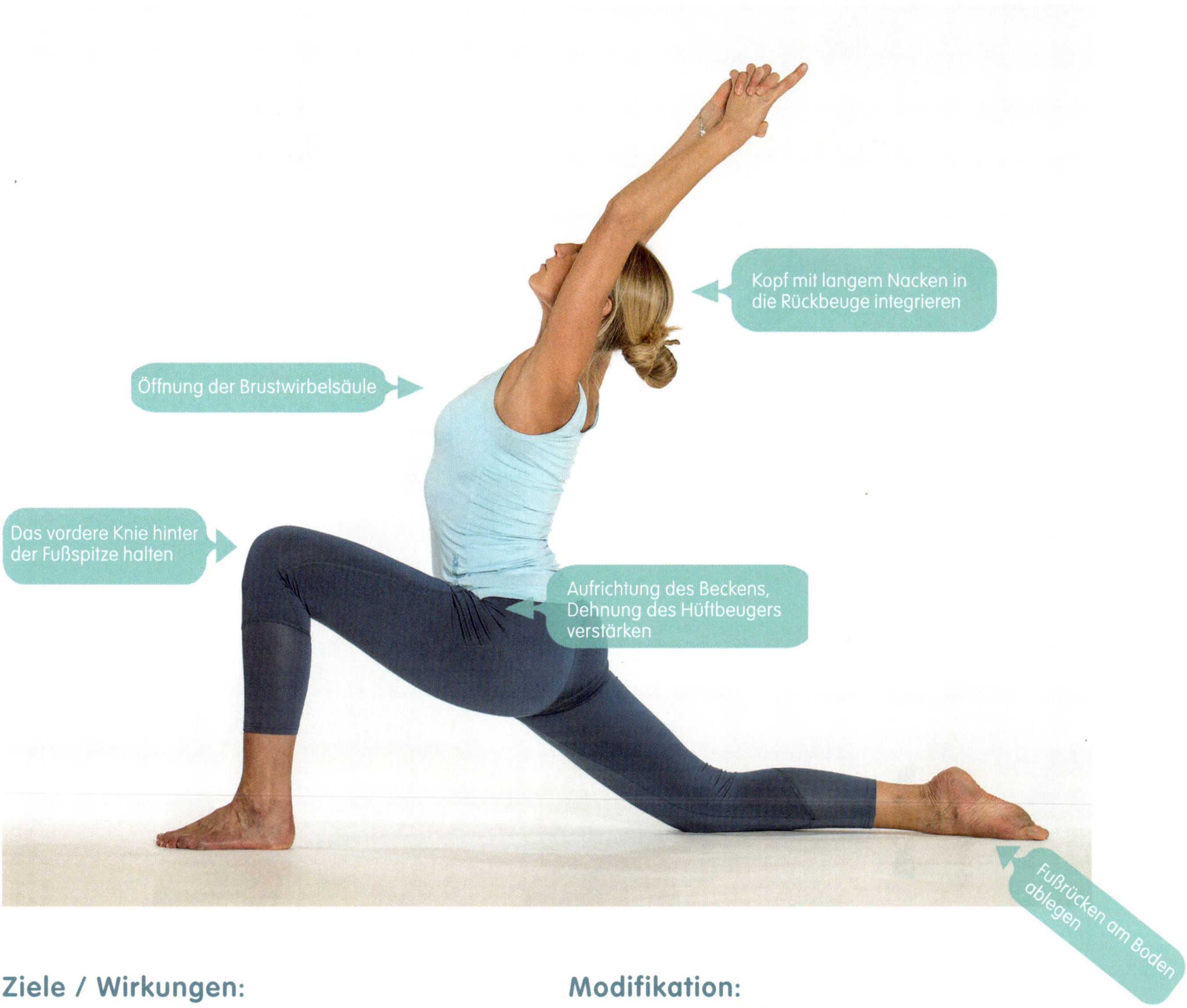
Kopf mit langem Nacken in die Rückbeuge integrieren
Öffnung der Brustwirbelsäule
Das vordere Knie hinter der Fußspitze halten
Aufrichtung des Beckens, Dehnung des Hüftbeugers verstärken
Fußrücken am Boden ablegen

Ziele / Wirkungen:

- Dehnung des Hüftbeugers und der Körpervorderseite
- Öffnung der Brustwirbelsäule
- Förderung des Gleichgewichtsinns

Modifikation empfohlen / Vorsicht geboten bei:

- Kniegelenksschmerzen, vor allem Arthrose der Kniescheibe (Retropatellararthrose)
- Schmerzhafter Bewegungseinschränkung der Schultergelenke
- Beschwerden in der Hals- oder Lendenwirbelsäule, insbesondere Arthrose der kleinen Wirbelgelenke

Modifikation:

- Bei empfindlichen Knien das hintere Knie auf einer Unterlage ablegen
- Mit den Händen auf zwei Blöcken oder Hockern abstützen
- Die Hände hinter dem Rücken fassen oder auf dem vorderen Bein abstützen
- Die Rückbeuge individuell ausführen

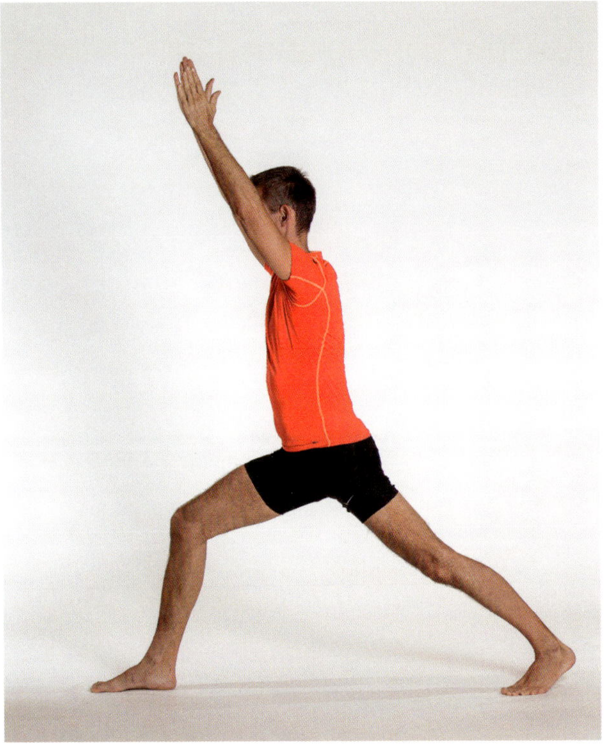

Weniger tief absenken

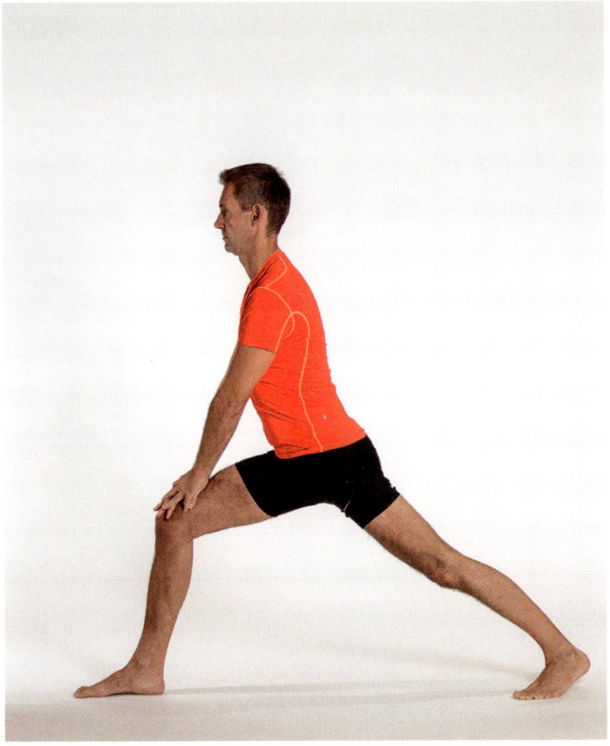

Auf dem vorderen Bein abstützen

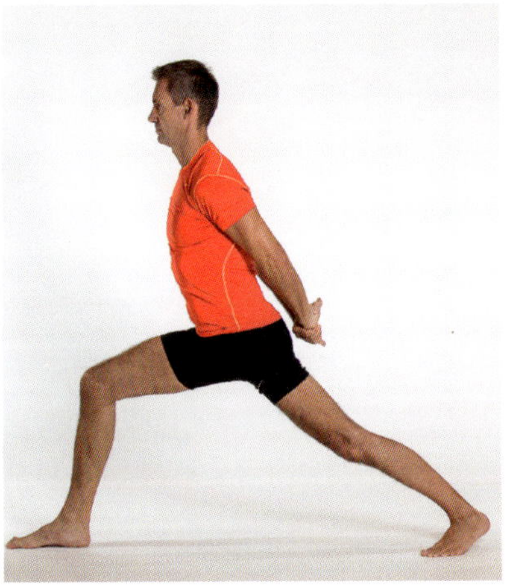

Die Hände hinter dem Rücken fassen, um eine sanfte Öffnung der Brustwirbelsäule zu erreichen

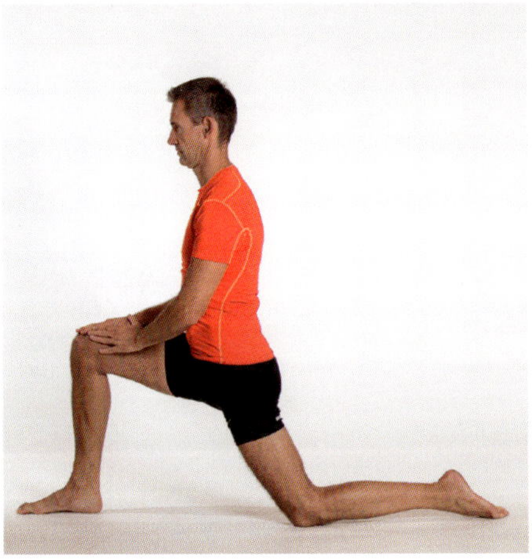

Das hintere Knie ablegen und auf dem vorderen Bein abstützen

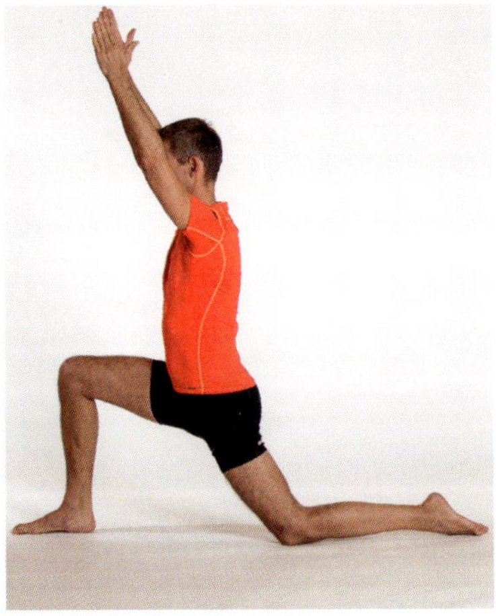

Das hintere Knie ablegen und die Arme lang nach oben strecken

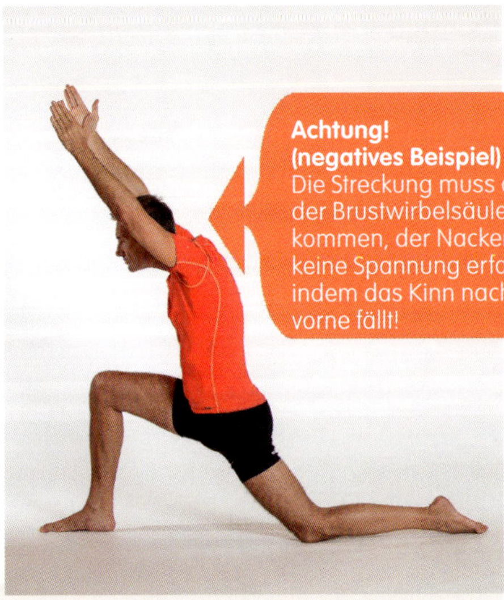

Achtung!
(negatives Beispiel)
Die Streckung muss aus der Brustwirbelsäule kommen, der Nacken soll keine Spannung erfahren, indem das Kinn nach vorne fällt!

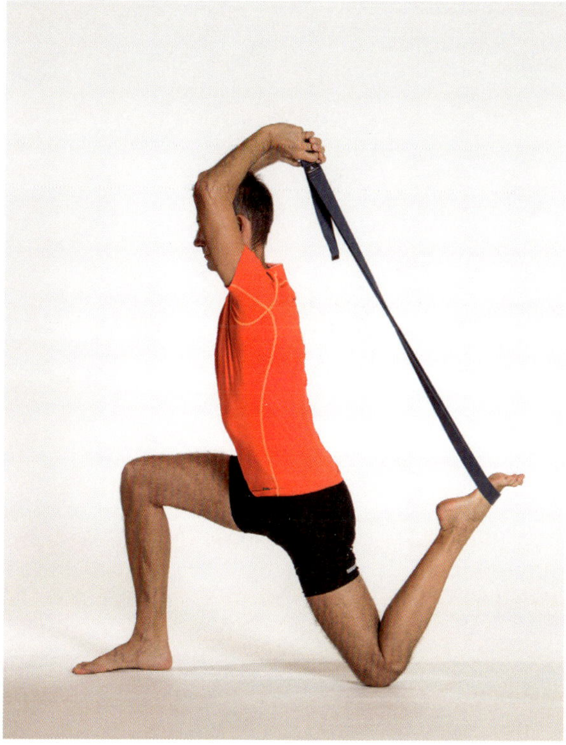

Die Dehnung der Beinvorderseite kann mithilfe eines Yogagurtes intensiviert werden!

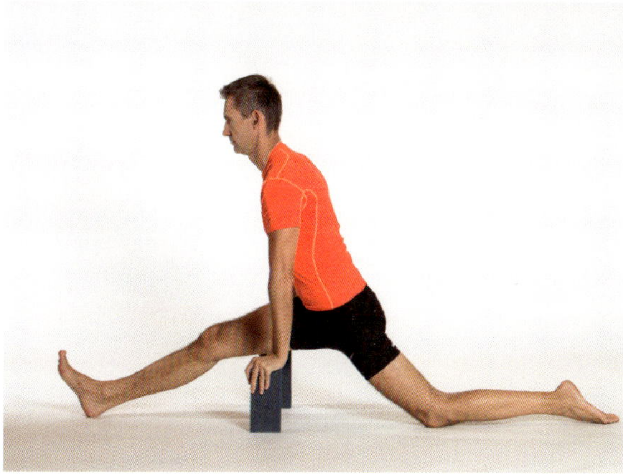

Mit den Händen auf Blöcken abstützen, um die Streckung der Brustwirbelsäule zu erleichtern

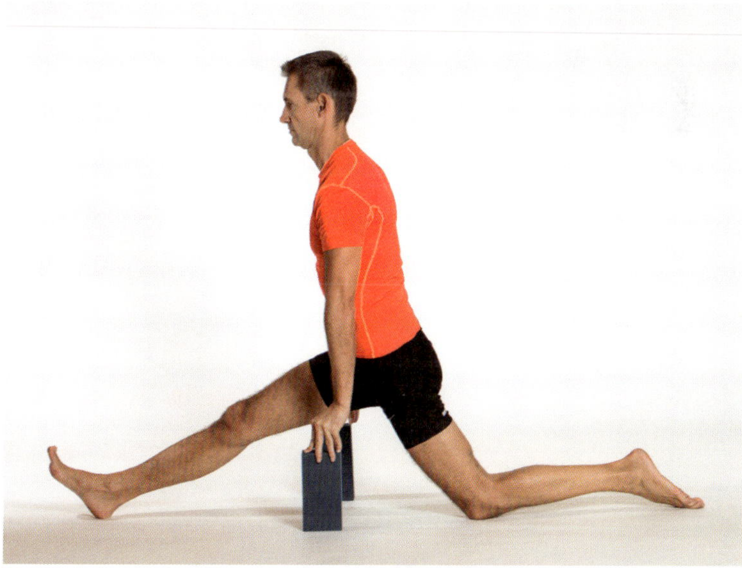

Mehr Aufrichtung im Oberkörper und die Dehnung der Beinrückseite über die Ausrichtung des Beckens intensivieren.
(Beckenkippung, Sitzbeinhöcker nach hinten ausrichten)

Bhujangasana (Kobra)

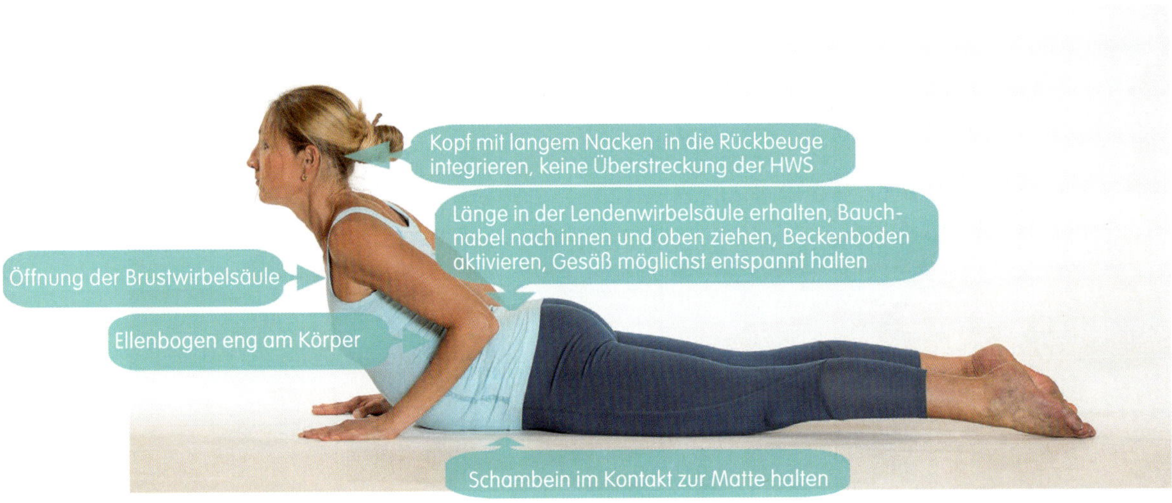
Kopf mit langem Nacken in die Rückbeuge integrieren, keine Überstreckung der HWS
Länge in der Lendenwirbelsäule erhalten, Bauchnabel nach innen und oben ziehen, Beckenboden aktivieren, Gesäß möglichst entspannt halten
Öffnung der Brustwirbelsäule
Ellenbogen eng am Körper
Schambein im Kontakt zur Matte halten

Ziele / Wirkungen:

- Kräftigung der Rückenmuskulatur
- Verbesserung der Körperhaltung, Aufrichtung
- Öffnung der Brustwirbelsäule
- Dehnung der gesamten Körpervorderseite

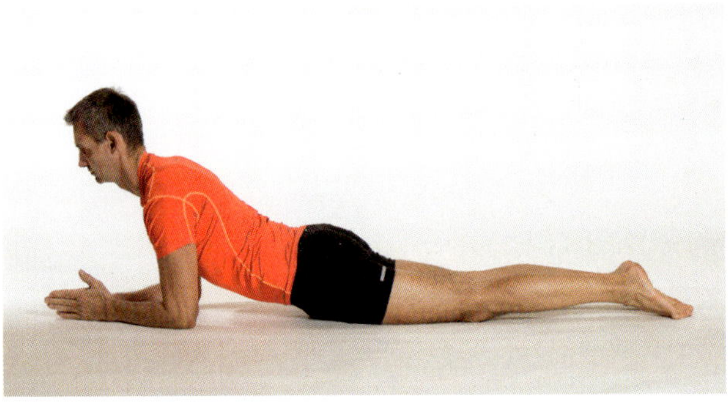

Alternativ auf den Unterarmen abstützen

Modifikation empfohlen / Vorsicht geboten bei:

- Erkrankungen der Hals- und Lendenwirbelsäule, insbesondere Arthrose der kleinen Wirbelgelenke
- Schmerzhafter Bewegungseinschränkung oder degenerativen Prozessen in Hand-, Ellenbogen-, oder Schultergelenken

Modifikation:

- Bei empfindlichen Facettengelenken nur in die Länge arbeiten, ohne Rückbeuge!
- Rundung und Streckung der Wirbelsäule aus dem Vierfüßlerstand ausführen
- Die Beine etwas weiter öffnen (hüftgelenksbreit)
- Einen Yogagurt um die Oberschenkel legen, um die Adduktion zu erhalten und eine Abduktion zu vermeiden

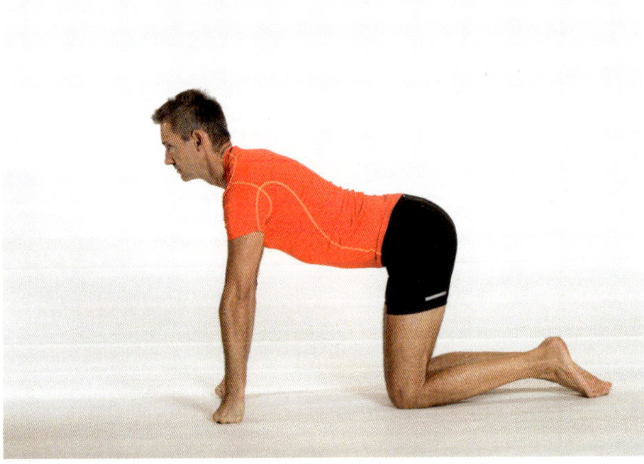

Streckung der Brustwirbelsäule aus dem Vierfüßlerstand

Ardha Shalabasana (Halbe Heuschrecke)

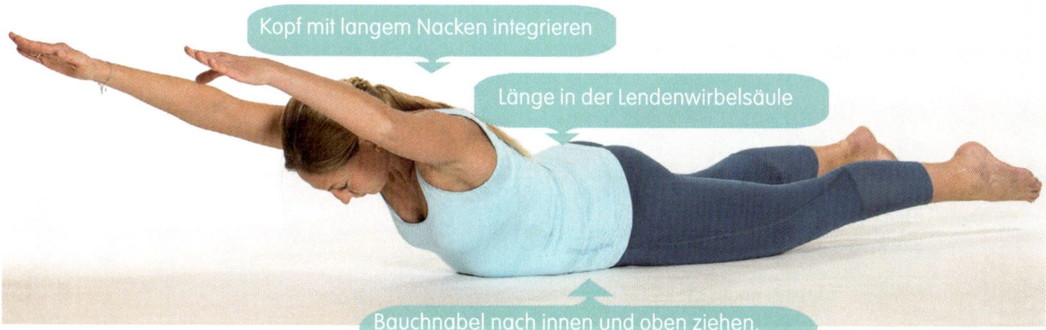
Kopf mit langem Nacken integrieren
Länge in der Lendenwirbelsäule
Streckung bis in die Fußspitzen
Bauchnabel nach innen und oben ziehen,
Beckenboden aktivieren
Schambein im Kontakt zur Matte halten

Ziele / Wirkungen:

- Kräftigung der Rücken- und Gesäßmuskulatur
- Verbesserung der Körperhaltung, Aufrichtung
- Öffnung der Brustwirbelsäule
- Dehnung der gesamten Körpervorderseite
- Hüftstreckung

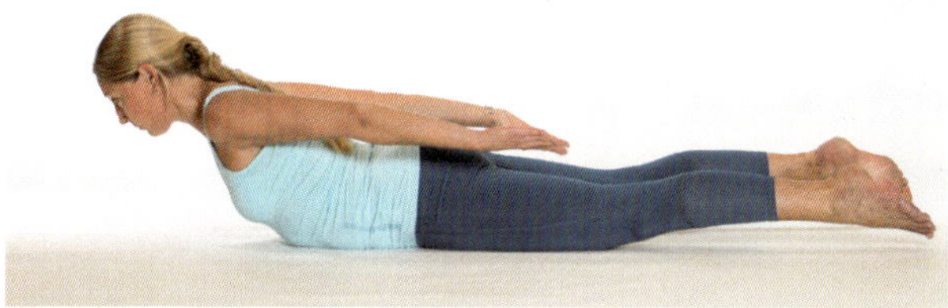

Die Arme können als Erleichterung nach hinten gestreckt werden (=> geringere Hebelwirkung!)

Modifikation empfohlen / Vorsicht geboten bei:

- Erkrankungen der Hals- und Lendenwirbelsäule, insbesondere Arthrose der kleinen Wirbelgelenke
- Schmerzhafter Bewegungseinschränkung der Schultergelenke
- Fortgeschrittener Schwangerschaft

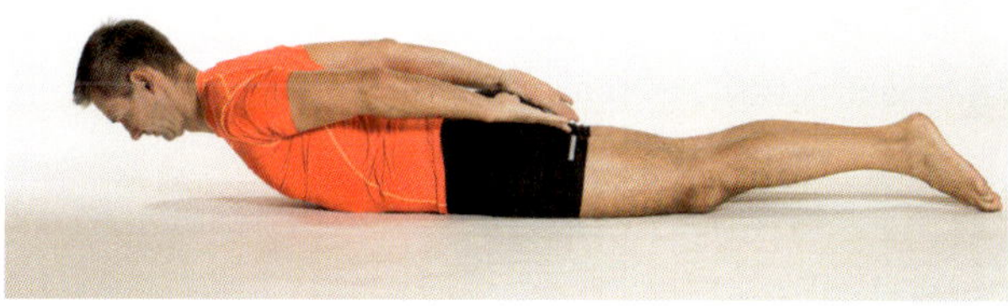

Alternativ können die Handrücken auf dem unteren Rücken oder Gesäß abgelegt werden und es wird nur die Länge der Körperlängsachse erarbeitet

Modifikation:

- Bei empfindlichen Facettengelenken nur in die Länge arbeiten, ohne Rückbeuge!
- Die Hände auf dem unteren Rücken ablegen
- Rundung und Streckung der Wirbelsäule aus dem Vierfüßlerstand
- Diagonales Arm- und Beinheben aus dem Vierfüßlerstand

,

Chaturanga Dandasana (Brett / 4-gliedrige Stockhaltung)

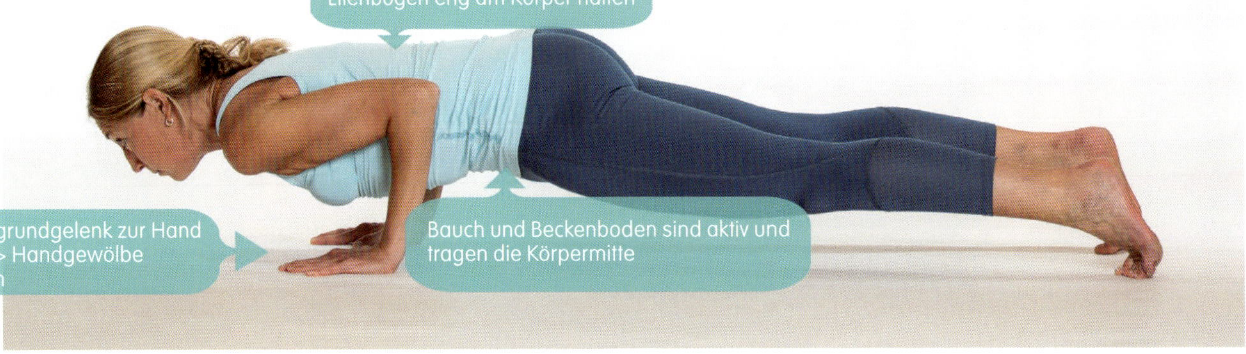
Länge in der Körperlängsachse
Ellenbogen eng am Körper halten
Daumengrundgelenk zur Hand ziehen => Handgewölbe aufbauen
Bauch und Beckenboden sind aktiv und tragen die Körpermitte

Längs- und Querspannung im Körper aufbauen. Die tiefliegenden Muskeln entlang der Wirbelsäule stabilisieren.

Ziele / Wirkungen:

- Ganzkörperstabilität
- Stärkung der gesamten Rumpfmuskulatur
- Muskuläres Gleichgewicht zwischen Körpervorderseite und –rückseite

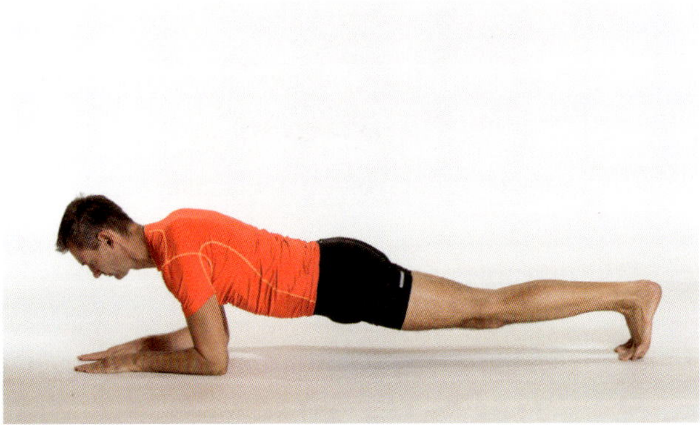

Unterarmstütz halten, optional können zusätzlich auch die Knie zur Vereinfachung abgelegt werden.

Modifikation empfohlen / Vorsicht geboten bei:

- Schmerzhafter Bewegungseinschränkung oder degenerativen Prozessen in Hand-, Ellenbogen-, oder Schultergelenken
- Erkrankungen der Lendenwirbelsäule, insbesondere Arthrose der kleinen Wirbelgelenke

Modifikation:

- Bei Schmerzen (z. B. empfindlichen Facettengelenken) oder Schwäche den Hebel verkleinern und auf den Knien abstützen
- Bei Handgelenksbeschwerden auf dem Unterarm abstützen
- Rundung und Streckung der Wirbelsäule aus dem Vierfüßlerstand
- Diagonales Arm- und Beinheben aus dem Vierfüßlerstand

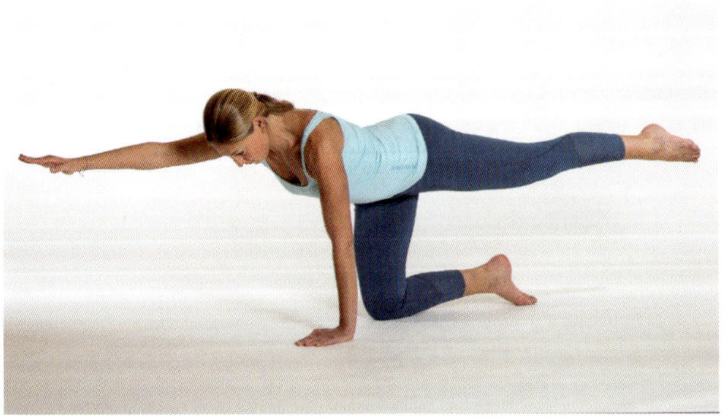

Diagonales Arm- und Beinheben aus dem Vierfüßlerstand

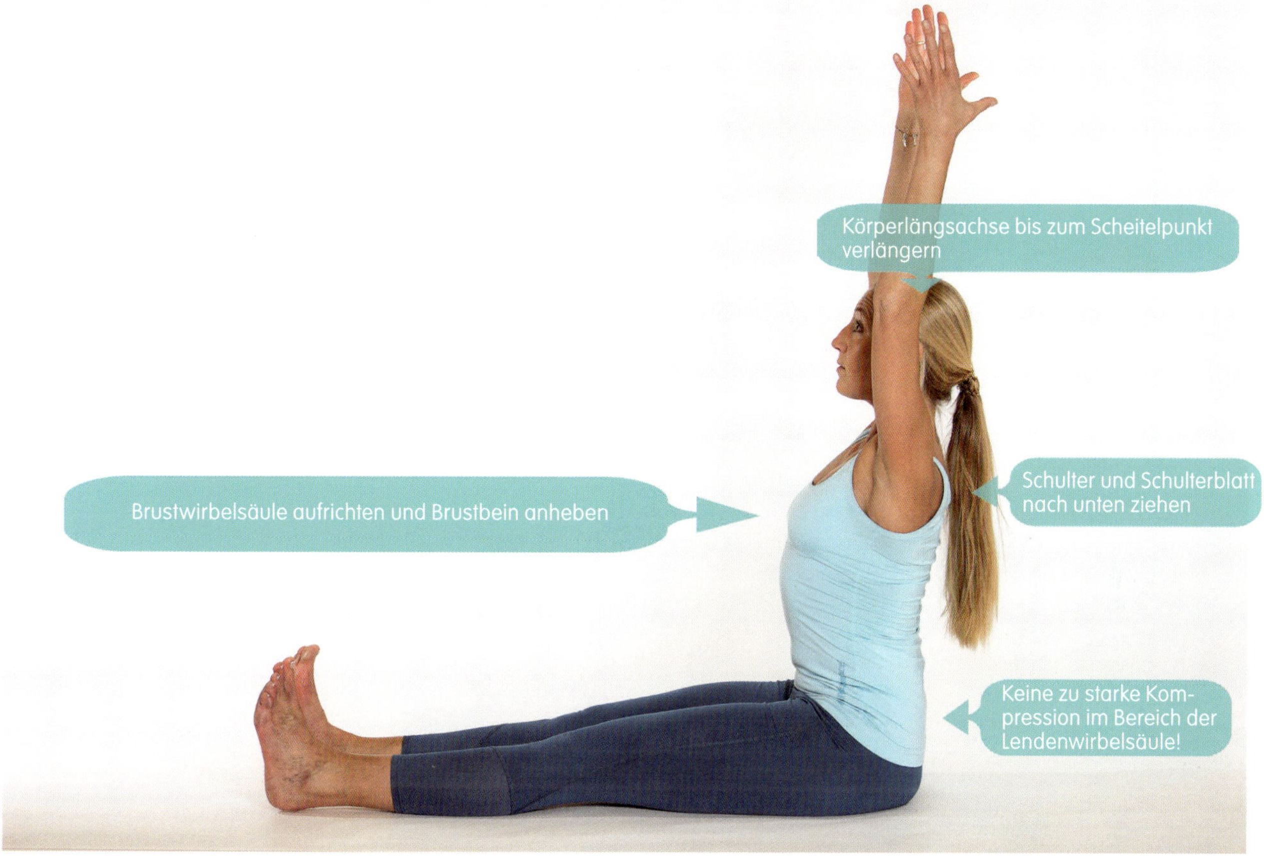
Körperlängsachse bis zum Scheitelpunkt verlängern
Brustwirbelsäule aufrichten und Brustbein anheben
Schulter und Schulterblatt nach unten ziehen
Keine zu starke Kompression im Bereich der Lendenwirbelsäule!

Ziele / Wirkungen:

- Analyse und Verbesserung der Körperhaltung
- Aufrichtung der Wirbelsäule
- Dehnung der Beinrückseiten
- Muskuläres Gleichgewicht zwischen Körpervorderseite und -rückseite

Modifikation:

- Bei stark verkürzten Beinrückseiten auf eine Mattenrolle oder eine Erhöhung setzen
- Aufrecht auf einem Hocker oder Stuhl sitzen
- Länge in der Lendenwirbelsäule beachten!

Modifikation empfohlen / Vorsicht geboten bei:

- Bandscheibenvorfall in der Lendenwirbelsäule
- Starker Verkürzung der Oberschenkelrückseite

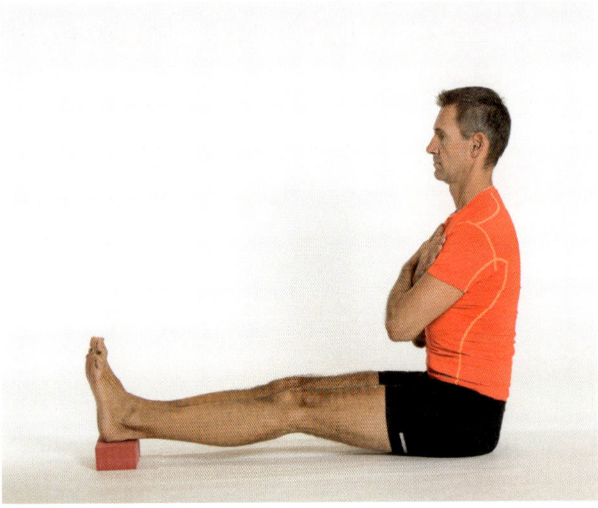

Die Füße auf einen Block auflegen und die Arme vor dem Körper verschränken

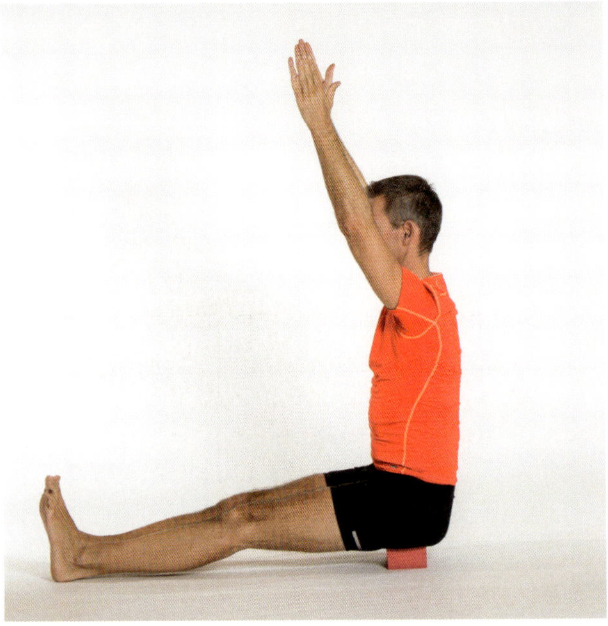

Erhöht sitzen, z.B. auf einem Block oder der Mattenrolle, den Rücken aufrichten und die Arme nach oben strecken oder vor dem Körper verschränken

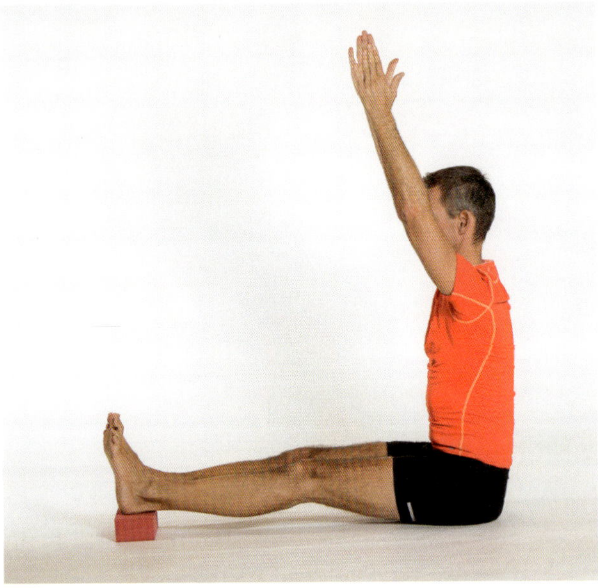

Die Füße auf einen Block auflegen, die Wirbelsäule aufrichten und die Arme nach oben strecken

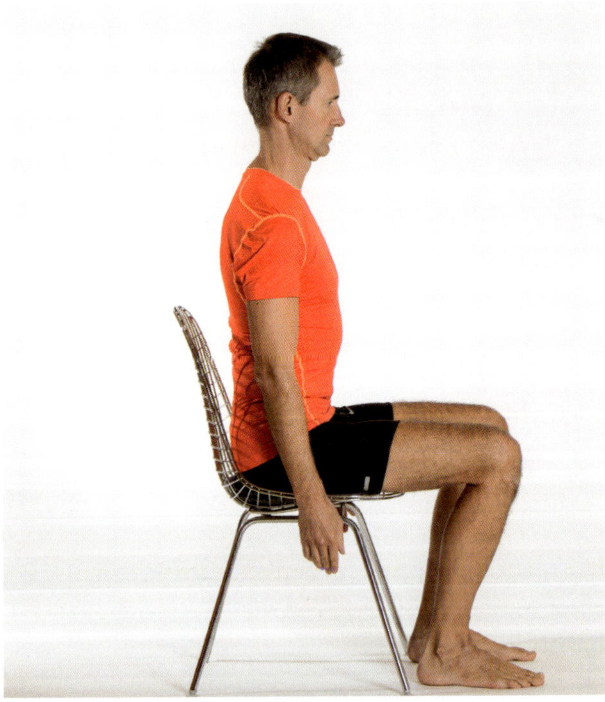

Aufrecht auf einem Hocker oder Stuhl sitzen

Paschimottanasana (Vorbeuge sitzend – Dehnung der Westseite)

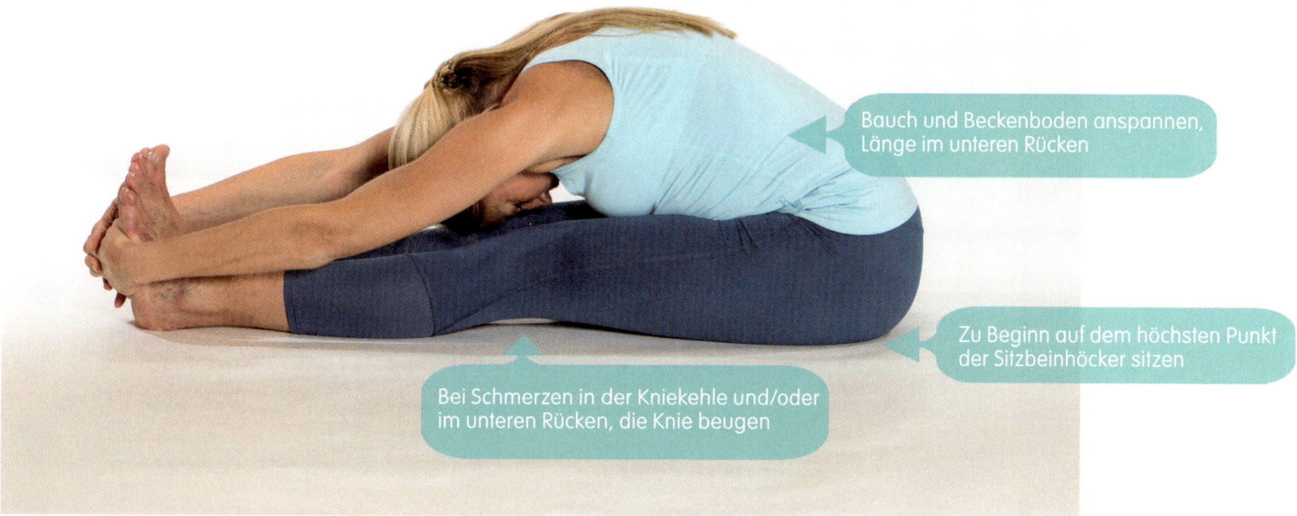
Bauch und Beckenboden anspannen, Länge im unteren Rücken
Zu Beginn auf dem höchsten Punkt der Sitzbeinhöcker sitzen
Bei Schmerzen in der Kniekehle und/oder im unteren Rücken, die Knie beugen

Dehnung des langen Rückenstreckers! Zunächst in die maximale Länge arbeiten und erst ganz zum Schluss in einen C-Bogen runden. Auf dem höchsten Punkt der Sitzbeinhöcker sitzend beginnen, Länge im unteren Rücken halten, zu Beginn auf die Lordosierung der LWS achten, die Dehnung der Beinrückseite achtsam erarbeiten.

Ziele / Wirkungen:

- Dehnung der ischiocruralen Muskelschlinge
- Löst Verspannungen im unteren Rücken
- Ermöglicht den freien Atemfluss entlang der Körperrückseite

Modifikation empfohlen / Vorsicht geboten bei:

- **Kontraindiziert** bei Erkrankungen der Bandscheiben, insbesondere Bandscheibenvorfall der Lendenwirbelsäule!
- Verletzungen der Muskulatur der Beinrückseite, Entzündungen der Sehnenansätze am Sitzbeinhöcker

Modifikation:

- Bei stark verkürzten Beinrückseiten auf eine Mattenrolle, kleinen Ball, Kissen oder eine andere Erhöhung setzen
- Die Knie bei Bedarf beugen
- Nur wenig in die Vorbeuge gehen
- Die Füße mit einem Yogagurt oder einem Handtuch umgreifen
- Aufrecht auf einen Hocker oder einen Stuhl setzen
- Eine Veränderung der Fußstellung bewirkt mehr Dehnung der Achillessehnen

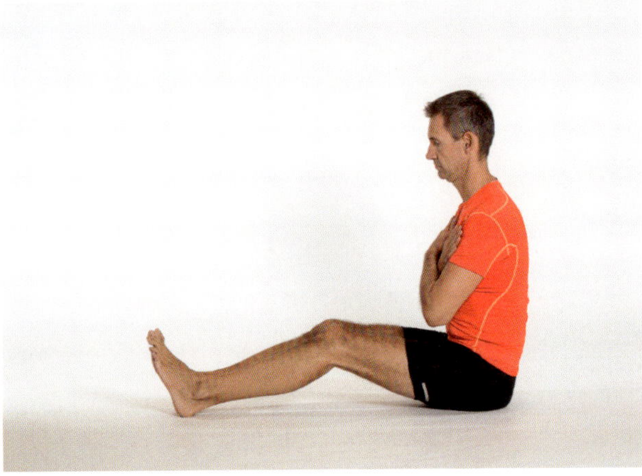

Die Knie leicht beugen, die Hände vor dem Oberkörper verschränken und nur wenig in die Vorbeuge runden

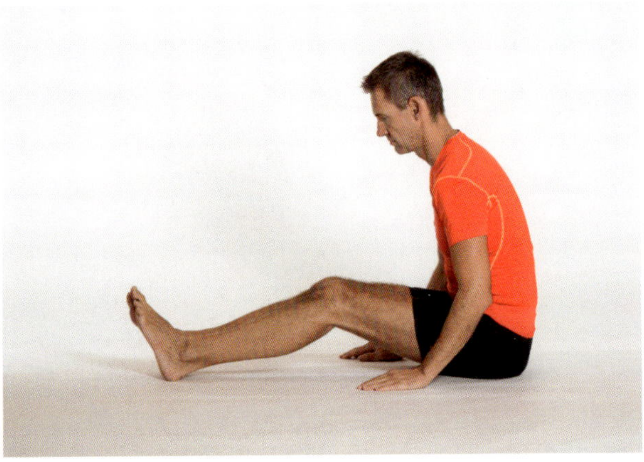

Vorbeuge mit langer Wirbelsäule und gebeugten Knien

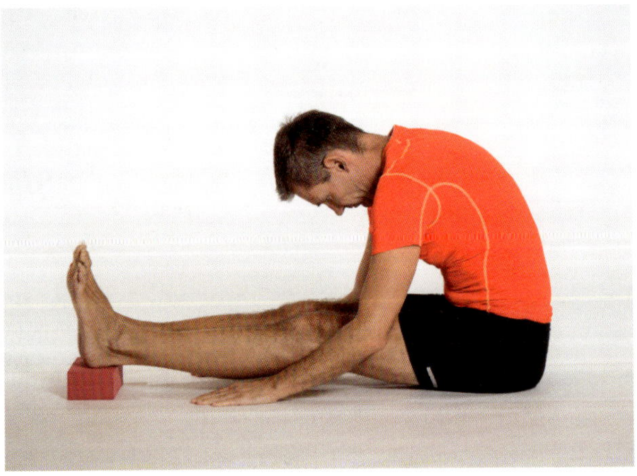

Die Füße etwas erhöht auf einem Block ablegen und die Handflächen neben den Beinen positionieren

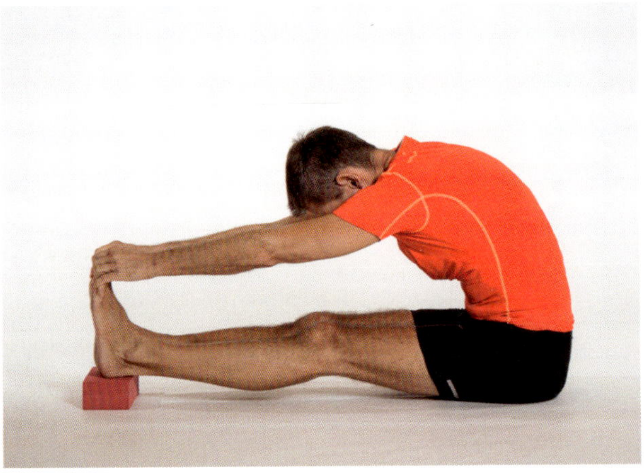

Die Füße etwas erhöht auf einem Block ablegen und die Fußspitzen greifen

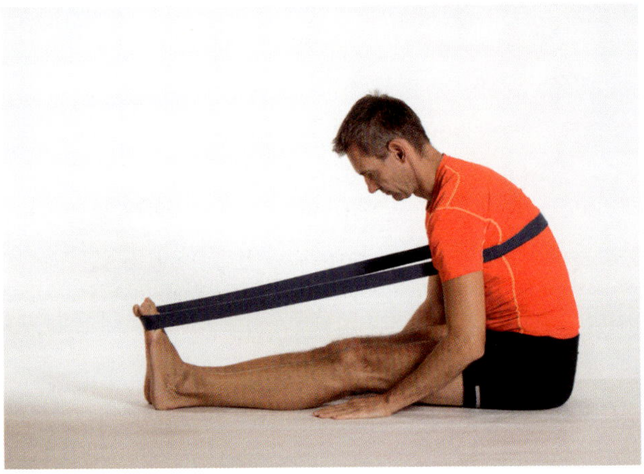

Einen Yogagurt um die Füße und Rippenbögen legen und in eine passive Vorbeuge sinken.

Janu Shirsasana (Kopf-Knie-Haltung)

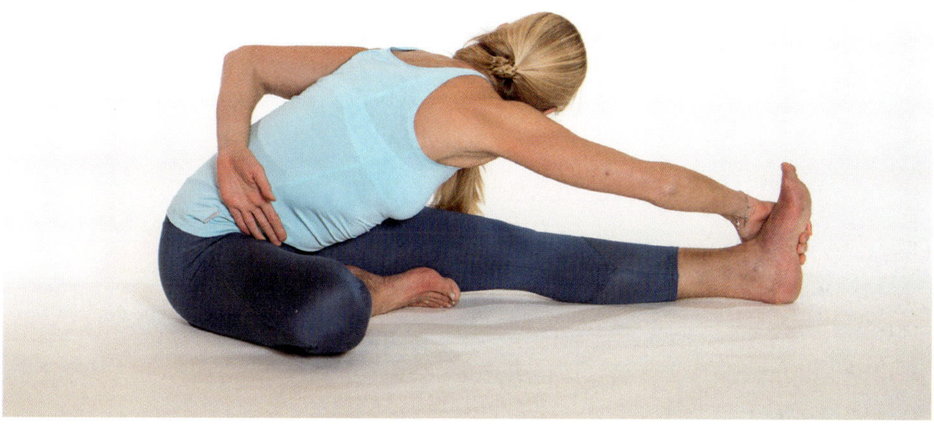

Ziele / Wirkungen:

- Dehnung der gesamten Körperrückseite
- Verbessert die Beweglichkeit der Hüftgelenke
- Löst Verspannungen im Rücken

Modifikation empfohlen / Vorsicht geboten bei:

- **Kontraindiziert** bei Erkrankungen der Bandscheiben, insbesondere Bandscheibenvorfall der Lendenwirbelsäule!
- Beschwerden im Kniegelenk, insbesondere Verletzung des Innenmeniskus (=> Knie durch Block/Polster/kleinen Ball erhöhen)
- Verletzungen der Muskulatur der Beinrückseite (gestrecktes Bein) oder der Adduktoren (abgewinkeltes Bein)
- Entzündungen der Sehnenansätze am Sitzbeinhöcker

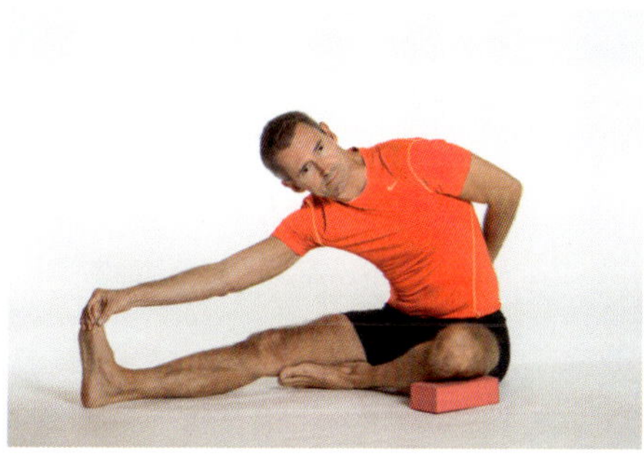

Das abgewinkelte Knie erhöht auf einem Block ablegen

Modifikation:

- Bei stark verkürzten Beinrückseiten auf eine Mattenrolle oder eine Erhöhung setzen
- Das gestreckte Knie bei Bedarf etwas beugen
- Das abgewinkelte Bein nur wenig beugen und/oder auf einem Block abstützen
- Nur wenig in die Vorbeuge gehen

Baddha Konasana (Gebundene Winkelhaltung)

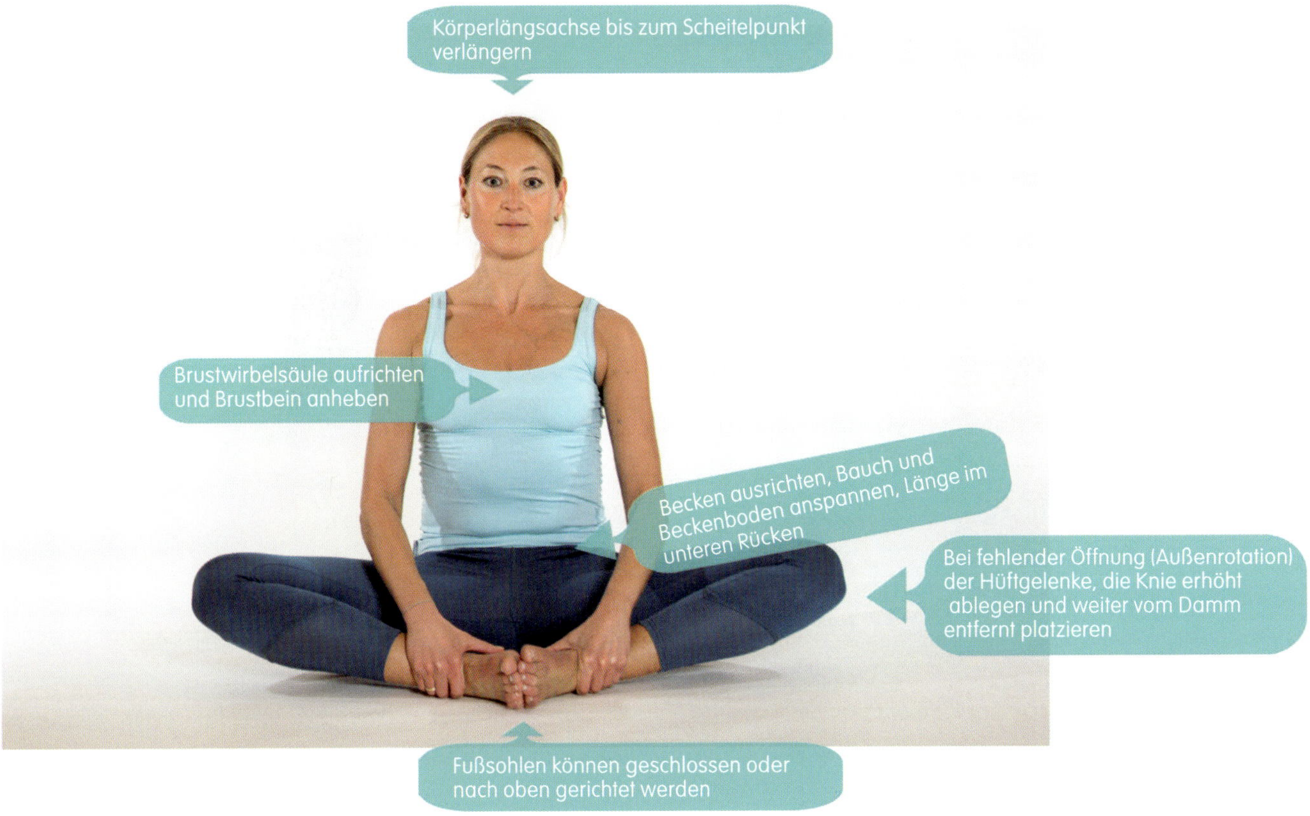
Körperlängsachse bis zum Scheitelpunkt verlängern
Brustwirbelsäule aufrichten und Brustbein anheben
Becken ausrichten, Bauch und Beckenboden anspannen, Länge im unteren Rücken
Bei fehlender Öffnung (Außenrotation) der Hüftgelenke, die Knie erhöht ablegen und weiter vom Damm entfernt platzieren
Fußsohlen können geschlossen oder nach oben gerichtet werden

Wichtig ist bei diesem Asana im ersten Schritt die Aufrichtung des Beckens und die Länge im unteren Rücken. Die Ausführung kann durch die Streckung der Wirbelsäule als kräftigende Haltung für den Rücken ausgeführt werden oder mit einer muskulären Entspannung und bewussten Rundung der Wirbelsäule, wodurch diese zu einer Yin-Haltung wird.

Ziele / Wirkungen:

- Hüftöffnung, Außenrotation
- Dehnung der Oberschenkelinnenseiten
- Aufrichtung der Wirbelsäule

Modifikation empfohlen / Vorsicht geboten bei:

- Beschwerden im Kniegelenk, insbesondere Verletzung des Innenmeniskus und Arthrose (=> Knie durch Block/Polster/kleinen Ball erhöhen)
- Verletzungen der Adduktoren

Modifikation:

- Zur Erleichterung auf eine Mattenrolle oder eine Erhöhung setzen
- Die Knie nur wenig beugen und/oder auf einem Block abstützen
- Den Abstand der Fersen zum Damm vergrößern

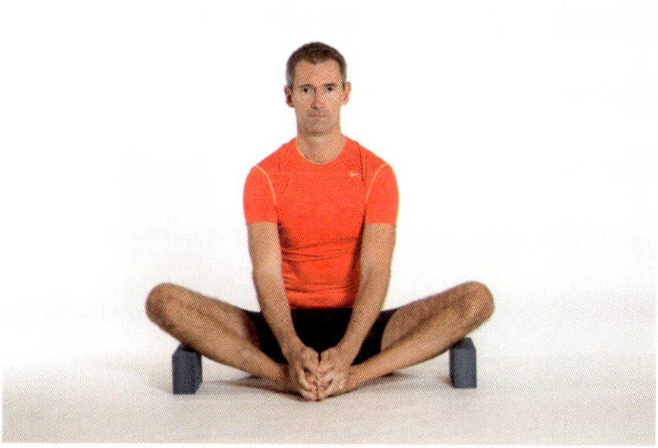

Die Knie auf Blöcken abstützen

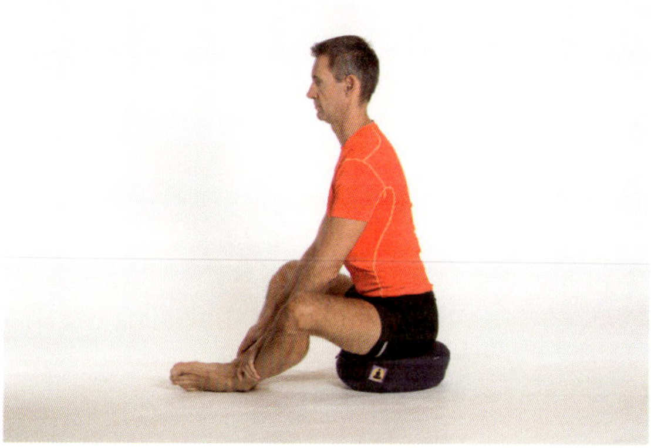

Erhöht auf einem Kissen oder Block sitzen

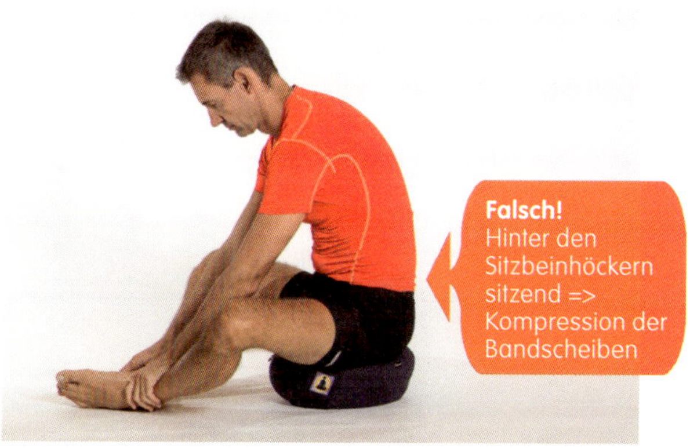
Falsch!
Hinter den Sitzbeinhöckern sitzend => Kompression der Bandscheiben

Navasana (Boothaltung)

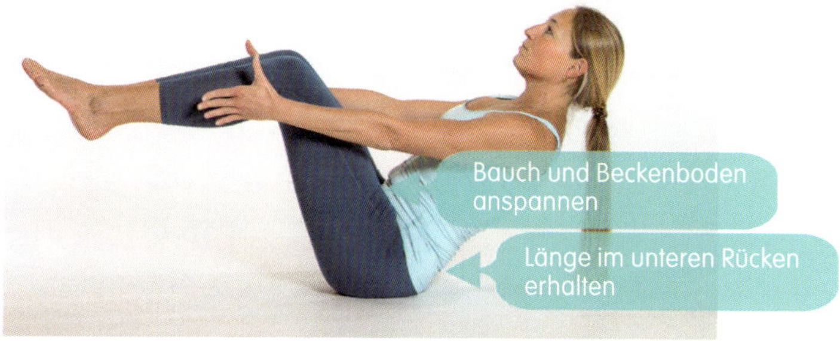
Bauch und Beckenboden anspannen
Länge im unteren Rücken erhalten

Ziele / Wirkungen:

- Stärkung der Bauchmuskulatur
- Stabilität im Rumpf erarbeiten
- Dehnung der Beinrückseiten
- Aufrichtung der Wirbelsäule
- Muskuläres Gleichgewicht

Modifikation empfohlen / Vorsicht geboten bei:

- Bandscheibenvorfall der Lendenwirbelsäule
- Stark verkürzter Muskulatur der Beinrückseite
- Schwangerschaft

Modifikation:

- Die Beine aufgestellt lassen
- Die Beine gefasst halten
- Die Länge des Beinhebels anpassen, gebeugte Beine oder gestreckte Beine

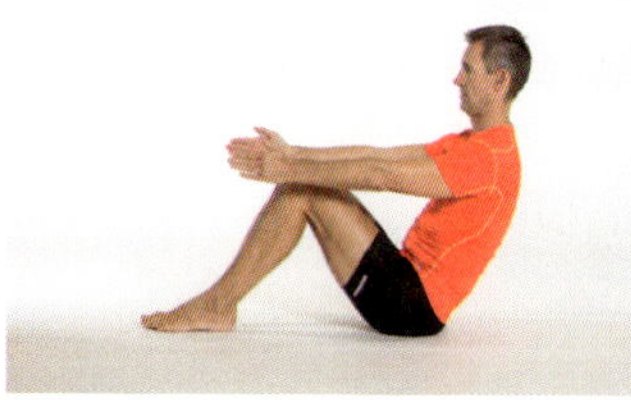

Die Füße auf dem Boden aufgestellt halten und nur die Streckung der Wirbelsäule erarbeiten

Ardha Matsyendrasana (Drehsitz)

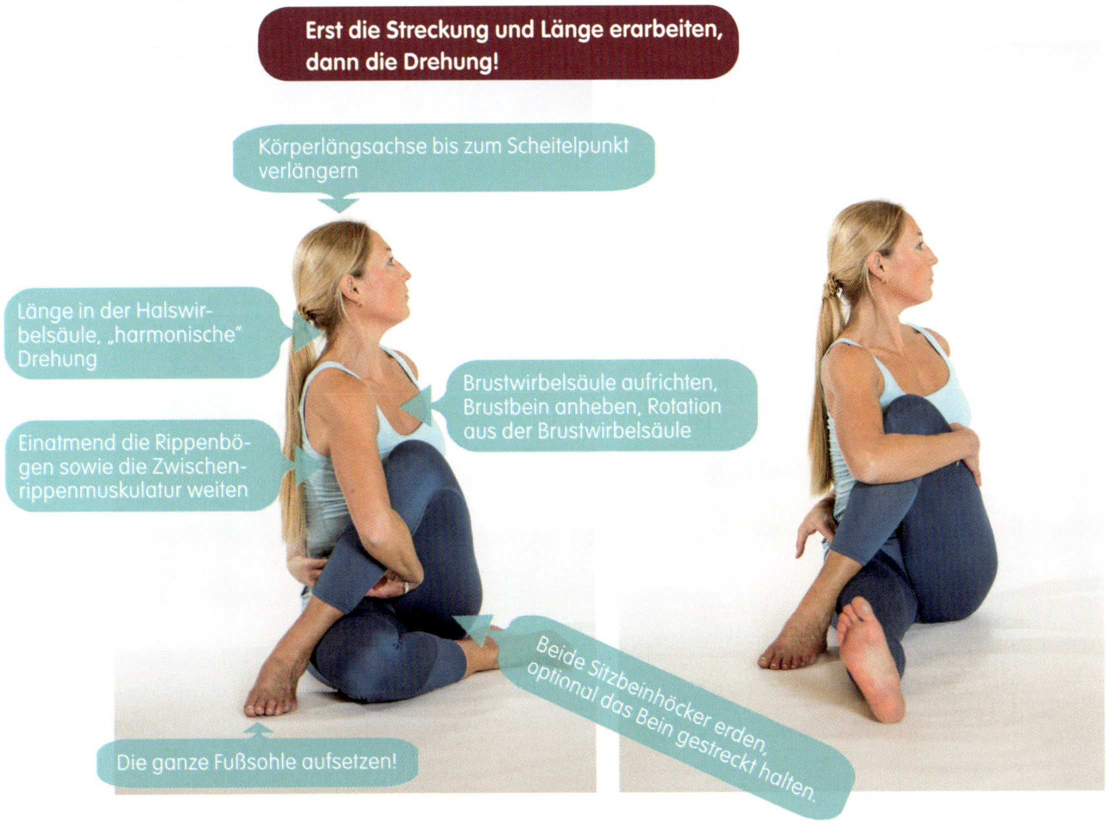

Erst die Streckung und Länge erarbeiten, dann die Drehung!
Körperlängsachse bis zum Scheitelpunkt verlängern
Länge in der Halswirbelsäule, „harmonische" Drehung
Brustwirbelsäule aufrichten, Brustbein anheben, Rotation aus der Brustwirbelsäule
Einatmend die Rippenbögen sowie die Zwischenrippenmuskulatur weiten
Beide Sitzbeinhöcker erden, optional das Bein gestreckt halten.
Die ganze Fußsohle aufsetzen!

Das untere Bein kann ausgestreckt bleiben

Erst die Streckung und Länge erarbeiten, dann die Drehung!
Beide Sitzbeinhöcker auf der Matte spüren, optional das Bein gestreckt halten.
Beckenaufrichtung, Stabilität der Wirbelsäule, die Drehung erfolgt in der Brustwirbelsäule, die Halswirbelsäule dreht harmonisch mit, Länge in der Halswirbelsäule kontrollieren, Öffnung der Rippenbögen mit der Einatmung und Schließen der Rippenbögen mit der Ausatmung zur Verstärkung der Rotation.

Ziele / Wirkungen:

- Kräftigung der Streckmuskulatur durch Aufrichtung der Wirbelsäule
- Erhöhung der Beweglichkeit vor allem der oberen und mittleren Brustwirbelsäule
- Dehnung der Gesäßmuskulatur (Außenrotatoren des Hüftgelenks)
- Löst Blockaden und Verspannungen

Modifikation empfohlen / Vorsicht geboten bei:

- Erkrankungen der Wirbelsäule (Bandscheibenvorfall)
- Fortgeschrittener Schwangerschaft
- Künstlichem Hüftgelenk mit dem Überkreuzen der Beine

Modifikation:

- Bei verkürzten Beinrückseiten auf eine Mattenrolle, einen kleinen Ball oder eine andere Erhöhung setzen
- Das untere Bein lang nach vorne ausstrecken

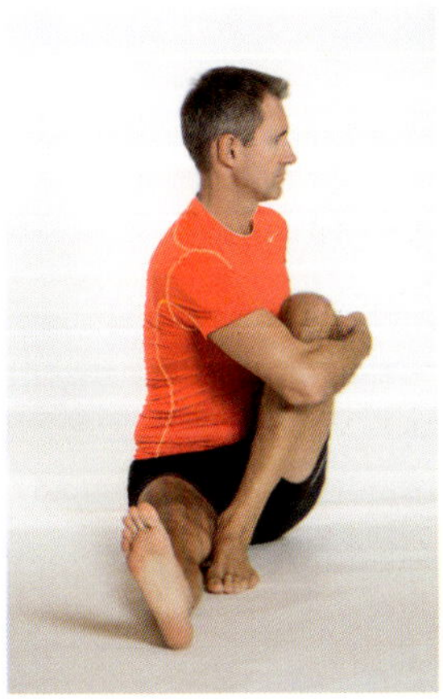

Optional den Fuß nicht überkreuzen

Supta Padangusthasana (Hand-zum-Fuß-Haltung im Liegen)

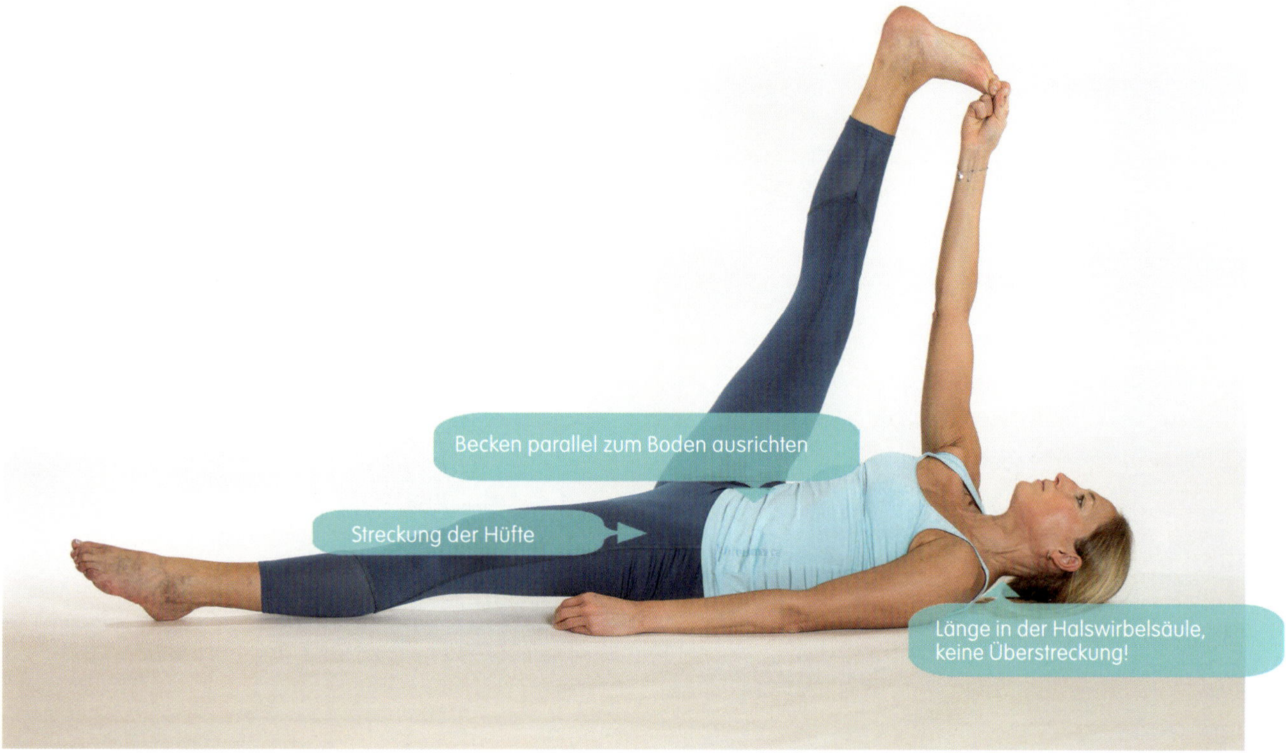
Becken parallel zum Boden ausrichten
Streckung der Hüfte
Länge in der Halswirbelsäule, keine Überstreckung!

Ziele / Wirkungen:

- Dehnung der Beinrückseite (ischiocrurale Muskulatur und Wadenmuskulatur)
- Dehnung des Hüftbeugers und Streckung des Hüftgelenks auf der Gegenseite

Modifikation empfohlen / Vorsicht geboten bei:

- Starker Brustwirbelsäulenkyphose (Rundrücken)
- Sehr stark verkürzter Beinrückseite
- Bei Rundrücken (starke Brustwirbelsäulenkyphose) sollte ein gefaltetes Handtuch oder ein kleiner Ball unter den Kopf gelegt werden.
- Zur Vereinfachung und Entspannung der Nackenmuskulatur ist bei verkürzten Beinrückseiten ein Yogagurt sehr hilfreich und empfehlenswert (um die Rippenbögen geführt oder gehalten).
- Alternativ kann die Dehnung der Beinrückseite auch stehend bzw. knieend ausgeführt werden.

Modifikation:

- Das vordere (ausgestreckte) Bein kann angewinkelt und mit der Fußsohle auf dem Boden aufgestellt werden. Zu beachten sind dabei die neutrale Position der Lendenwirbelsäule und die Ausrichtung des Beckens. Der Sitzbeinhöcker auf der Seite des angehobenen Beines sollte nach vorne ausgerichtet sein.

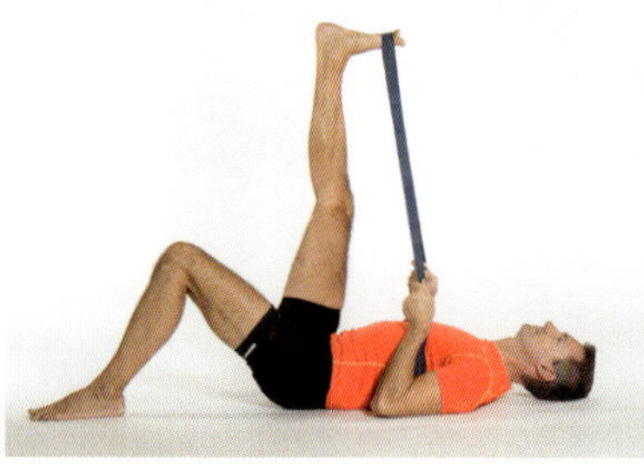

Dehnung der Beinrückseite mithilfe eines Yogagurtes. Das andere Bein kann aufgestellt werden oder nach Möglichkeit auch nach vorne gestreckt werden.

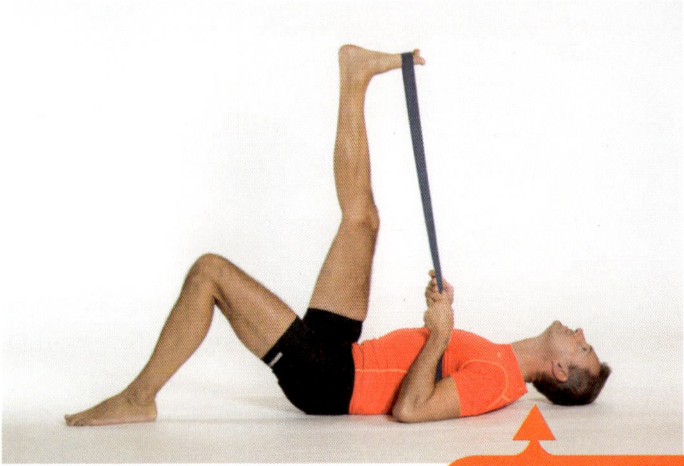
Falsche Ausführung!
Die Länge in der Halswirbelsäule muss kontrolliert werden.
Oft kommt es unbewusst zu einer Überstreckung der Halswirbelsäule.

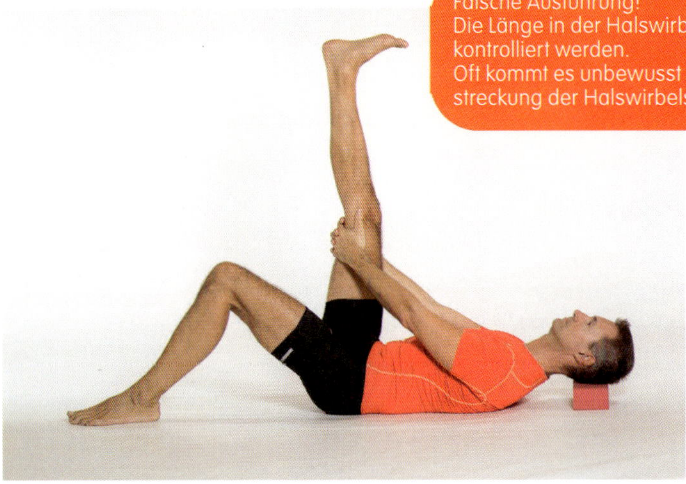

Alternativ kann der Kopf etwas erhöht auf einem Block abgelegt werden.

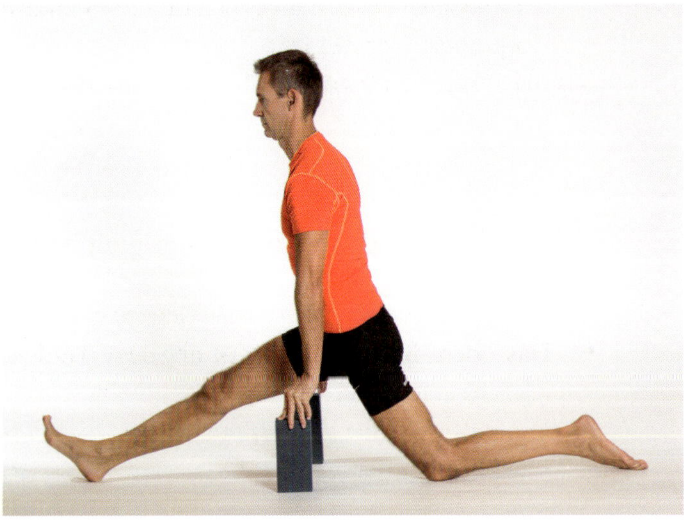

Die Dehnung der Beinrückseite kann kontrollierter und individueller aus der knienden Position – optional mithilfe von Blöcken – ausgeführt werden. Die Ausrichtung des Beckens kann hierbei sehr gezielt verändert werden, was die Intensität mit kleinen Bewegungen deutlich erhöht. Die Brustwirbelsäule bleibt gestreckt und die Sitzbeinhöcker werden achtsam nach hinten gezogen, was die Dehnung der gesamten Beinrückseite intensiviert.

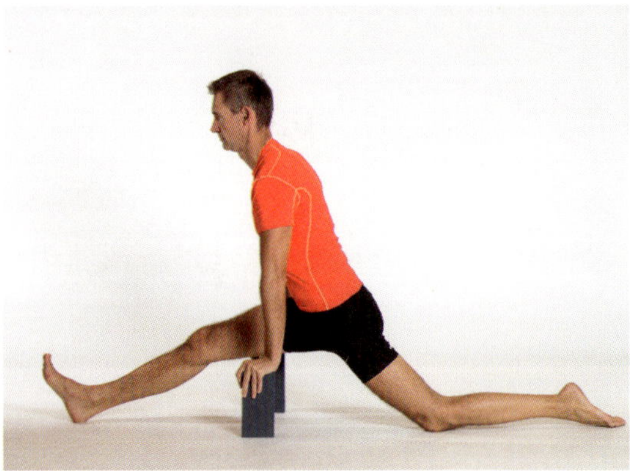

Die Schrittlänge kann beliebig vergrößert werden, solange die Brustwirbelsäule gestreckt bleibt.

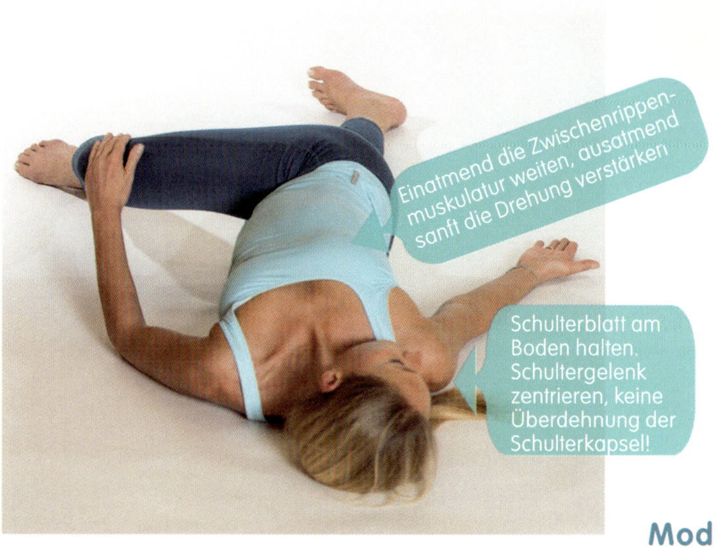
Einatmend die Zwischenrippen-
muskulatur weiten, ausatmend
sanft die Drehung verstärken
Schulterblatt am
Boden halten.
Schultergelenk
zentrieren, keine
Überdehnung der
Schulterkapsel!

Jathara Parivrtta (Bauchdrehung und -Dehnung / Krokodil)

Ziele / Wirkungen:

- Löst Verspannungen in der Brustwirbelsäule
- Erhöht die Beweglichkeit der Brustwirbelsäule
- Dehnung der vorderen Brustmuskulatur und der Zwischenrippenmuskulatur

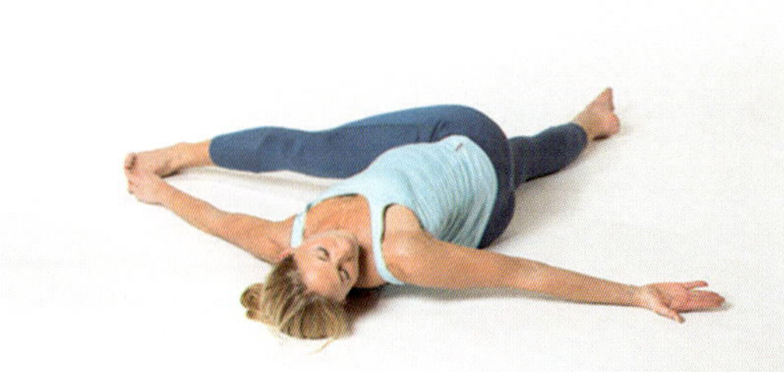

Das obere Bein kann gestreckt überkreuzt und zusätzlich gefasst werden.

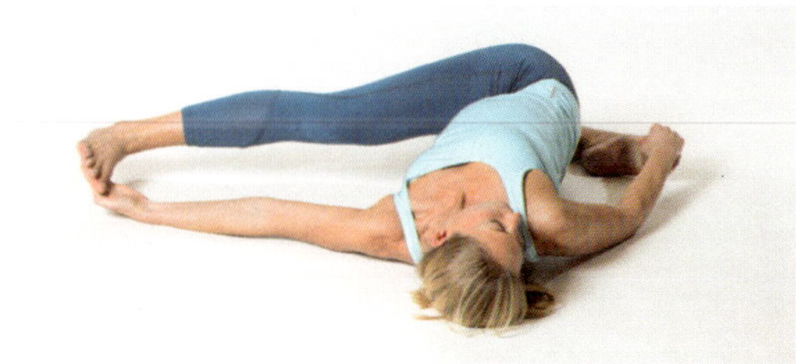

Als Steigerung kann zusätzlich der untere Fuß gefasst werden und somit die Oberschenkelvorderseite des angewinkelten Beines in die Dehnung integriert werden.

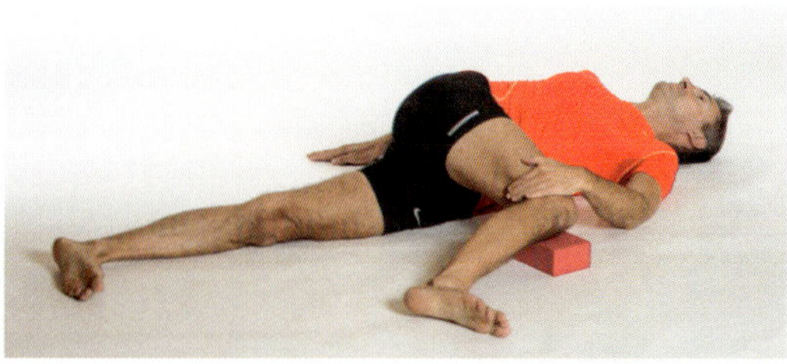

Um die Drehung etwas zu verringern, kann das Knie erhöht auf einen Block abgelegt werden.

Modifikation empfohlen / Vorsicht geboten bei:

- Bandscheibenvorfall der Lendenwirbelsäule
- Instabilität der Schultergelenke => Die Schulterkapsel und die Bänder der Schulter vor Überdehnung schützen!

Modifikation:

- Bei Verkürzung der Beinrückseiten können die Beine auch angewinkelt abgelegt werden.
- Bei Verletzungen der Schulter kann der Arm auch gebeugt werden und/oder unten neben den Körper abgelegt werden.
- Bei Unbeweglichkeit der Brustwirbelsäule sanft in die Drehung gehen und die Zentrierung der Schultergelenke beachten. (Keine Überdehnung der Schulterkapsel!)
- Beide Beine können gebeugt und die Knie nebeneinander gelegt werden.
- Zwischen die Knie kann ein Block gelegt werden.
- Das obere Bein kann erhöht abgelegt werden, z.B. auf einem Block.
- Durch das Fassen des hinteren Fußes kann zusätzlich die Dehnung der Oberschenkelvorderseite ausgeführt werden.

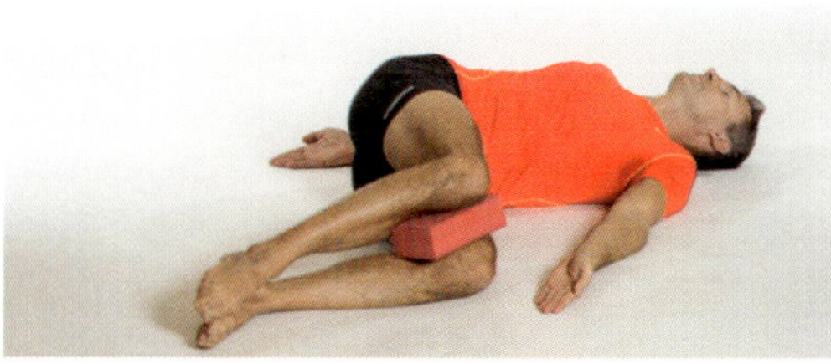

Zur Vereinfachung kann zwischen die Knie ein Block gelegt werden.

Balasana
(Stellung des Kindes)

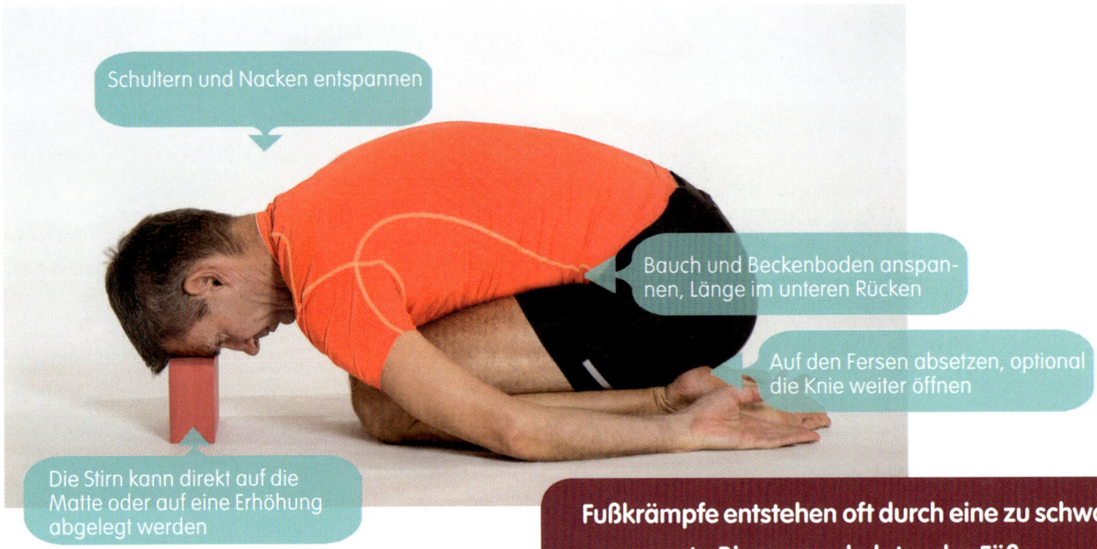
Schultern und Nacken entspannen
Bauch und Beckenboden anspan-
nen, Länge im unteren Rücken
Auf den Fersen absetzen, optional
die Knie weiter öffnen
Die Stirn kann direkt auf die
Matte oder auf eine Erhöhung
abgelegt werden

Fußkrämpfe entstehen oft durch eine zu schwache oder verspannte Binnenmuskulatur der Füße

Ziele / Wirkungen:

- Dehnung der Rückenmuskulatur
- Entspannung der Nackenmuskulatur
- Beruhigung des Nervensystems, Erholung / Pause
- Das Gefühl der Geborgenheit spüren

Modifikation empfohlen / Vorsicht geboten bei:

- **Kontraindiziert** bei Erkrankungen der Bandscheiben, insbesondere Bandscheibenvorfall der Lendenwirbelsäule!
- Schmerzhaften Bewegungseinschränkungen der Kniegelenke, wie z.B. bei Arthrose, vor allem der Kniescheibe (Retropatellararthrose)

Modifikation:

- Bei Kniebeschwerden können eine gerollte Decke dazwischengelegt oder der Vierfüßlerstand ausgeführt werden.
- Die Stirn und auch die Knie können auf einer Unterlage abgelegt werden.
- Zur Vereinfachung können die Knie weiter geöffnet werden.
- Wenn eine Beugung der Wirbelsäule unangenehm ist, kann stattdessen eine Streckung und Dehnung ausgeführt werden.

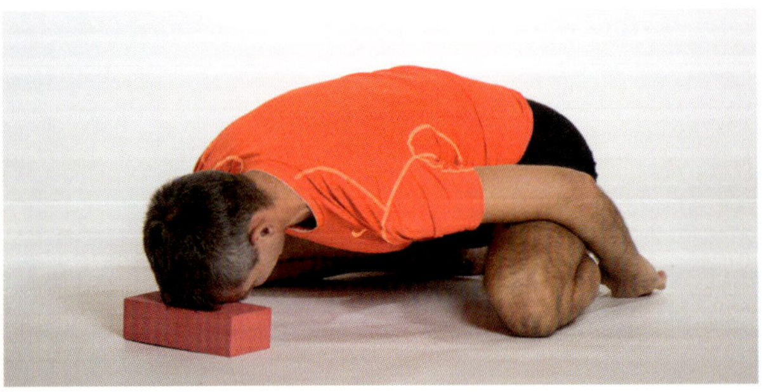

Die Öffnung der Knie kann individuell angepasst werden.

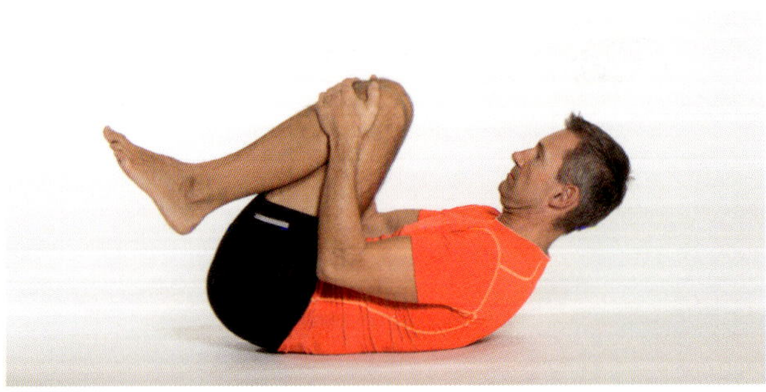

Als Alternative kann die Rundung aus der Rückenlage ausgeführt werden.

Ustrasana (Kamel)

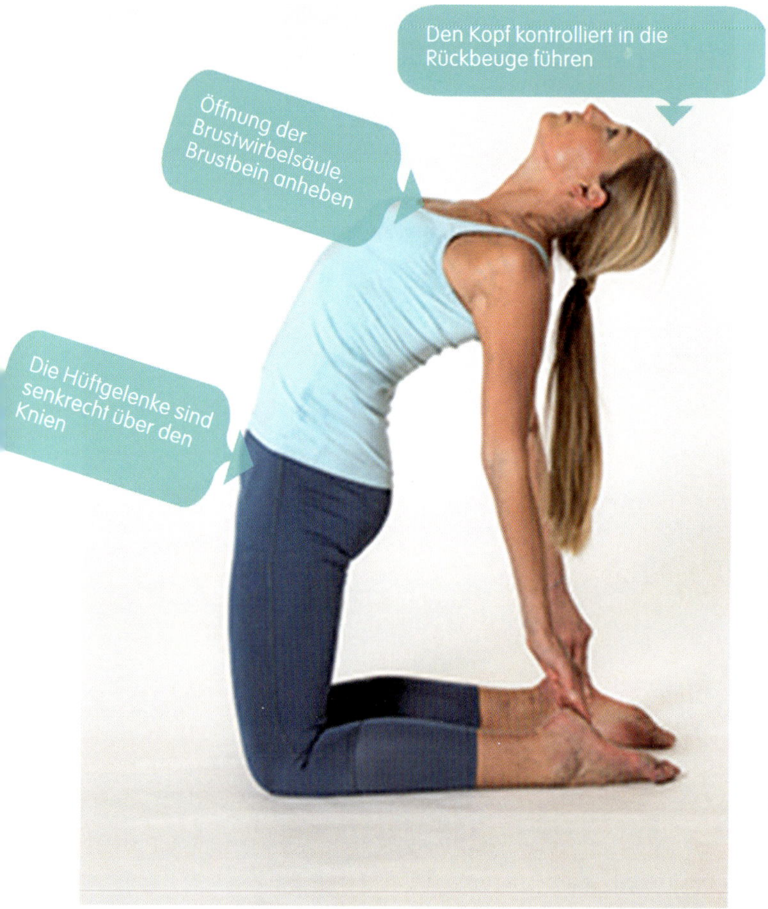
Den Kopf kontrolliert in die Rückbeuge führen
Öffnung der Brustwirbelsäule, Brustbein anheben
Die Hüftgelenke sind senkrecht über den Knien

Ziele / Wirkungen:

- Dehnung der Körpervorderseite, insbesondere Oberschenkelvorderseite
- Verbesserung der Streckfähigkeit der Hüftgelenke
- Öffnung der Brustwirbelsäule und Dehnung der Zwischenrippenmuskulatur => das Atemvolumen erhöht sich
- Verbesserung der Körperhaltung, Aufrichtung
- Löst Verspannungen in Rücken, Brustraum und Nacken

Modifikation empfohlen / Vorsicht geboten bei:

- Schmerzhaften Bewegungseinschränkungen der Wirbelsäule, z.B. Arthrose der kleinen Wirbelgelenke an Hals- und Lendenwirbelsäule
- Degenerativen Erkrankungen der Kniegelenke, vor allem Arthrose der Kniescheibe (Retropatellararthrose)

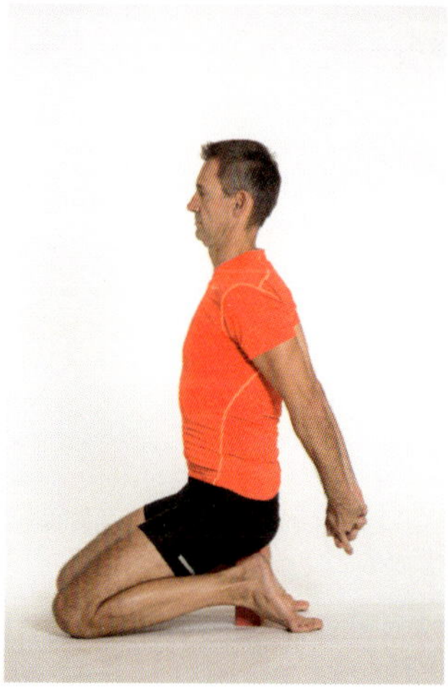

Bei Beschwerden ist ein erhöhtes Sitzen, z. B. auf einem Block, mit einer sanften Brustöffnung ausführbar.

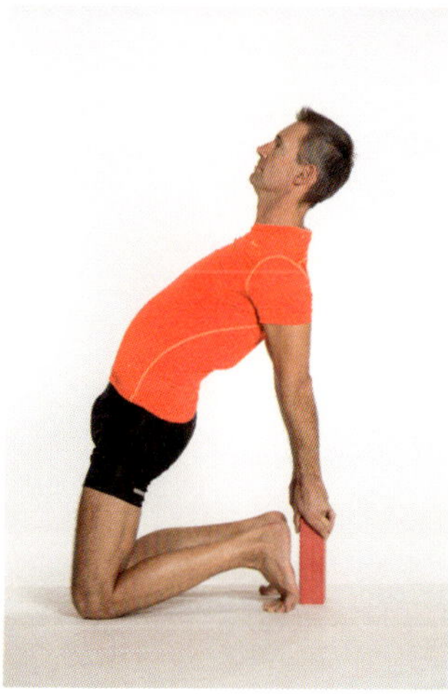

Zum Abstützen kann hinter dem Rücken ein Block zu Hilfe genommen werden.

Modifikation:

- Bei Facettengelenksbeschwerden ist eine starke Überstreckung (Hohlkreuz) im unteren Rücken zu vermeiden!
- Die Füße können aufgestellt werden, um die Fersen leichter zu erreichen.
- Die Hände am unteren Rücken oder an der Oberschenkelrückseite abstützen
- Die Knie auf einer Unterlage positionieren
- Mit den Händen auf einem Block abstützen

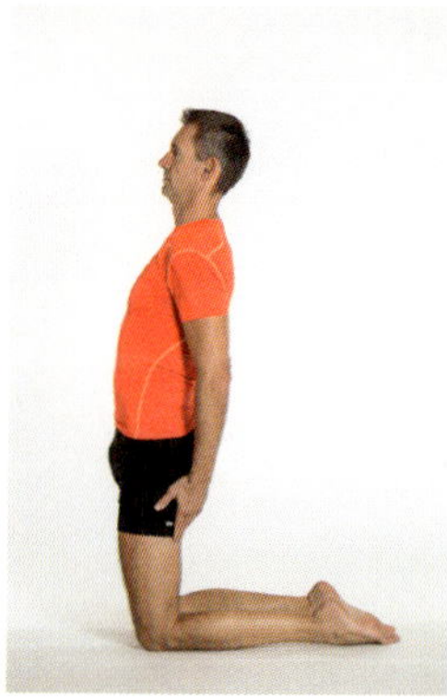

Der Fokus kann zunächst auf die Hüftstreckung gesetzt werden. Die Füße können für die Kamelhaltung optional aufgestellt werden.

Purvottanasana
(Umgekehrtes Brett)

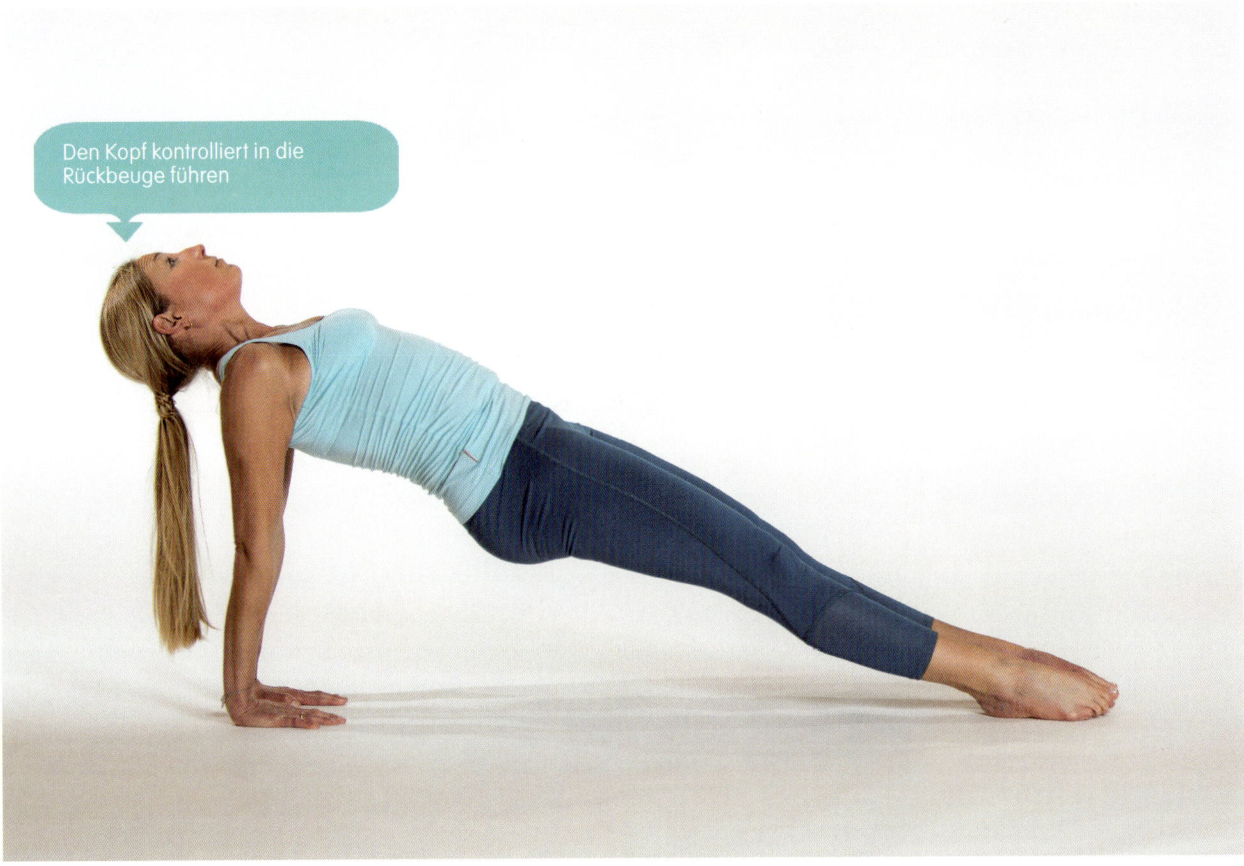

Ziele / Wirkungen:

- Dehnung der gesamten Körpervorderseite
- Öffnung der Brustwirbelsäule
- Kräftigung der Körperrückseite
- Stärkung des Gesäßes und der Muskulatur der Beinrückseite

Modifikation empfohlen / Vorsicht geboten bei:

- Schmerzhafter Bewegungseinschränkung der Hand- oder Schultergelenke
- Neigung zu Schwindel, Gleichgewichtsstörung

Modifikation:

- Auf den Unterarmen abstützen
- Schulterbrücke ausführen

Chatus Pada Pitham (Vierbeiniger Tisch)

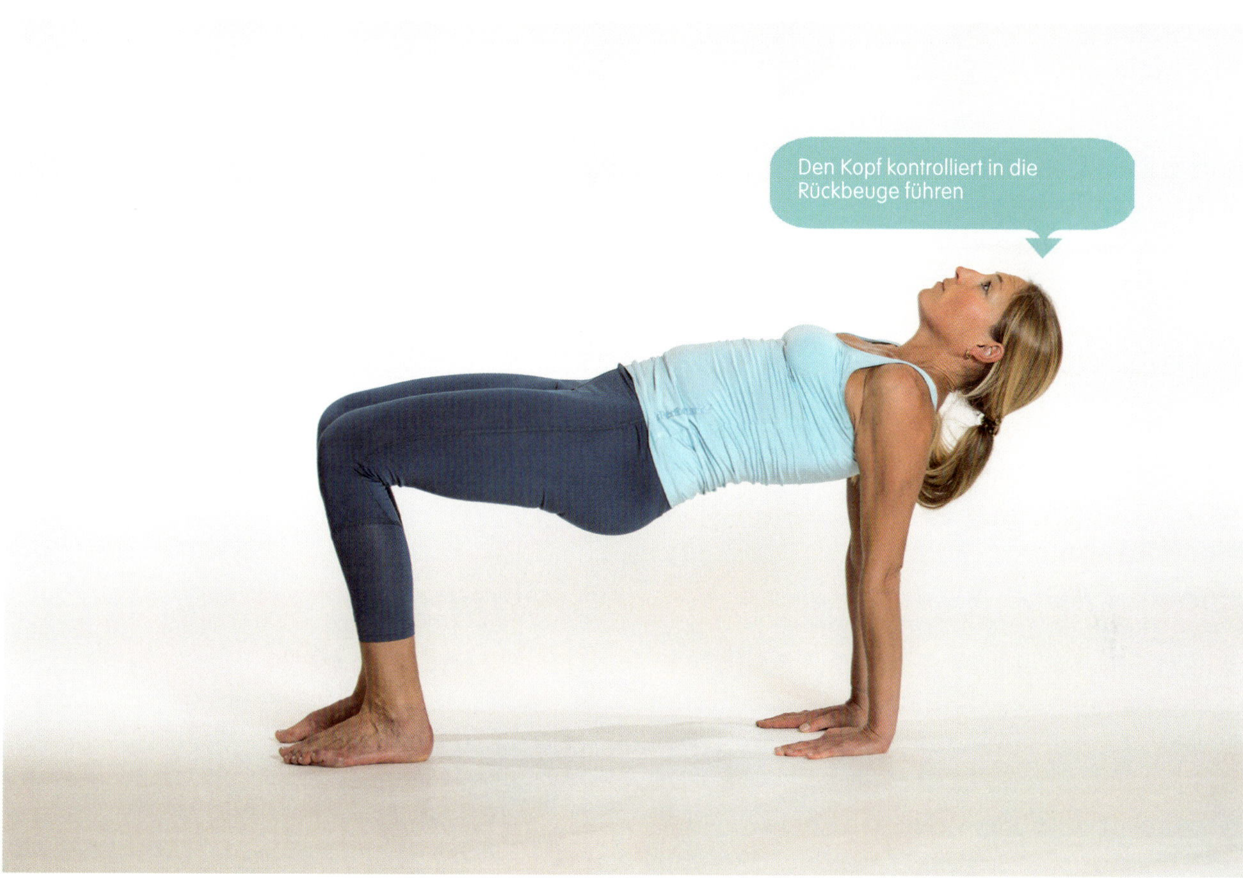

Ziele / Wirkungen:

- Dehnung der Körpervorderseite
- Öffnung der Brustwirbelsäule und des Brustkorbs
- Kräftigung der Körperrückseite
- Stärkung des Gesäßes und der Muskulatur der Beinrückseite

Modifikation empfohlen / Vorsicht geboten bei:

- Schmerzhafter Bewegungseinschränkung der Hand- oder Schultergelenke
- Neigung zu Schwindel, Gleichgewichtsstörung

Modifikation:

- Schulterbrücke ausführen
- Varianten des Kamels ausführen
- Heldensitz einnehmen

Virasana (Heldensitz)

Ziele / Wirkungen:

- Aufrechte Sitzhaltung für Atemtechniken (Pranayama) oder zur Meditation
- Ausgleichshaltung zu den Stellungen mit gekreuzten Beinen
- Verbesserung der Beweglichkeit von Hüfte und Oberschenkelvorderseite

Modifikation empfohlen / Vorsicht geboten bei:

- Degenerativen Erkrankungen der Kniegelenke, vor allem Arthrose der Kniescheibe (Retropatellararthrose) und Meniskusschäden
- Fehlstellungen der Beine
- Schmerzhafter Bewegungseinschränkung der Sprunggelenke

Modifikation:

- Bei stark verkürzten Beinvorderseiten auf eine Mattenrolle oder eine Erhöhung setzen
- Alternativ Ustrasana = die Kamelhaltung ausführen
- Eine andere aufrechte Sitzhaltung mit gekreuzten oder gefalteten Beinen wählen

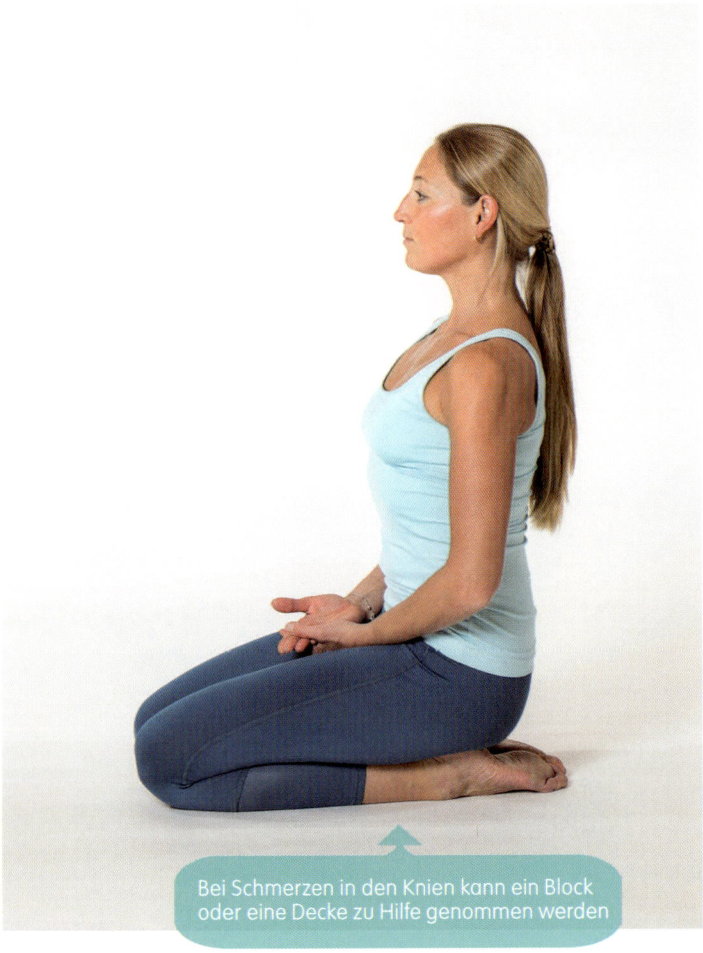

Bei Schmerzen in den Knien kann ein Block oder eine Decke zu Hilfe genommen werden

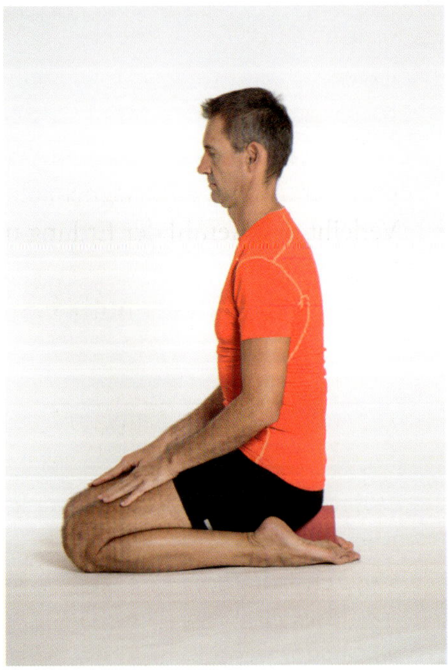

Eine Erhöhung erleichtert die Sitzhaltung. Die Handflächen können aufgelegt oder nach oben gerichtet werden.

Supta Virasana (Liegender Held) / Vajrasana (Blitz, Diamant)

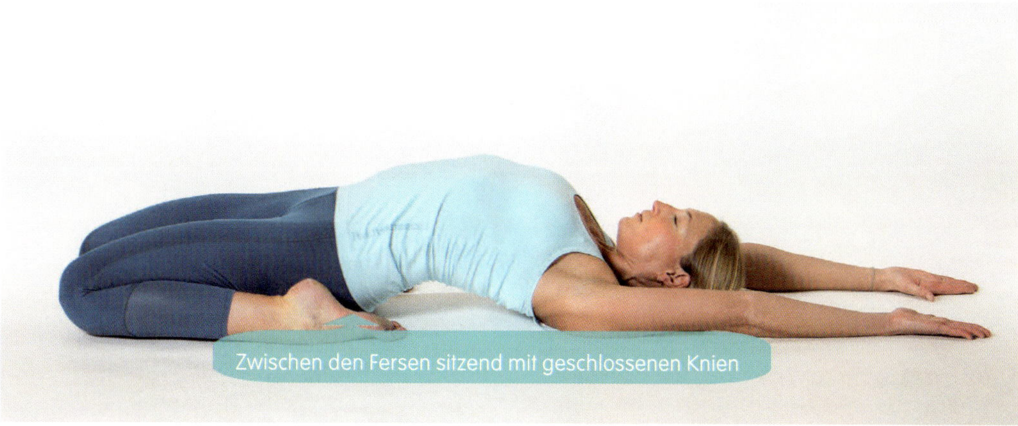

Supta Virasana (Liegender Held)

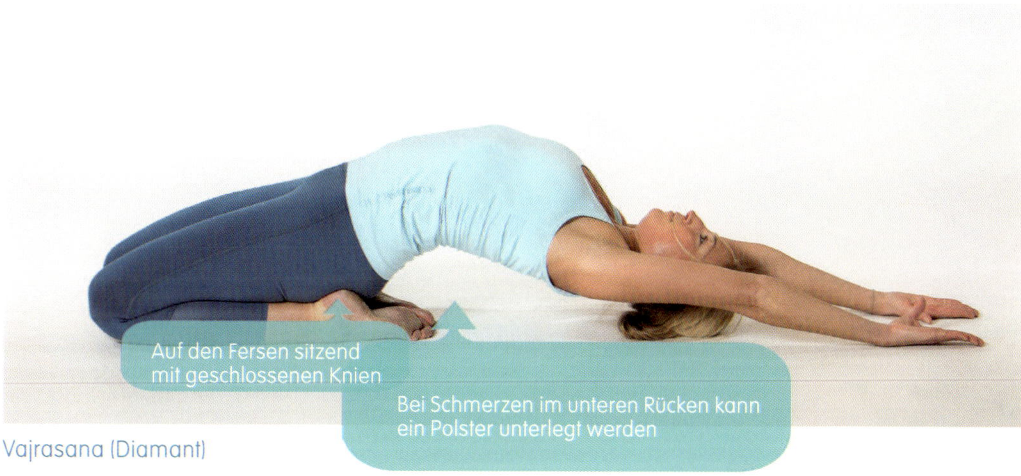

Vajrasana (Diamant)

Ziele / Wirkungen:

- Ausgleichshaltung zu den Stellungen mit gekreuzten Beinen
- Verbesserung der Beweglichkeit der Hüftgelenke und Dehnung der Oberschenkelvorderseite
- Verleiht das Gefühl der Erdung und Verwurzelung
- Unterstützt die innere Aufrichtung

Modifikation:

- Bei stark verkürzten Beinvorderseiten auf eine Mattenrolle oder eine Erhöhung setzen
- Nur Virasana (= der Heldensitz) im Sitzen, ohne Rückbeuge ausführen
- Unteren Rücken mit einer Mattenrolle oder einem Bolster abstützen
- Alternativ Ustrasana (= die Kamelhaltung) ausführen

Modifikation empfohlen / Vorsicht geboten bei:

- Degenerativen Erkrankungen der Kniegelenke, vor allem Arthrose der Kniescheibe (Retropatellaarthrose) und Meniskusschäden
- Bewegungseinschränkung der Hüftgelenke
- Schmerzhafter Bewegungseinschränkung der Sprunggelenke => Erhöhung unter die Schienbeine
- Schmerzhaften Bewegungseinschränkungen der Wirbelsäule, z.B. Arthrose der kleinen Wirbelgelenke

Kapotanasana (Taube)

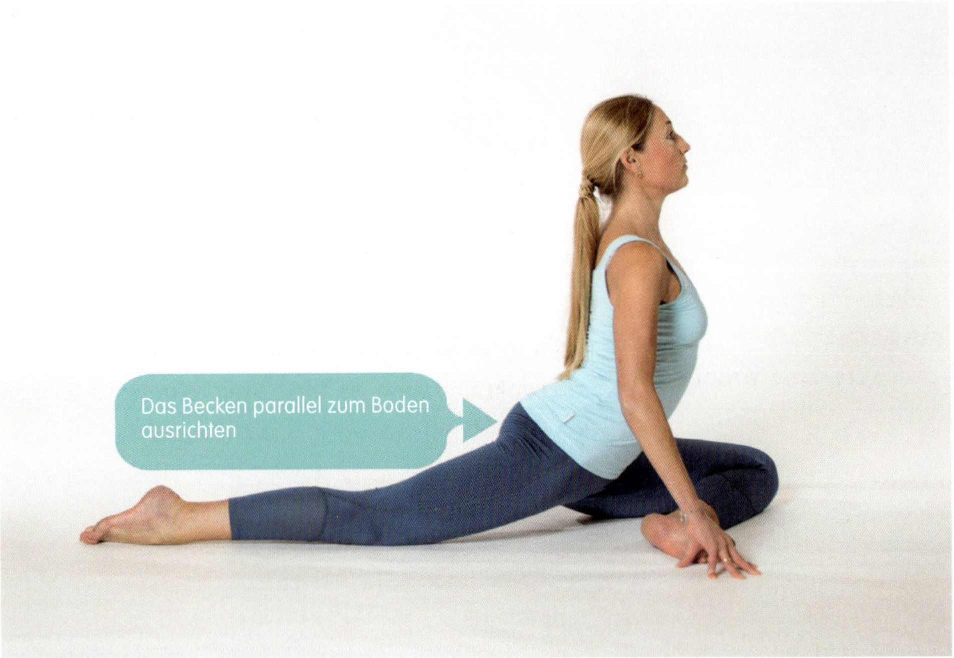

Aufgerichtete Haltung

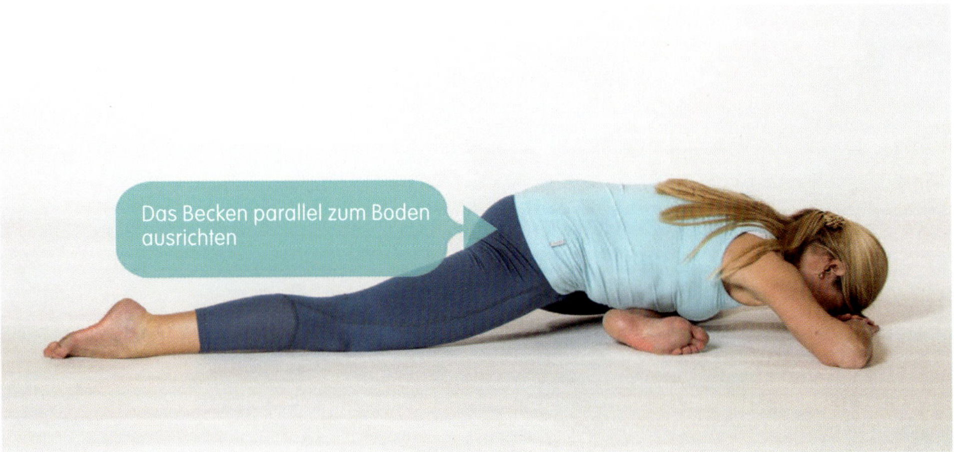

Mit abgelegtem Oberkörper (= Schlafende Taube)

Das Becken ist parallel ausgerichtet, das hintere Bein bleibt in einer langen Achse, die Leiste weitet sich und senkt sich sanft ab. Die Länge im unteren Rücken halten und optional nach vorne ablegen.

Achtung: Es darf nicht mit Schmerzen in Knie oder Hüfte gedehnt werden!

Ziele / Wirkungen:

- Verbessert die Beweglichkeit der Hüftgelenke
- Intensive Dehnung der Oberschenkelvorderseite und Hüftbeuger bzw. der Adduktoren und Hüftaußenrotatoren
- Öffnung der Brustwirbelsäule (in aufgerichteter Haltung)

Modifikation:

- Das hintere Bein lang ausstrecken
- Das vordere Bein abwinkeln oder parallel zum vorderen Mattenrand ausrichten
- Einseitig auf eine Decke oder eine Erhöhung setzen

Modifikation empfohlen / Vorsicht geboten bei:

- Degenerativen Erkrankungen der Kniegelenke, vor allem Arthrose der Kniescheibe (Retropatellaarthrose, hinteres Bein) und Schädigung des Innenmeniskus (vorderes Bein)
- Schmerzhaften Bewegungseinschränkungen der Hüftgelenke
- Entzündungen und Schmerzen in der Leistengegend

Das Becken ist parallel ausgerichtet, das hintere Bein bleibt in einer langen Achse, die Leiste weitet sich und senkt sich sanft ab. Die Länge im unteren Rücken halten und optional nach vorne ablegen.
Achtung: Es darf nicht mit Schmerzen in Knie oder Hüfte gedehnt werden!

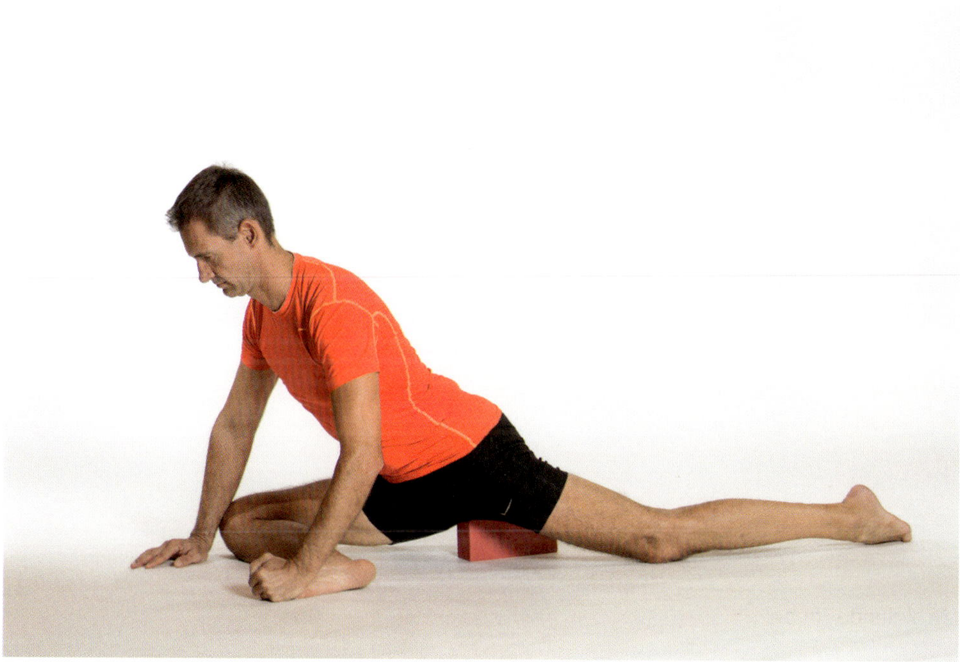

Es kann ein Block, ein kleiner Ball oder eine zusammengefaltete Decke unter die freie Seite geschoben werden.

Dhanurasana (Bogenhaltung)

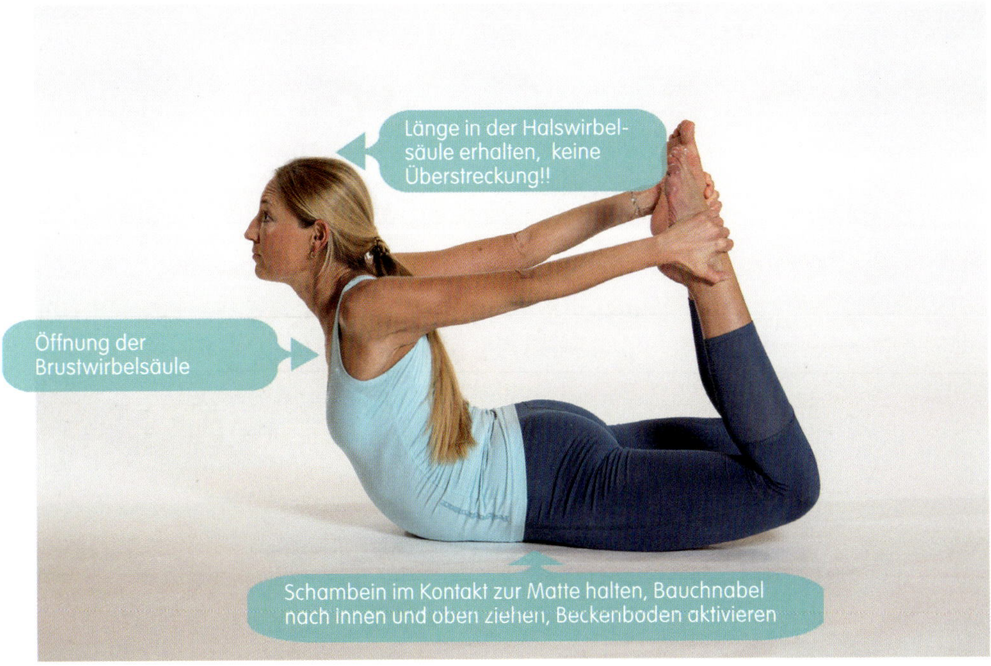
Länge in der Halswirbel-
säule erhalten, keine
Überstreckung!!
Öffnung der
Brustwirbelsäule
Schambein im Kontakt zur Matte halten, Bauchnabel
nach innen und oben ziehen, Beckenboden aktivieren

Die Füße werden von außen gefasst

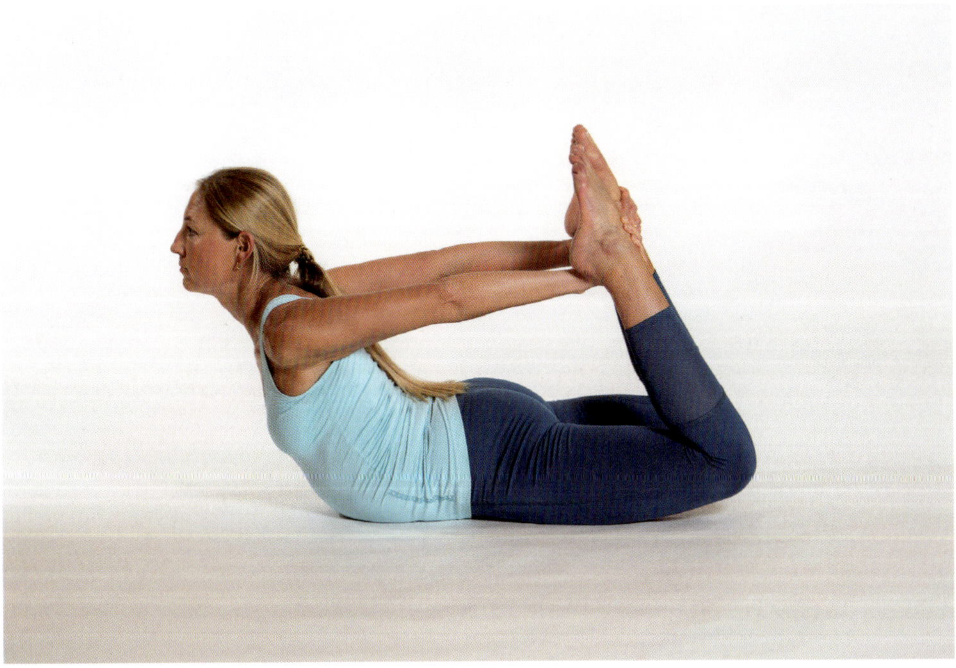

Die Füße werden von innen gefasst

Ziele / Wirkungen:

- Öffnung der Brustwirbelsäule, das Atemvolumen erhöht sich
- Dehnung der Körpervorderseite
- Löst Blockaden und Verspannungen im Rumpf
- Verbessert die Beweglichkeit der Hüftgelenke
- Verbesserung der Körperhaltung, Aufrichtung

Modifikation empfohlen / Vorsicht geboten bei:

- Schmerzhaften Bewegungseinschränkungen der Wirbelsäule, z.B. Arthrose der kleinen Wirbelgelenke an Hals- und Lendenwirbelsäule
- Schmerzhaften Bewegungseinschränkungen der Schultergelenke

Modifikation:

- Bei verkürzten Beinvorderseiten die Stirn auf dem Handrücken ablegen und die Beine abwinkeln, nach Möglichkeit die Schienbeine fassen
- Die Unterschenkel können mithilfe eines Handtuchs gegriffen werden.

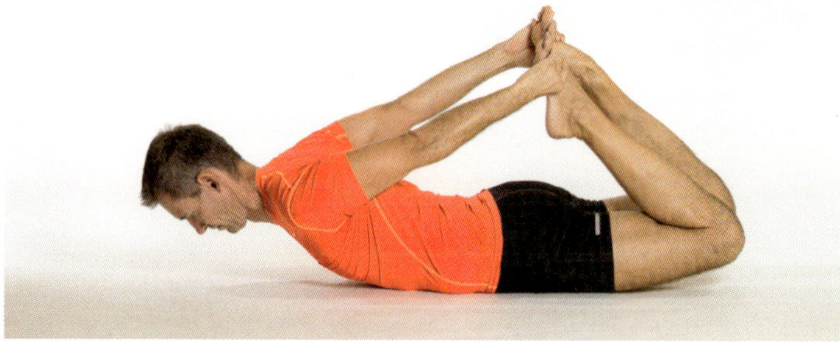

Geringe Aufrichtung in der Brustwirbelsäule.
Die Oberschenkelvorderseiten werden nur wenig vom Boden gelöst.

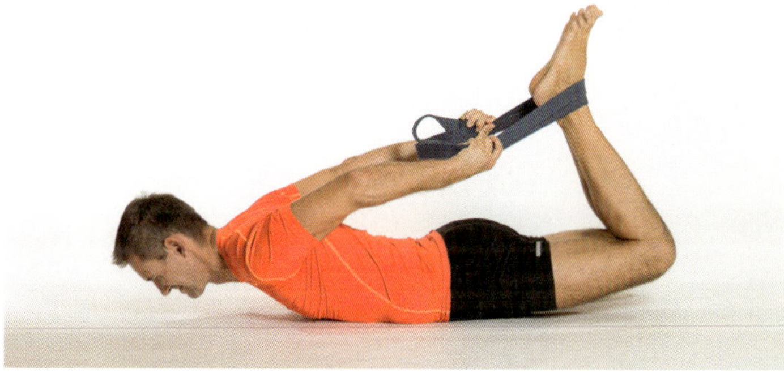

Zur Vereinfachung können die Unterschenkel mit einem Gurt umgriffen werden.

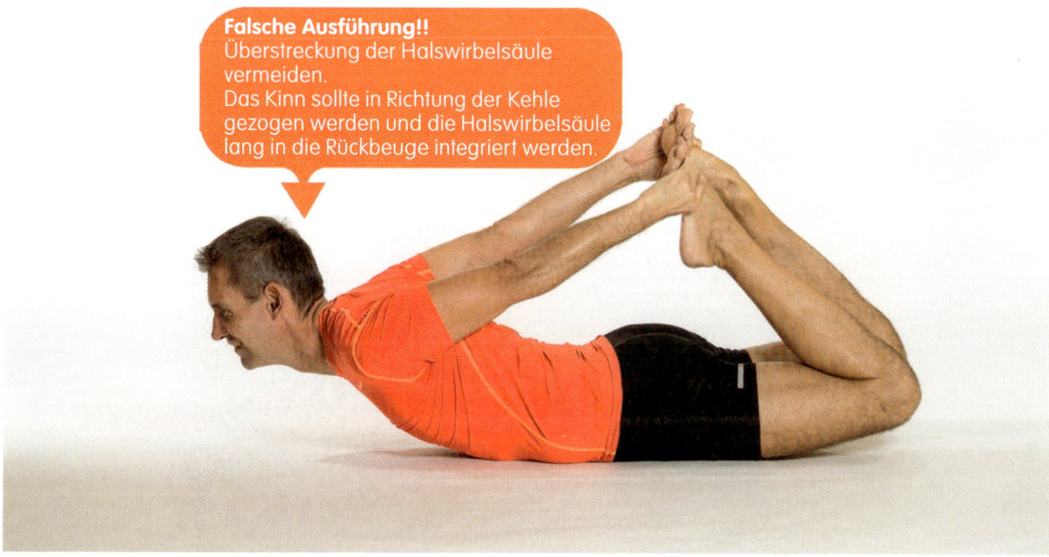
Falsche Ausführung!!
Überstreckung der Halswirbelsäule vermeiden.
Das Kinn sollte in Richtung der Kehle gezogen werden und die Halswirbelsäule lang in die Rückbeuge integriert werden.

Viparita Karani (Umgekehrte Haltung / Halbe Kerze)

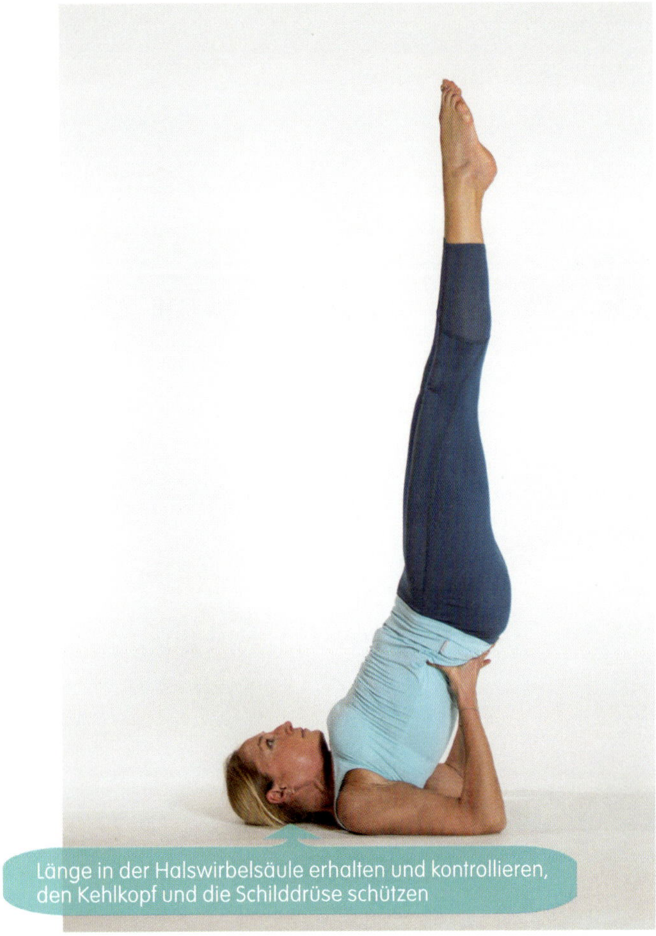
Länge in der Halswirbelsäule erhalten und kontrollieren, den Kehlkopf und die Schilddrüse schützen

Ziele / Wirkungen:

- Kräftigt die gesamte Rumpfmuskulatur
- Dehnt die Muskulatur des Nackens und des hinteren Schultergürtels
- Wirkt regenerativ, beruhigend und entspannend

Modifikation:

- Der untere Rücken kann auf einen Block (quer, längs oder hochkant aufgestellt), abgelegt werden
- Beine nur in „L"-Stellung (Salamba Prasarita Padasana) senkrecht zum Oberkörper abheben
- In „L"- Stellung die Beine an eine Wand anlehnen

Modifikation empfohlen / Vorsicht geboten bei:

- **Kontraindikation** bei Bandscheibenvorfall der Halswirbelsäule
- Erkrankungen des Herzens, wie z.B. Herzschwäche (Insuffizienz)
- Unbehandeltem Bluthochdruck

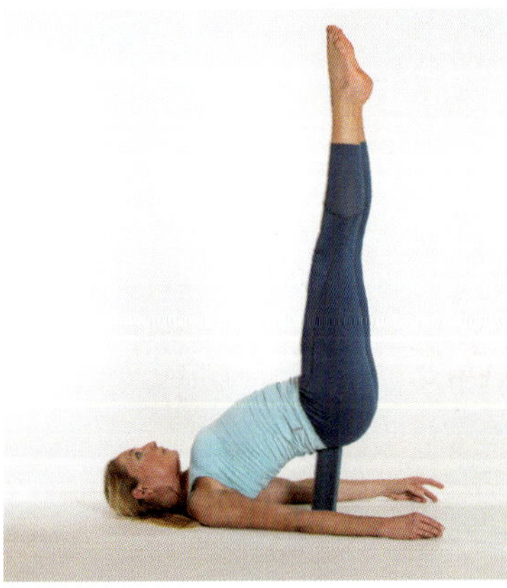

In dieser Variante ist die Auflagefläche sehr gering und das Becken deutlich erhöht durch den aufgestellten Block. Die Handflächen sind in dieser Ausführung zum Boden gerichtet.

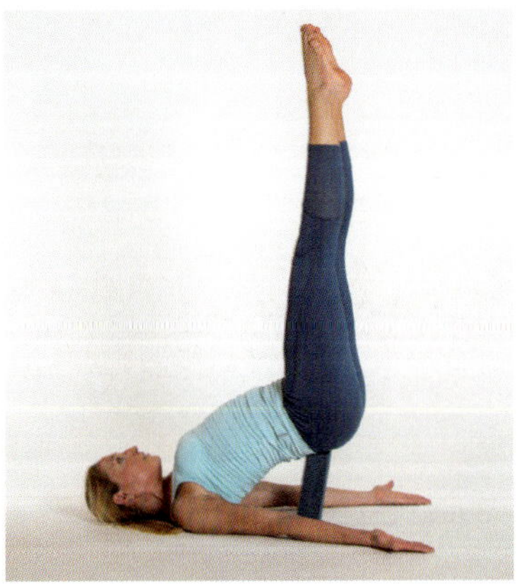

Die Handflächen können auch nach oben ausgerichtet werden.

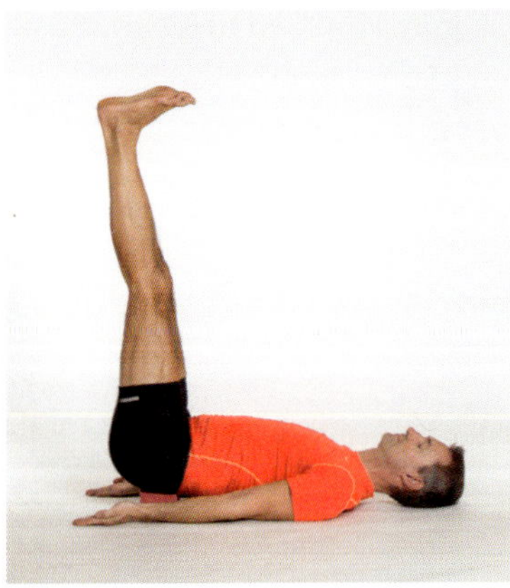

Der Block bietet hier eine stabile Auflagefläche und die Erhöhung ist nur geringfügig.

Salamba Prasarita Padasana („Das Große L", die Pumpe)

Ist eine Variante ohne Ausführung einer Umkehrhaltung gewünscht, eignet sich das große „L" (Salamba Prasarita Padasana). Hierbei wird der venöse Rückstrom gefördert und es stellt sich ebenfalls eine Entspannung ein. Diese Variante kann auch angelehnt an einer Wand mit einer längeren Haltedauer von 10 Minuten oder mehr ausgeführt werden.

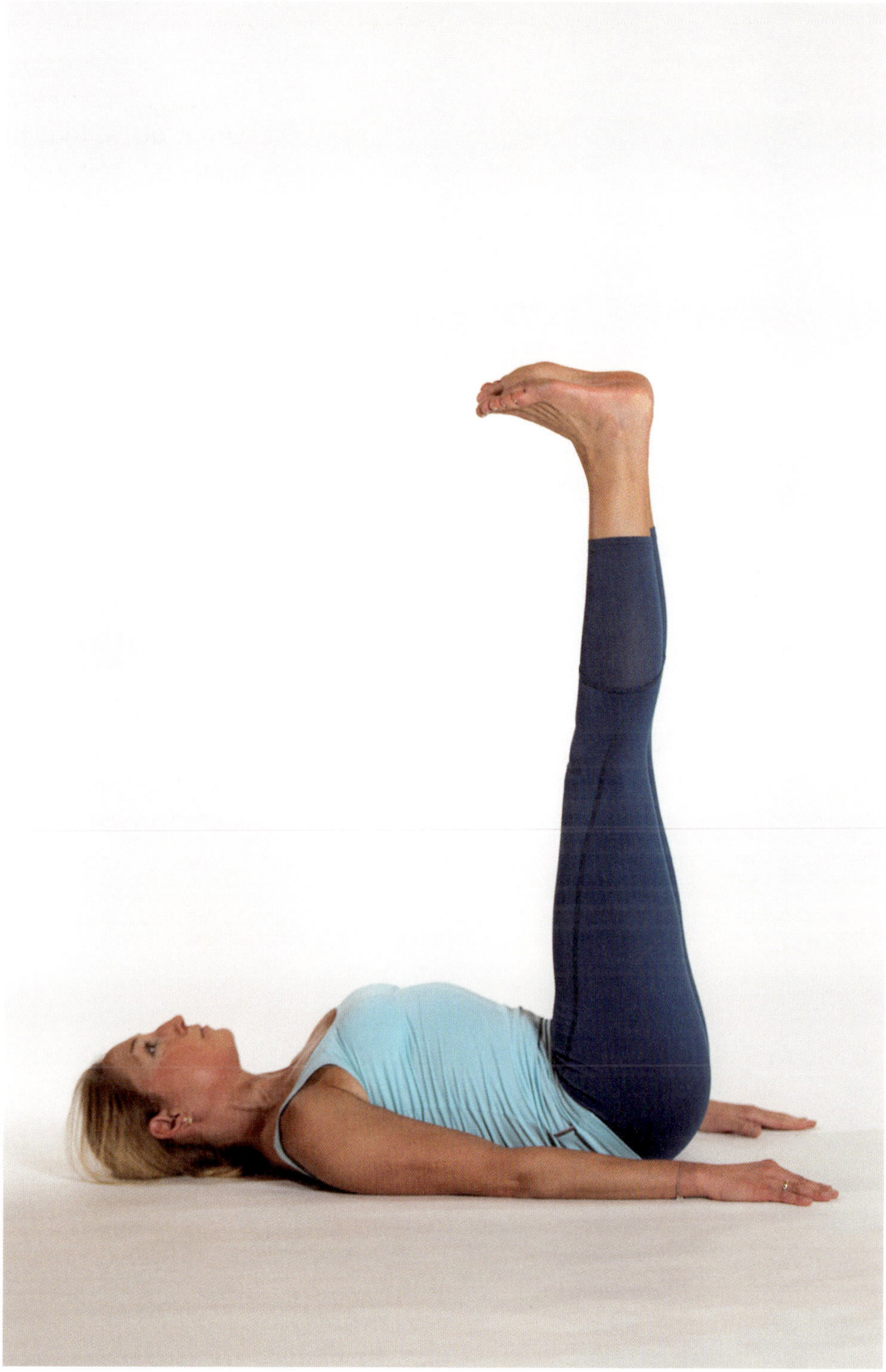

Zusätzlich kann die Venenpumpe durch ein Beugen und Strecken der Füße verstärkt werden.

Setu Bandhasana und Dvi Pada Pitham (Die Schulterbrücke)

Schulterbrücke mit verringerter Auflagefläche und verstärkter Hüftstreckung (Setu Bandhasana)

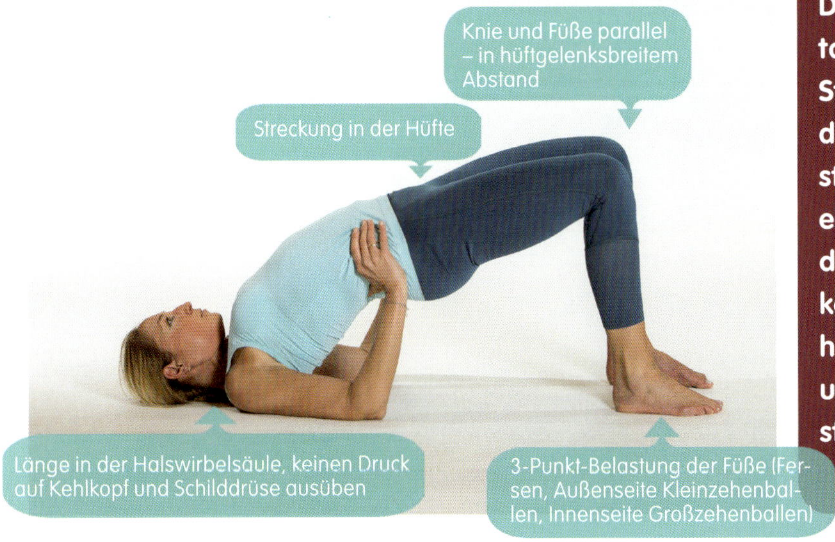
Knie und Füße parallel – in hüftgelenksbreitem Abstand
Streckung in der Hüfte
Länge in der Halswirbelsäule, keinen Druck auf Kehlkopf und Schilddrüse ausüben
3-Punkt-Belastung der Füße (Fersen, Außenseite Kleinzehenballen, Innenseite Großzehenballen)

Die Gesäßmuskulatur (hier M. glutaeus maximus) verhilft hier zur Streckung der Hüfte. Jedoch sollte der große Gesäßmuskel nicht so stark integriert werden, dass es zu einer Hüftaußenrotation kommt. Um den unteren Rücken stabilisieren zu können, sollten die Beine maximal hüftgelenksbreit geöffnet werden und idealerweise parallel zueinander stehen.

Einfache Variante der Schulterbrücke (Dvi Pada Pitham = Hocker auf zwei Beinen)

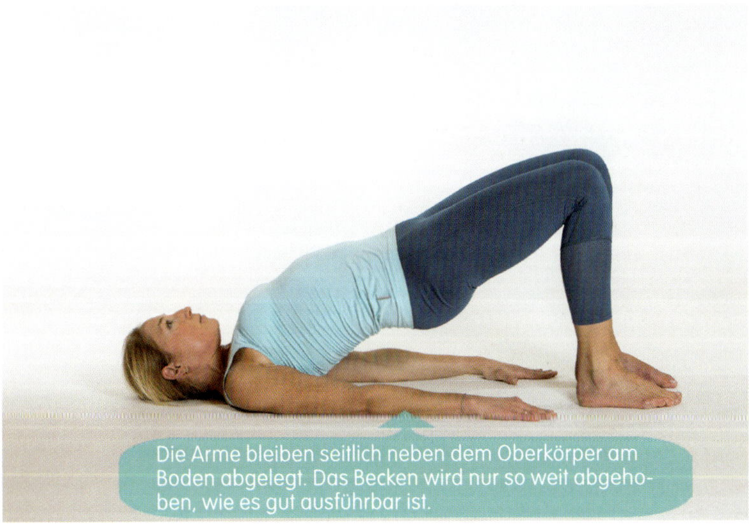
Die Arme bleiben seitlich neben dem Oberkörper am Boden abgelegt. Das Becken wird nur so weit abgehoben, wie es gut ausführbar ist.

Diese Haltungen können auch mit einem Block zwischen den Knien ausgeführt werden.

Der Druck auf den Block bietet eine Kontrolle über die Adduktion und gleichzeitig über die aktivierte Beckenbodenspannung.

Ziele / Wirkungen:

- Dehnung der Körpervorderseite
- Stärkung der Muskulatur der Körperrückseite
- Verbesserung der Beweglichkeit der Hüftgelenke
- Öffnung der Brustwirbelsäule
- Löst Verspannungen im Rücken und Brustraum

Modifikation empfohlen / Vorsicht geboten bei:

Bei Setu Bandhasana:

- **Kontraindikation** bei Bandscheibenvorfall der Halswirbelsäule
- Unbehandeltem Bluthochdruck

Bei Dvi Pada Pitham:
Für jeden geeignet, sofern die Übung achtsam und angepasst ausgeführt wird. Das Becken wird nur so weit nach oben gehoben wie möglich.

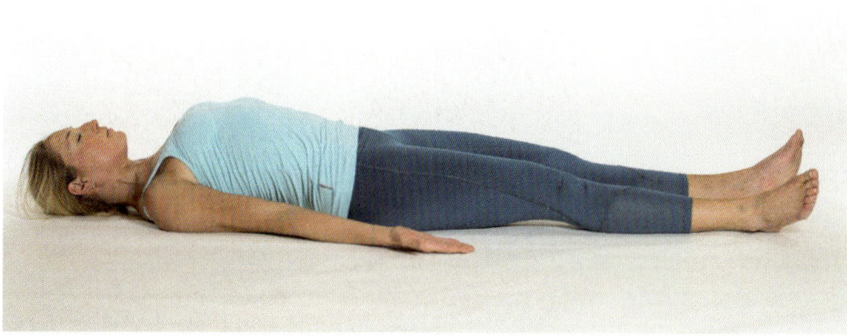

Die Handflächen werden zur Decke gerichtet, um mehr Öffnung im Schultergürtel zu erreichen. Die Füße dürfen entspannt nach außen fallen.

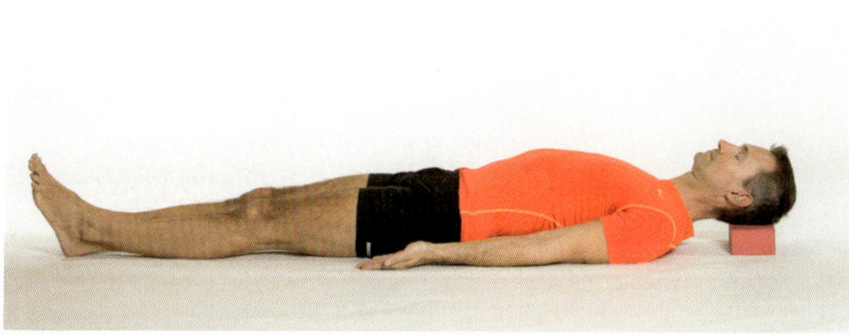

Der Hinterkopf kann leicht erhöht auf einen Block abgelegt werden.

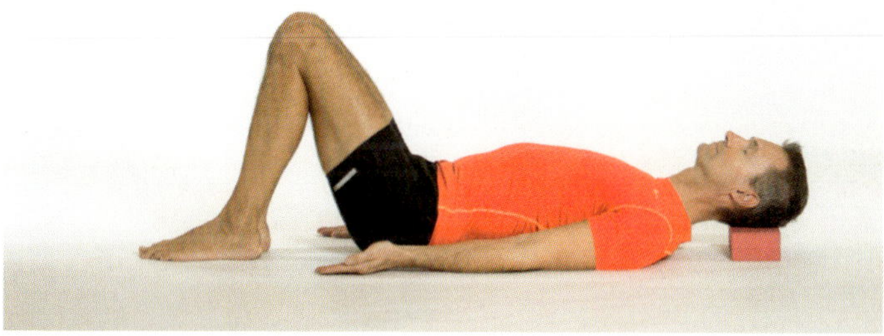

Zusätzlich können die Füße aufgestellt werden, was manchmal für den unteren Rücken angenehmer ist.

Ziele / Wirkungen:

- Entspannt Körper und Geist
- Ermöglicht die Erfahrung des Loslassens
- Wirkt ausgleichend und beruhigend auf das Nervensystem
- Hilft, sich schnell und nachhaltig zu regenerieren

Modifikation empfohlen bei:

- Ausgeprägten Verkrümmungen der Wirbelsäule (Skoliose, starke Kyphose der Brust- oder Hyperlordose der Lendenwirbelsäule)
- Arthrose der kleinen Wirbelgelenke an Hals- und Lendenwirbelsäule
- Starker Bewegungseinschränkung der Hüftgelenke (Beugekontraktur)

Alternativen:

- Seitenlage
- Rückenlage mit einem Block oder gerolltem Handtuch unter dem Hinterkopf
- Bauchlage
- Rückenlage mit aufgestellten oder angewinkelten Beinen

Modifikation:

- Bei Schmerzen im unteren Rücken können die Beine aufgestellt werden.
- Bei verspannten Schultern ist es angenehm, die Hände auf den Unterbauch zu legen.
- Bei starker Brustwirbelsäulenkyphose empfiehlt sich eine Unterlage unter dem Kopf, um die HWS nicht zu überstrecken.

TEIL II

Gesundheitliche Einschränkungen und limitierende Faktoren

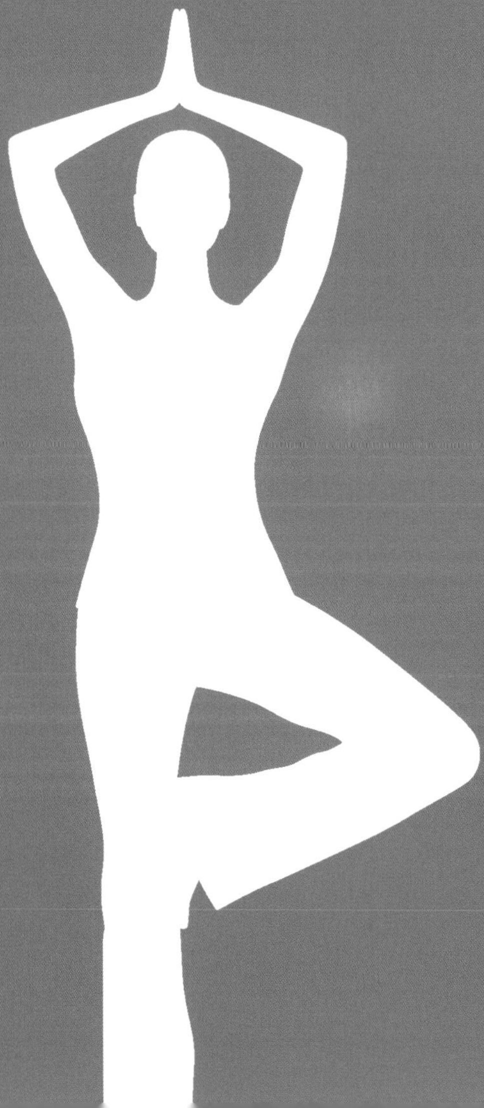

3

Nutzen des Yoga aus medizinischer Sicht

Die therapeutische Wirkung von Yoga ist in vielen Bereichen bestätigt.

Yoga ist allein durch die bewusste und fließende Atmung ein Heilmittel. Die Kombination aus Atmung und kontrollierten Bewegungsabläufen macht das Yoga zu einem Erfolgsprogramm zur Linderung sämtlicher Beschwerden. Unsere Alltagsbelastungen, das lange Sitzen, Bewegungsmangel und dazu häufige Fehlhaltungen führen zu typischen Schmerzen. Meist manifestieren sich Schmerzen im Bereich des Nackens und unteren Rückens, denn diese Bereiche des Körpers kompensieren viele Defizite.

Umgekehrt sind Verschleißerscheinungen in den Schulter- und Kniegelenken auch auf eine insuffiziente Muskulatur und Unbeweglichkeit in der Brustwirbelsäule und/oder den Hüftgelenken zurückzuführen.

Die Kombination aus gezielter Kräftigung und Dehnung, wie sie im Yoga zusammentrifft, ist die Lösung zur Verbesserung der Beweglichkeit und der Dehnfähigkeit sowie der Stärkung schwacher Muskelpartien.

Wichtig ist die kontrollierte und korrekte Ausführung der Yogaübungen (Asanas):

- Bei mangelnder Aufrichtung der Brustwirbelsäule hängt der Schultergürtel nach vorne. Wenn die Bewegungen der Arme mit großem Hebel ausgeführt werden, belastet dies die sehnigen und bandhaften Strukturen der Schulter.
- Eine mangelnde Aufrichtung verringert ebenfalls die Rotationsfähigkeit der Brustwirbelsäule, was sich durch Verspannungen im Hals- und Nackenbereich, im Schultergürtel sowie Schmerzen im unteren Rücken bemerkbar macht.
- Die Unbeweglichkeit der Hüftgelenke äußert sich in der Regel in einem Verlust der Streckfähigkeit und einer Einschränkung der Rotation. Vor allem Ersteres führt zu einer kompensatorischen Überlastung der kleinen Wirbelgelenke der Lendenwirbelsäule.
- Außerdem kann eine Bewegungseinschränkung der Hüftgelenke eine Fehl- bzw. Überlastung der Kniegelenke nach sich ziehen.

4

Yoga und Rückenschmerzen

Anatomie der Wirbelsäule

Das Zentrum des Rückens bildet die Wirbelsäule. Unsere Wirbelsäule besitzt eine Doppel-S-Form mit 29 Wirbeln und dem Steißbein. Sie ist keine „Säule" im eigentlichen Sinn, sondern vielmehr eine Kette von 24 mehr oder weniger beweglichen Wirbeln sowie dem verknöcherten Kreuz- und Steißbein.

Die Halswirbelsäule besteht aus 7 Wirbeln, die Brustwirbelsäule aus 12 Wirbeln, die Lendenwirbelsäule aus 5 Wirbeln, das Kreuzbein aus 5 Wirbeln und das Steißbein aus 1-3 rudimentären Wirbeln. Die beweglichen Segmente sind durch die Bandscheiben (außer 1. und 2. Halswirbel) sowie durch starke Bänder miteinander verbunden.

Normalerweise besitzt der Mensch eine Hals- und Lendenlordose sowie eine Brust- und Kreuzbeinkyphose (Lordose = Krümmung bauchwärts/ventral, Kyphose =Krümmung rückenwärts/dorsal).

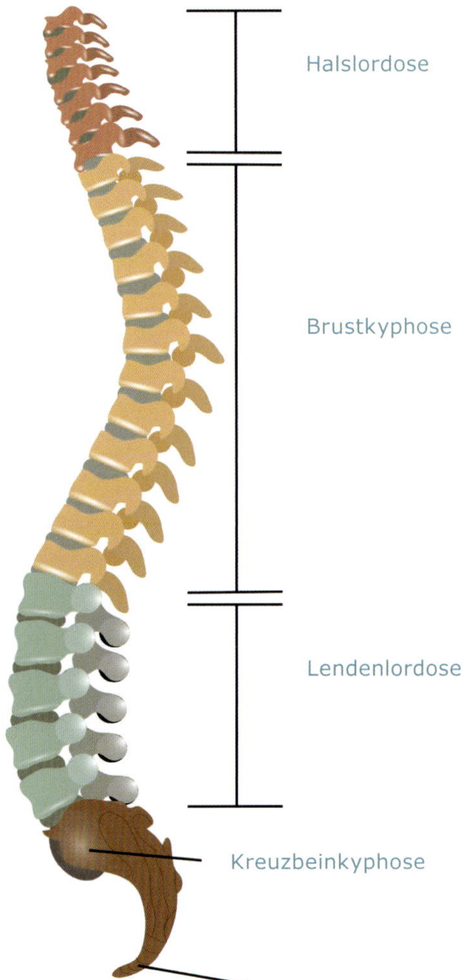

Schematische Darstellung der Wirbelsäule

Die knorpeligen Zwischenwirbelscheiben (Bandscheiben) befinden sich zwischen zwei Wirbelkörpern, wobei Form und Größe diesen angepasst sind.

Sie bestehen aus einem dem Gelenkknorpel ähnlichen Kern, welcher von einem Faserring umgeben ist.

Die Bandscheiben ermöglichen gemeinsam mit den auf der Rückseite (dorsal) gelegenen kleinen Wirbelgelenken die Beweglichkeit der Wirbelsäule und dämpfen Stöße.

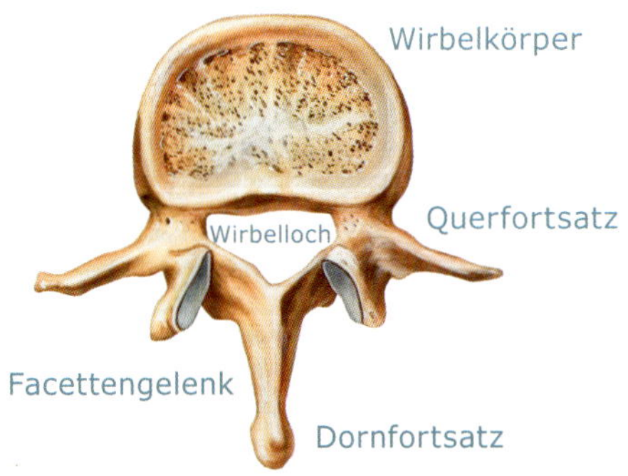

Schematische Darstellung eines Lendenwirbels

Bewegungsmöglichkeiten und Beweglichkeit der Wirbelsäule

Die menschliche Wirbelsäule ermöglicht die Bewegung des Rumpfes in 3 Bewegungsebenen:

- Vorwärtsneigung (Flexion, Inklination) – Rückwärtsneigung (Extension, Reklination)
- Seitwärtsneigung (Lateralflexion), rechts - links
- Drehbewegung (Rotation), rechts – links, und Kombinationen daraus.

Bewegungsumfang der einzelnen Wirbelsäulenabschnitte

Die Beweglichkeit der Wirbelsäule ist in der Halswirbelsäule am größten:
Rotation: bis 80°, Lateralflexion bis 40°, Flexion bis 70° und Extension bis 50°
In der Brustwirbelsäule ist die Lateralflexion eher gering, dafür die Rotation am größten. Die Rippen sind mit dem Brustbein verbunden:
Rotation > 55°, Lateralflexion > 20°, Extension und Flexion > 45 –25°
Die Lendenwirbelsäule ist nicht für Rotationen vorgesehen, aber gut beweglich in der Flexion und Extension: Rotation > 5°, Lateralflexion > 20°, Flexion und Extension > 60-35°
Kreuzbein und Steißbein sind in sich unbeweglich. Die 5 Kreuzbeinwirbel verschmelzen bis zum 20. Lebensjahr zum Kreuzbein (Os sacrum), die 1-3 Steißbeinwirbel zum Os coccygis.

Funktion der Wirbelsäule

Die Wirbelsäule erfüllt eine Vielzahl von Aufgaben und ist durch ihre zentrale Lage ein sehr wichtiger Baustein im Funktionskreis:

- Stützfunktion
- Stoßdämpfung / Federungsfunktion
- Schutzfunktion
- Bewegungssteuerung

Die Herausforderung der Wirbelsäule liegt darin, Stabilität bei gleichzeitiger Mobilität zu gewährleisten.

Krankheitsbilder / Symptome an der Wirbelsäule

Fehlhaltungen und Fehlstellungen

Die konstitutionellen Haltungstypen (Normaler Rücken, Hohlrundrücken, Rundrücken, Flachrücken) gehen auf eine Einteilung nach Staffel von 1889 zurück.

Im Unterschied zu damals werden diese Rückenformen heutzutage als physiologische Varianten angesehen, welche im Prinzip keinen Krankheitswert haben. Es handelt sich vielmehr um Haltungstypen. Auch die Bezeichnung „Fehlhaltung“ ist irreführend, da es sich hierbei um eine muskuläre Schwäche bzw. Dysbalance handelt.

Eine Fehlhaltung der Wirbelsäule wird durch eine muskuläre Schwäche verursacht.

Sie ist per Definition stets korrigierbar und daher nicht krankhaft.

Insbesondere im Jugendalter sind Fehlhaltungen häufig. Diese bilden sich nach Abschluss des Längenwachstums durch eine Kräftigung der Muskulatur in der Regel wieder zurück.

Wenn eine Fehlhaltung fixiert ist, das heißt nicht mehr korrigierbar ist, spricht man von einer Fehlstellung.

Fehlstellungen der Wirbelsäule können angeboren, im Wachstumsprozess entstanden oder erworben sein – beispielsweise durch einseitige Belastung.

Auch eine eingeschränkte Beweglichkeit angrenzender Gelenke (z.B. fortgeschrittene Arthrose der Hüftgelenke) kann zu einer Fehlstellung der Wirbelsäule führen.

Haltungsschwäche	➔ Ist aktiv ausgleichbar
Fehlhaltung	➔ Ist passiv ausgleichbar
Fehlstellung	➔ Ist weder aktiv noch passiv ausgleichbar

Beispiele für Fehlstellungen sind die seitliche Verkrümmung der Wirbelsäule (Skoliose) oder eine Krümmung nach vorn (Kyphose - „Buckel“), welche fixiert sind und nicht aktiv korrigiert werden können. Häufig werden solche Fehlstellungen unbewusst durch „Ausgleichshaltungen“ kompensiert – die Folge sind Verspannungen der Rückenmuskulatur und der Bänder der Wirbelsäule und somit teilweise erhebliche Schmerzen und Bewegungseinschränkungen.

Rundrücken: Tritt häufig im normalen Alterungsprozess auf, bedingt durch Degeneration der Bandscheiben, aber auch bei osteoporotischen Wirbelkörperbrüchen, eventuell verstärkt durch Bewegungsmangel. Beim Jugendlichen ist er möglich durch Morbus Scheuermann, eine Entwicklungsstörung in der Wachstumsphase mit Einbrüchen der Wirbelkörper-Deckplatten. Im Fall von Morbus Scheuermann sollen keine Rollbewegungen gemacht werden. Das Gleiche gilt für Morbus Bechterew, eine rheumatisch-entzündliche Erkrankung, die zu einer einsteifenden Verknöcherung der Wirbelsäule führen kann. Dabei ist in beiden Fällen die Verbesserung der Beweglichkeit sehr wichtig.

Ansonsten ist bei einem Rundrücken die Schulterblattarbeit nach hinten und unten ziehend besonders wichtig.

Hohlrunder Rücken: Es liegt ein Rundrücken mit verstärkter Lendenlordose vor, die eventuell zu einer Überlastung der Wirbelgelenke im Lendenwirbelsäulenbereich führen kann. Meistens ist die verstärkte Beckenkippung auf eine schwache Bauchmuskulatur zurückzuführen oder aber kompensatorisch zum Ausgleich und zur Balancierung eines ausgeprägten Rundrückens. Bei Übungsformen in der neutralen Rückenposition muss der Hohlrücken etwas Ausgleichsarbeit zur Matte hin leisten. Nabel zur Wirbelsäule und Schambein- bzw. Rippenposition müssen verstärkt beachtet werden. Der Hinweis „das Steißbein nach unten lang ziehen" ist wichtig.

Flachrücken: Ist meistens erblich bedingt. Die Kräftigung in neutraler Position ist besonders wichtig, ansonsten keine weiteren Maßnahmen.

Skoliose: Seitliche Verkrümmung mit Verdrehung. Dabei unterscheidet man strukturelle Skoliosen (nicht veränderbar) und funktionelle Skoliosen (ausgleichbar). Rollbewegungen sollten wegen der Asymmetrie besser mit Unterstützung gemacht werden.

Differenzierung der Krankheitsbilder / Symptome an der Wirbelsäule

(A) betrifft die Bandscheiben; (B) betrifft die Gelenke; (A/B) betrifft beides.

Krankheitsbild	Definition und Klassifikation	
Protrusion	Vorwölbung der Bandscheibe in den Spinalkanal	A
Prolaps	Vorfall von Bandscheibengewebe in den Spinalkanal	A
Ischialgie	Vom Gesäß bis ins Bein (Fuß) ziehende Schmerzen, elektrisch, kribbelnd	A
akute Lumbalgie	„Hexenschuss", im LWS-Bereich ohne Ausstrahlung ins Bein	B
Spondylolisthese	Wirbelgleiten durch angeborene oder erworbene Unterbrechungen des Wirbelbogens (Gleitwirbel) oder degenerativ bedingt	A/B
Spondylarthrose (Facettengelenksarthrose)	Gelenkverschleiß, degenerative Veränderungen oder Reizzustände an den kleinen Wirbelgelenken	B
Skoliose	Wachstumsdeformität der Wirbelsäule mit fixierter Seitausbiegung. Brustkorbverdrehung mit Bildung eines Rippenbuckels	B
Morbus Scheuermann	Wachstumsstörung an den Deck- und Grundplatten der Wirbelkörper mit Keilwirbelbildung, Kyphosenbildung während des Wachstums	A
Morbus Bechterew	Entzündlich-rheumatische Erkrankung am Kapsel-Band-Apparat der Wirbelsäule und des Iliosakralgelenkes (ISG), Kyphosenbildung mit Fixation	A/B
Osteochondrose	Degeneration der Bandscheiben und angrenzenden knöchernen Deck- und Grundplatten mit deutlicher Verschmälerung bis zur Spontanfusion	A
Osteoporose	Knochenerkrankung mit Verminderung der Knochendichte und daraus resultierendem erhöhtem Frakturrisiko	

Mehrheitlich liegt die Problematik bei den genannten Krankheitsbildern (A) bei Bewegungsformen, die den Rücken extrem runden. Bei akuten Schmerzen sollten diese Übungen weglassen werden.

Außerdem müssen Bewegungen vermieden oder eingeschränkt werden, die gleichzeitig eine Rotation und Flexion beinhalten. Teilweise können die Haltungen in Teilbereichen ausgeführt werden.

Bei den Krankheitsbildern der Gruppe (B) sollte eine Hyperlordosierung (zu starke Krümmung der Wirbelsäule) vermieden werden, d. h. keine starken Rückbeugen.

Ausführende, die keine akuten Probleme mehr haben, sollten sich dazu motivieren, ihre Schonhaltung aufzugeben, und auch wieder Beugeübungen machen. Gewebe und die Muskulatur waren lange stillgelegt und brauchen kontrollierte und angepasste Bewegung.

Bis auf die beiden letztgenannten Krankheitsbilder ist das Arbeiten in der neutralen Beckenposition vorteilhaft.

Bei Wirbelgleiten sollte ganz besonders auf eine gute Stabilisierung durch Aktivierung der tiefliegenden Muskulatur geachtet werden.

Differenzierung der Ursachen

Rückenschmerzen sind die häufigste Ursache für eingeschränkte Beweglichkeit und Aktivität bei unter 45-jährigen US-Amerikanern und die häufigste Ursache für Arbeitsunfähigkeitstage in Deutschland. An einem beliebigen Zeitpunkt in den letzten 3 Monaten litten etwa 25% aller erwachsenen US-Amerikaner an Rückenschmerzen mit einer Dauer von mindestens einem Tag. Bei 80-90% der Betroffenen klingen die Beschwerden innerhalb von 4-8 Wochen ab, bei 10-20% treten sie jedoch episodenartig auf oder entwickeln sich zu chronischen Schmerzen.

Die Therapiemöglichkeiten chronischer Rückenschmerzen sind vielfältig und schließen komplementäre und alternative Heilmethoden mit ein. Allerdings gibt es nur für wenige einen durch wissenschaftliche Studien belegten Wirkungsnachweis, wie z.B. für die „behavioral therapy and education", im Deutschen am besten als Rückenschule bezeichnet. Auch für Yoga in der Therapie von Rückenschmerzen gibt es einige neuere Studien, in denen Yoga in der Regel mit einer anderen Therapieform, wie z.B. Stretching, krankengymnastischen Übungen oder Durchführen von Übungen aus einem Selbsthilfebuch, verglichen wird.

In einer Studie von Tekur et al., veröffentlicht 2008 und 2010, hatten 40 mit einem Yoga-Programm behandelte Patienten eine signifikant bessere Beweglichkeit und größere Schmerzverbesserung als 40 Patienten, die ein unspezifisches KG-Programm durchführten. Sherman et al. berichten 2011 von einem Vergleich Yoga - Stretching - Übungsbuch mit 228 Rückenschmerzpatienten. Yoga und klassische Stretching-Übungen waren dabei gleichermaßen den selbständig durchgeführten Übungen aus dem Buch überlegen und führten zu einer deutlichen Verbesserung der Beweglichkeit und Reduzierung der Beschwerden.

Die Autoren leiten daraus ab, dass die positive Wirkung des Yoga durch die physische Übungsausführung (Kräftigung, Koordination, Dehnung) und nicht durch die psychischen Aspekte (Meditation) bedingt ist. Dementsprechend gibt es auch keine relevanten Studien, die einen deutlichen, über einen statistischen Trend hinausgehenden Effekt des Yoga auf „Mental Health", also geistige Gesundheit, z.B. bei Depressionen, belegen.

Wie bei allen anderen Trainingsformen gilt auch beim Yoga und Stretching, dass die korrekte Übungsausführung (kein Schummeln) und schlichtweg die Anzahl der absolvierten Stunden entscheidend für die Wirkung sind.

In einer ausführlichen Übersichtsarbeit von 2016 weisen Chang et al. darauf hin, dass Yoga einen weiteren wesentlichen Vorteil gegenüber KG-Übungen oder dem klassischen Stretching hat und langfristig diesen klarer überlegen sein könnte: Es ist dies der große Wiedererkennungswert durch die einheitliche Benennung der einzelnen Asana-Positionen. Ein korrektes Erlernen, Abspeichern und Abrufen der Übungen sowie eine häufigere und regelmäßigere Durchführung sind damit wahrscheinlicher als bei anderen Übungen, die nicht standardisiert sind.

Umsetzung in der Yogapraxis

Beim Yoga geht es nicht darum, etwas mit aller Kraft und Anstrengung zu schaffen oder zu gewinnen. Bei den Asanas trifft ganz besonders zu: „Der Weg ist das Ziel." Dabei gilt das oberste Gebot des Yoga: „ahimsa", das bedeutet „nicht verletzen". Ein großer Ehrgeiz ist fehl am Platz. Regelmäßiges, bedächtiges und achtsames Üben ist dagegen gefragt.

Ein wichtiger Indikator für eine angemessene Praxis ist ein gleichmäßiger Atemfluss, wobei die Atemtechnik je nach Übung variiert werden kann.

Bei bestehenden Beschwerden an Wirbelsäule und Bewegungsapparat ist es wichtig, den eigenen Körper genau zu beobachten: Gibt es eine Bewegungsrichtung oder Position, die immer oder häufig schmerzhaft ist, oder treten nach dem Yoga oder anderer körperlicher Belastung regelmäßig Schmerzen auf? Während im ersten Fall diese Bewegung oder Haltung konsequent vermieden und durch die entgegengesetzt gerichtete, in der Regel schmerzfrei durchzuführende Übung ersetzt werden sollte, ist im zweiten Fall eher ein Besuch beim Orthopäden zur weiteren Abklärung zu empfehlen.

Im Bereich der Lenden- und auch der Halswirbelsäule gibt es, vereinfacht ausgedrückt, die folgenden wesentlichen Bewegungsrichtungen: Beugung, Streckung und Rotation. Schmerzen bei der Beugung sprechen dabei für eine Beschwerdeursache im vorderen Anteil eines Bewegungssegmentes, also im Bereich der Bandscheibe, wie sie beim klassischen Bandscheibenvorfall, aber auch bei deutlicher Abnutzung der Bandscheibe und degenerativentzündlichen Veränderungen um die Bandscheibe herum auftreten können. In diesem Fall sollten alle Übungen vermieden werden, die im Sitzen und mit Vornüberbeugen des Oberkörpers einhergehen, wie z.B. die klassische Vorbeuge aus dem Stand (Uttanasana) oder sitzend (Paschimottanasana) sowie die Stellung des Kindes (Balasana).

In der Literatur finden sich beruhigenderweise nur zwei Fallbeschreibungen von Bandscheibenvorfällen, die während des Yoga aufgetreten sind.

Anhand einer Studie wurde die Belastung auf die Bandscheiben der Lendenwirbelsäule bei diversen Tätigkeiten und in verschiedenen Haltungen erfasst.

Gemessen wurde der Druck in der Bandscheibe zwischen Lendenwirbelkörper 4 und Lendenwirbelkörper 5 bei alltäglichen Körperhaltungen sowie dem Heben von Gewichten, bezogen auf den im aufrechten Stehen gemessenen Druck (100%).

Das prozentuale Ergebnis im Vergleich zum aufrechten Stand (=100%) zeigte:

20%	Belastung in Rückenlage
30%	Belastung in Seitlage
220%	Belastung im vornübergebeugten Stand
90%	Belastung in aufrechter Sitzhaltung
160%	Belastung in vornübergebeugter Sitzhaltung
60%	Belastung in nach hinten angelehnter Sitzhaltung
460%	bei Anheben eines Gewichtes von 20 kg im nach vorne gebeugten Stand
340%	bei rückengerechtem Anheben eines Gewichtes von 20 kg mit aufgerichteter Wirbelsäule und gleichzeitiger Beugung der Beine
225%	beim aufrechten Tragen eines Gewichtes von 20 kg

Es ist deutlich zu ersehen, dass die geringste Belastung der lumbalen Bandscheiben im Liegen auf dem Rücken, auf der Seite und in entspannt zurückgelehnter Sitzhaltung auftritt. Die größten Belastungen treten erwartungsgemäß in vornübergebeugter stehender Haltung mit Gewicht auf, gefolgt vom rückengerechten Heben eines Gewichtes und dem aufrechten Tragen desselben Gewichtes. Ohne Gewicht weist das vornübergebeugte Stehen die höchste Belastung der Bandscheiben auf.

Gehen diese Beschwerden mit einer Schmerzausstrahlung in ein oder beide Beine einher oder sind die Rückenschmerzen langanhaltend und intensiv, so sollten unbedingt ein Orthopäde aufgesucht und die Übungen reduziert oder eingestellt werden.

Schmerzen bei der (Über-)Streckung und der Rotation der Wirbelsäule sind in der Regel ein klarer Hinweis auf einen Schmerzauslöser im hinteren Anteil des Bewegungssegmentes, also im Bereich der kleinen Wirbel- oder Facettengelenke. Wie alle anderen Gelenke des menschlichen Körpers sind auch diese der Abnutzung unterworfen und können einen typischen Arthroseschmerz verursachen. Dieser macht sich zum Beispiel bemerkbar beim nächtlichen Umdrehen, morgendlichen Aufstehen oder nach längerem Sitzen, bei längerem Stehen, beim Aufrichten aus vornübergebeugter Haltung oder in Bauchlage, wohingegen Bewegung fast immer ohne wesentliche Beschwerden durchgeführt werden kann. Diese Arthrose der Facettengelenke ist ab einem Alter von 35 Jahren die häufigste Ursache für Rückenschmerzen, kann aber bereits auch 20-Jährige treffen. Es sind dies die klassischen Rückenschmerzen, die in Unkenntnis der Ursache leider oft als „unspezifischer Rückenschmerz" bezeichnet werden.

Diese Beschwerden können zwar durchaus intensiv sein, sind aber nicht besorgniserregend und den positiven Effekten eines regelmäßigen Trainings gut zugänglich. Eine fortgesetzte Schmerzauslösung sollte aber auch hier verhindert werden, nicht weil es gefährlich wäre, sondern weil durch die fortgesetzte Reizung und Überlastung der Gelenke keine Besserung eintreten kann. Konkret sollte also auf Übungen und Haltungen verzichtet werden, die mit einer Überstreckung der Wirbelsäule einhergehen, wie z.B. Kobra (Bhujangasana), Sattel bzw. liegender Heldensitz (Supta Virasana) und Bogenhaltung (Dhanurasana).

Um die Wirbelgelenke zu entlasten, ist es wichtig, insbesondere die tiefliegende Bauchmuskulatur zu kräftigen. Hierfür sind vor allem Pilates-Übungen, wie z.B. Knee Circles, Criss Cross, Cork Screw und Hundreds, geeignet.

Ebenso ist die Dehnung der Muskulatur an der Oberschenkelvorderseite (Hüftbeuger) zu berücksichtigen, was optimalerweise mit der einfachen Variante der Schulterbrücke (Dvi Pada Pitham) gelingt.

Problematische Übungen bei Krankheitsbildern der Klassifizierung A (=Bandscheibenbeschwerden)

Hierzu zählen die Asanas mit teils starker Beugung der Hals- und/oder Lendenwirbelsäule:

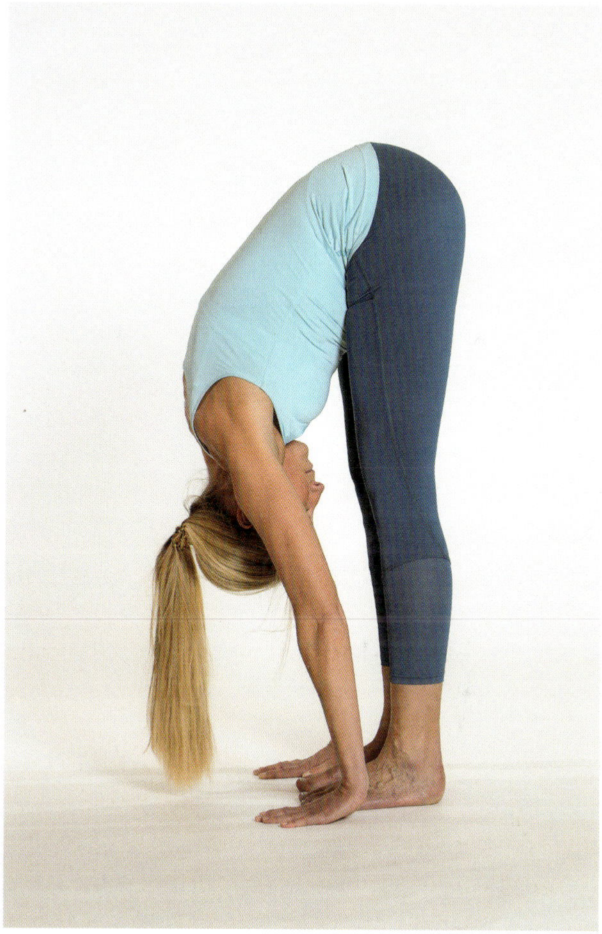

Klassische Vorbeuge aus dem Stand (Uttanasana)

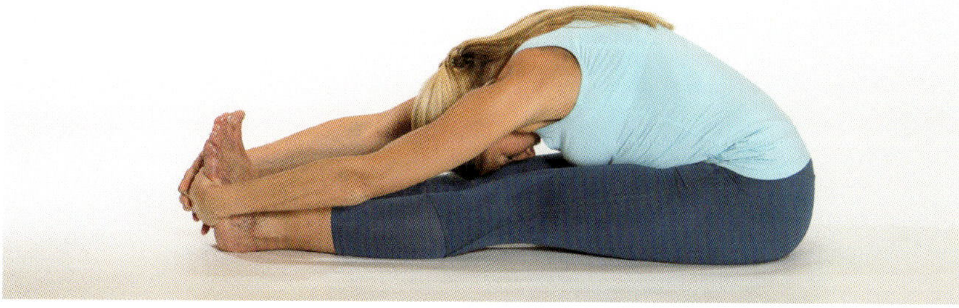

Vorbeuge sitzend (Paschimottanasana)

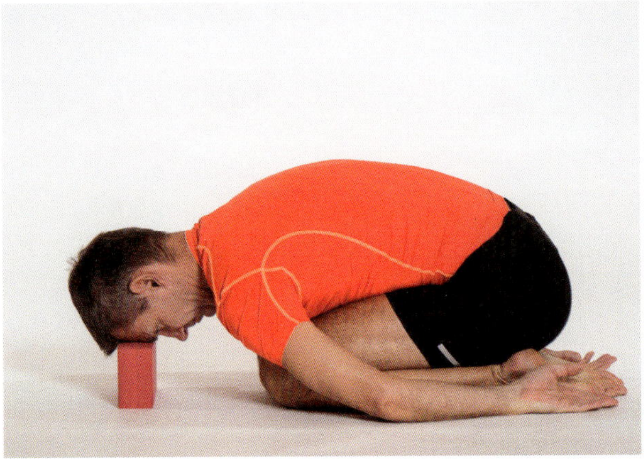

Stellung des Kindes (Balasana)

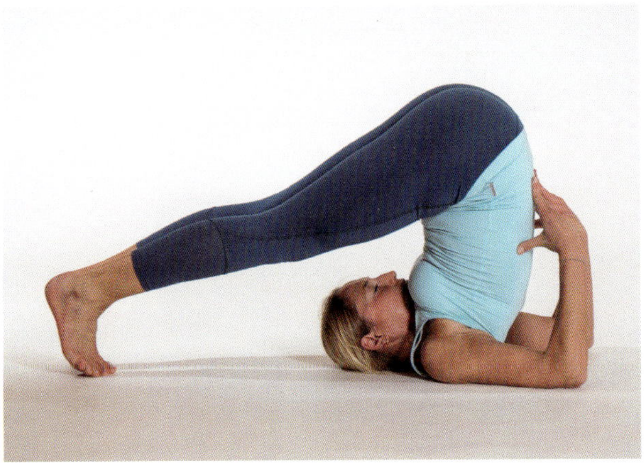

Pflug (Halasana)

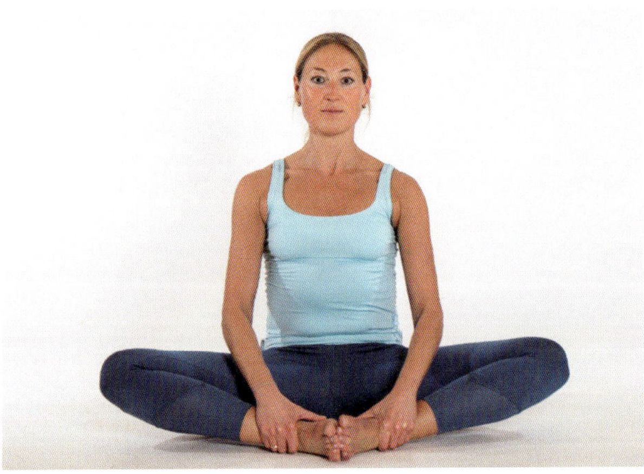

Gebundene Winkelhaltung (Baddha Konasana)

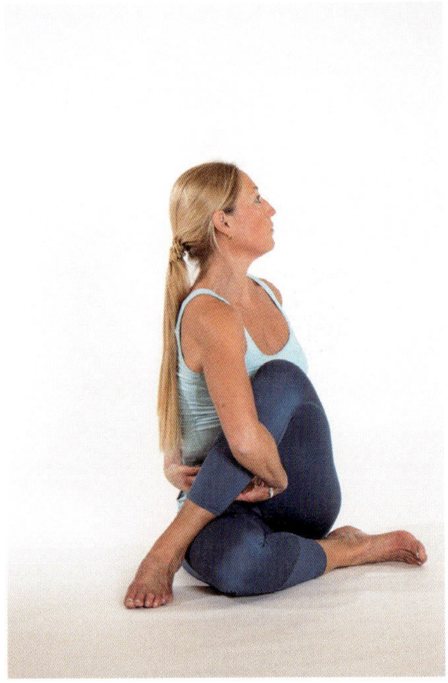

Drehsitz (Ardha Matsyendrasana)

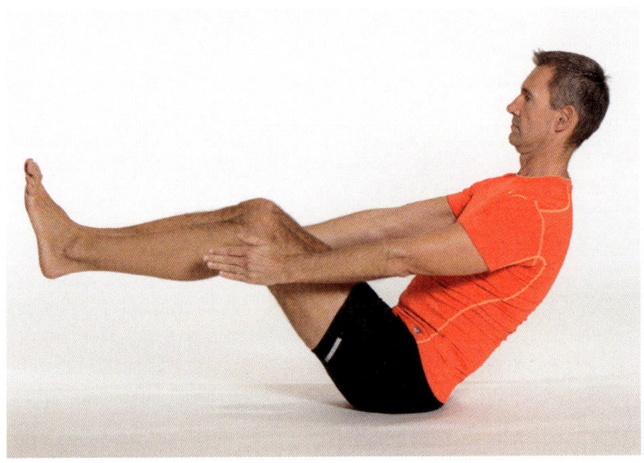

Boot (Navasana)

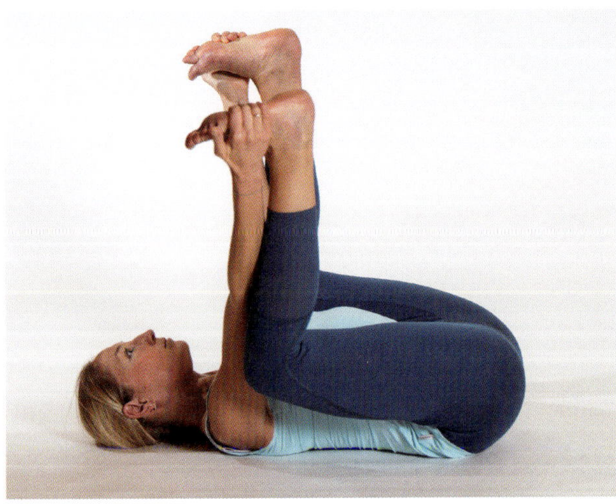

„Happy Baby" Pose

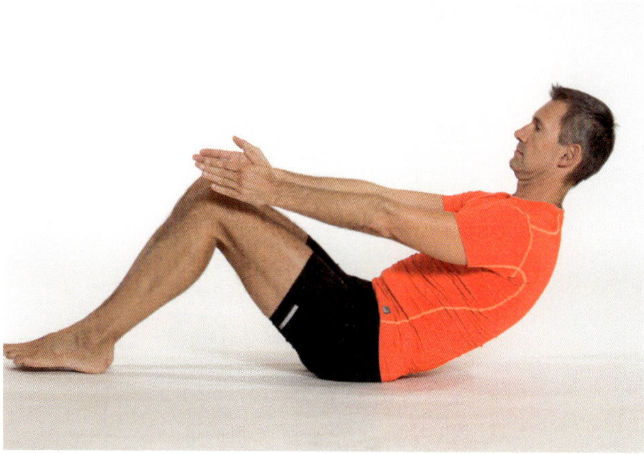

Yoga „Sit-Up"

Bei gleichzeitig verkürzten Beinrückseiten:

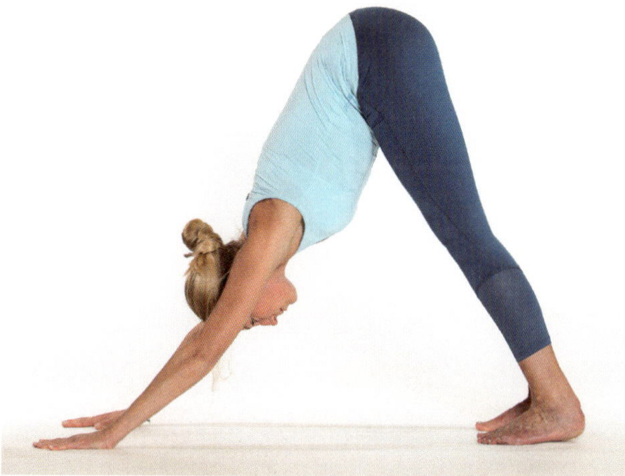

Herabschauender Hund (Adho Mukha Svanasana)

Alternativen und modifizierte Übungen, um die Beugung in der Lendenwirbelsäule zu reduzieren

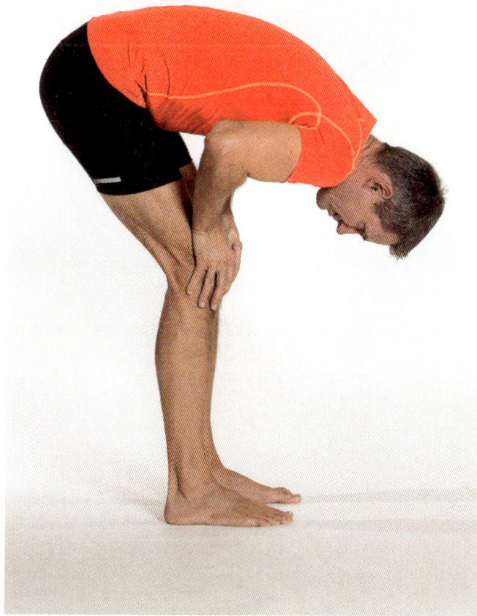

Abgestützte Vorbeuge (Uttanasana)

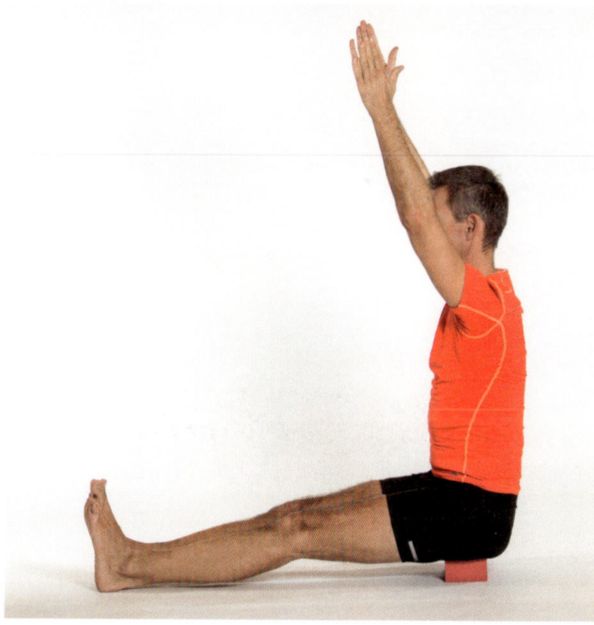

Sitzend auf einer Erhöhung

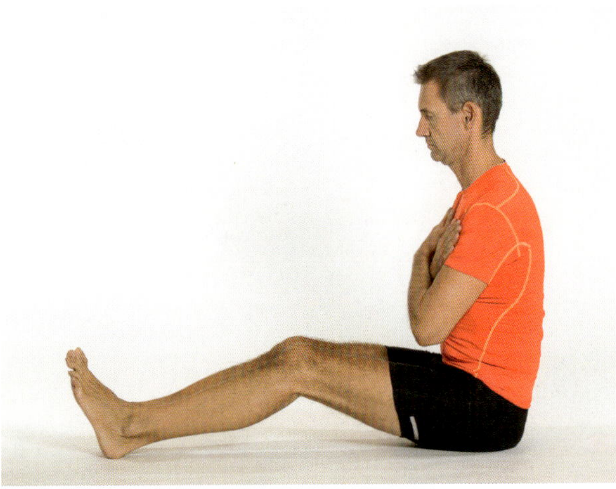

Verringerte sitzende Vorbeuge mit gebeugten Beinen

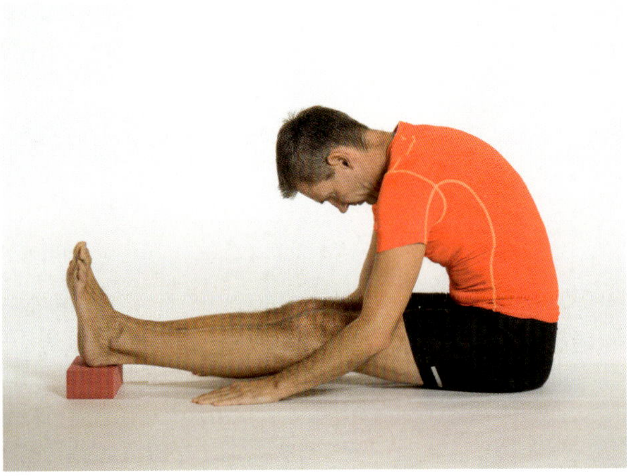

Die Beine erhöht abgelegt und den unteren Rücken lang halten

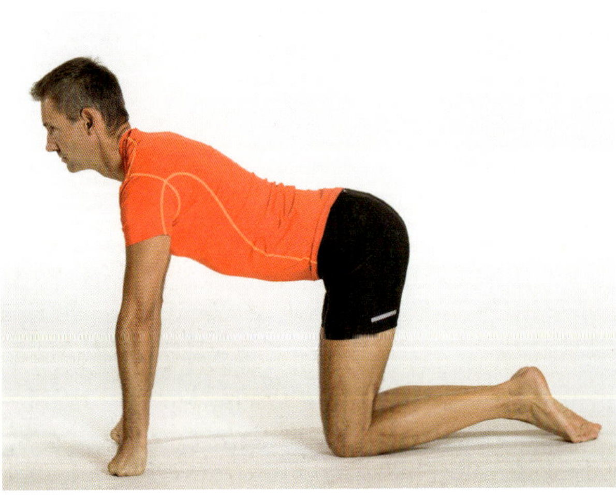

Vierfüßlerstand

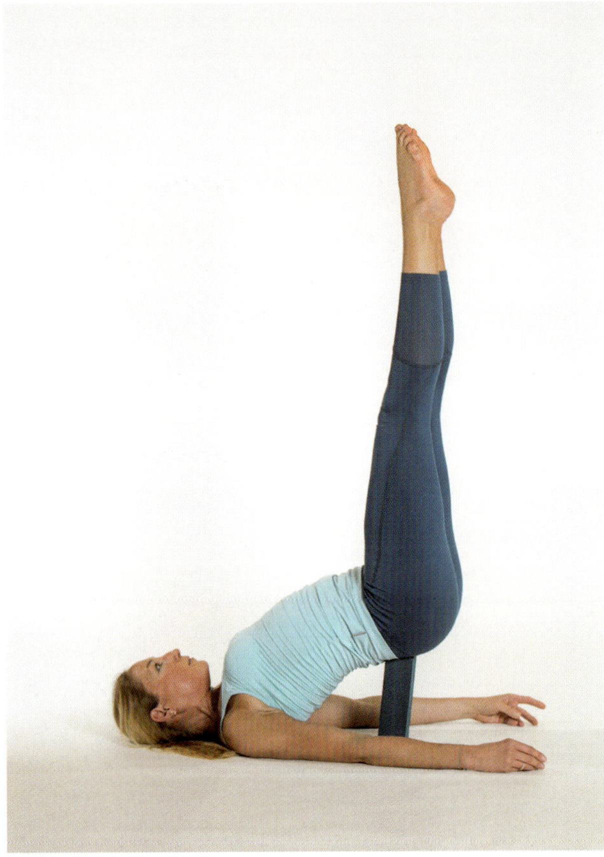

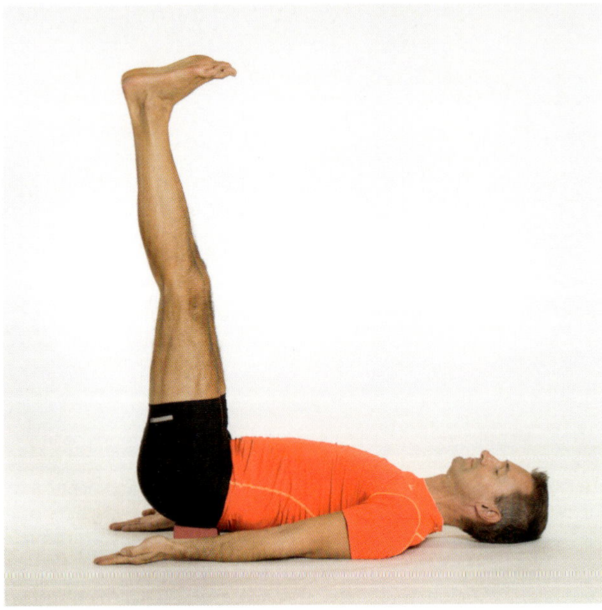

Halbe Kerze (Viparita Karani)

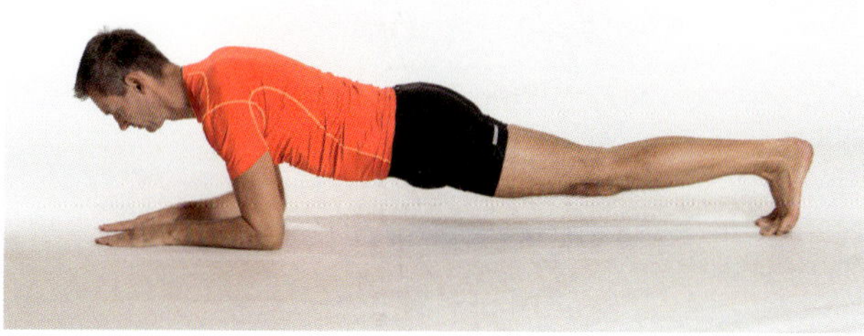

Unterarmstütz

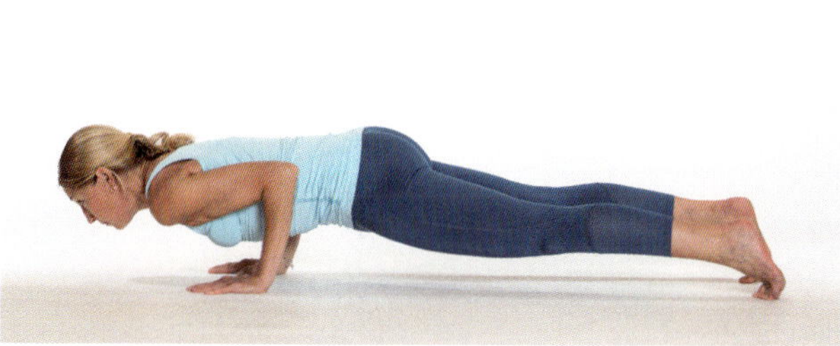

Brettposition (Chaturanga Dandasana)

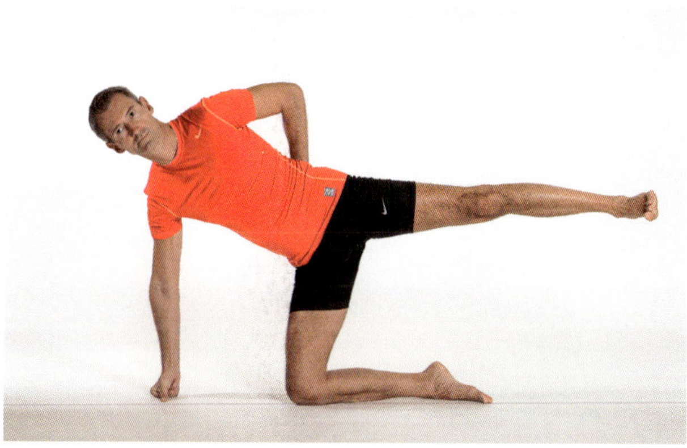

Seitlicher Stab

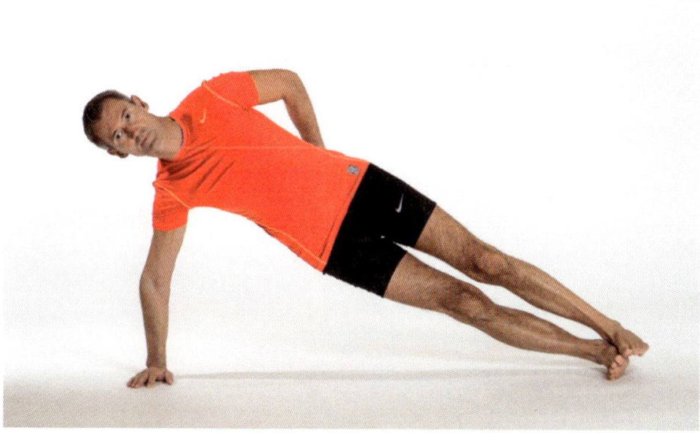

Seitstütz (Vashishthasana)

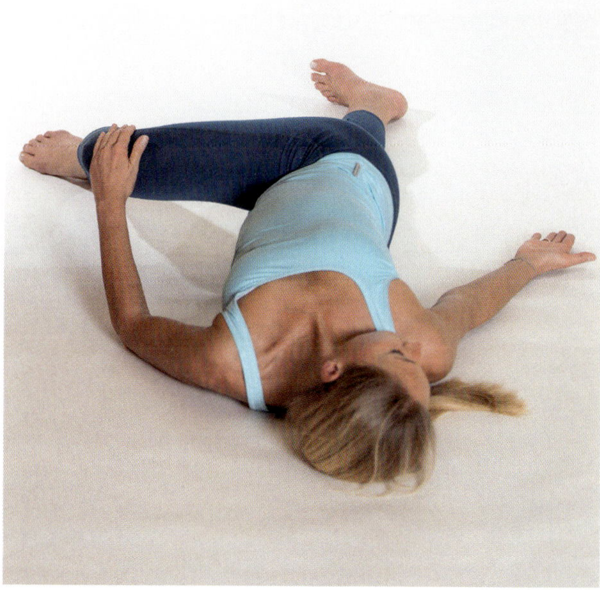

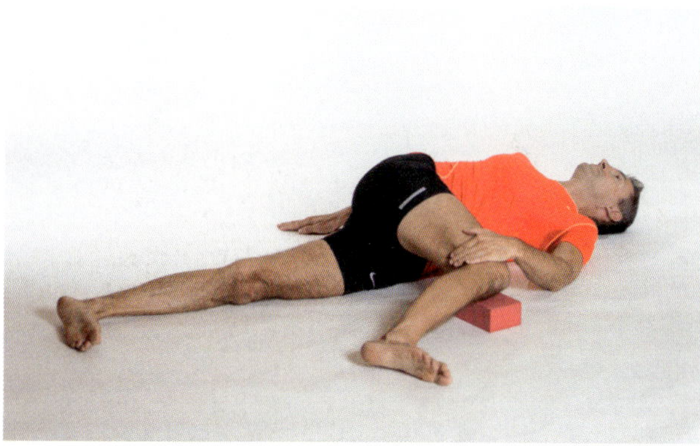

Liegende Krokodildrehung (Jathara Parivrtta)

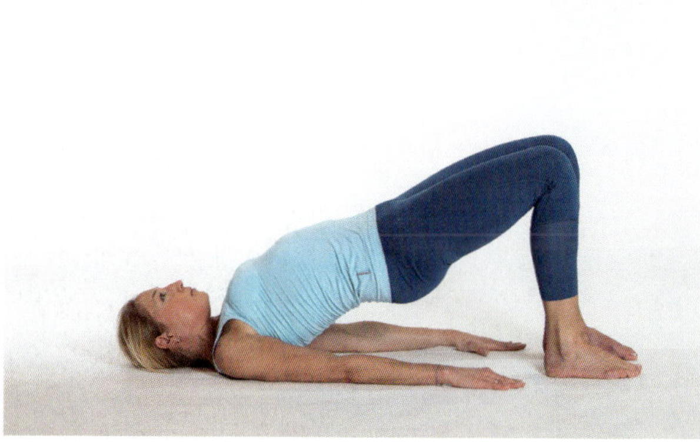

Schulterbrücke (Dvi Pada Pitham)

Unkritisch sind bei Krankheitsbildern der Klassifizierung A (Bandscheibenprobleme) in der Regel die Übungen mit Rückbeuge der Lendenwirbelsäule.

Problematische Übungen bei Krankheitsbildern der Klassifizierung B (=Erkrankungen der Wirbelgelenke)

Hierzu zählen die Asanas mit Überstreckung der Lendenwirbelsäule. Dies geschieht häufig bei unachtsam ausgeführten oder zu intensiven Rückbeugen:

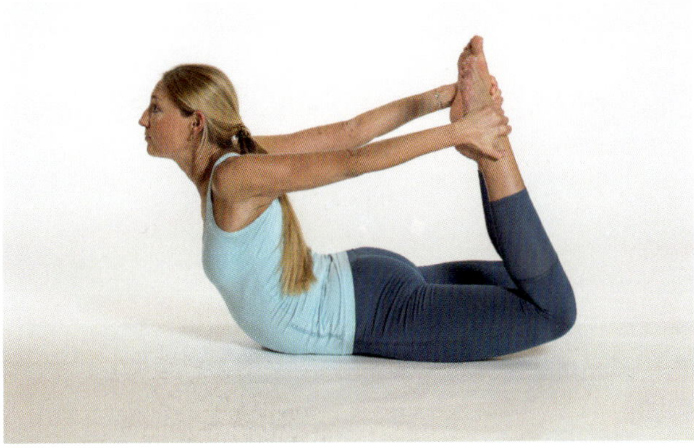

Bogenhaltung (Dhanurasana)

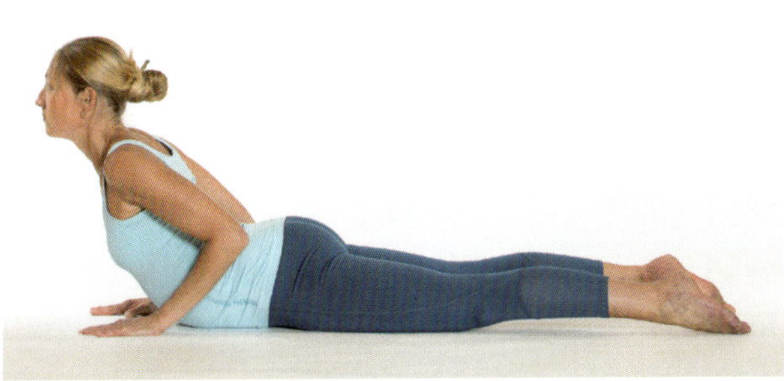

Kobra (Bhujangasana)

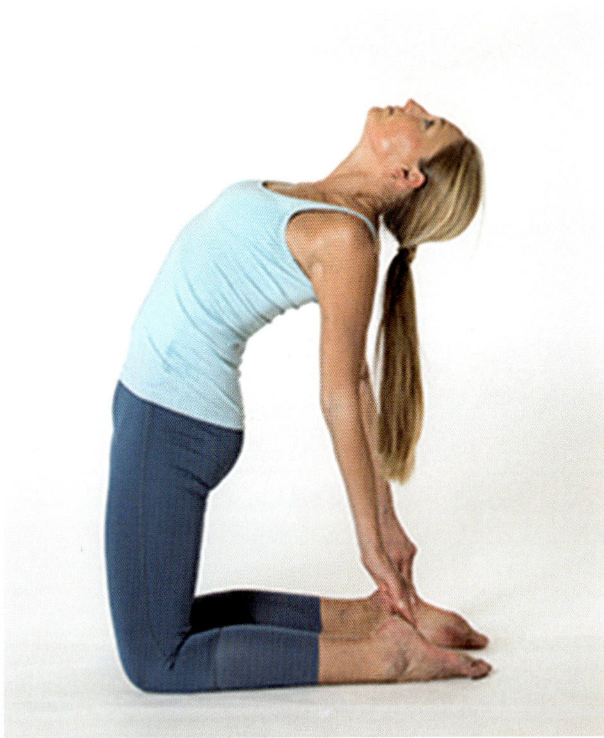

Kamel (Ustrasana)

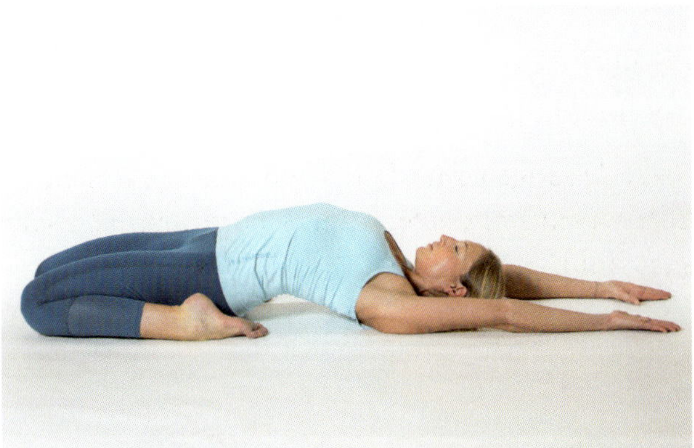

Diamant (Vajrasana)

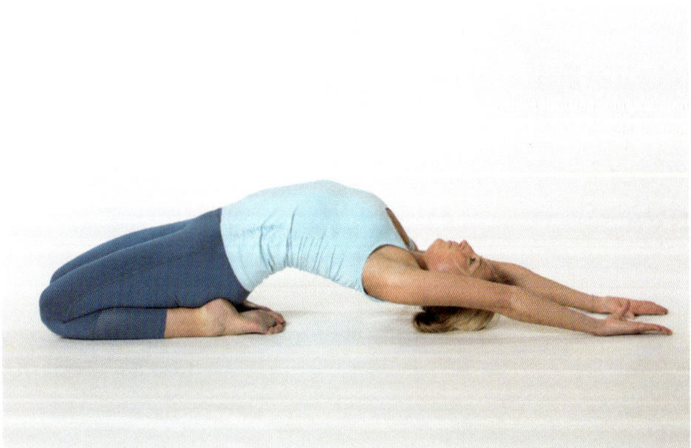

Sattel bzw. liegender Heldensitz (Supta Virasana)

Alternativen und modifizierte Übungen, um eine Überstreckung in der Lendenwirbelsäule zu vermeiden

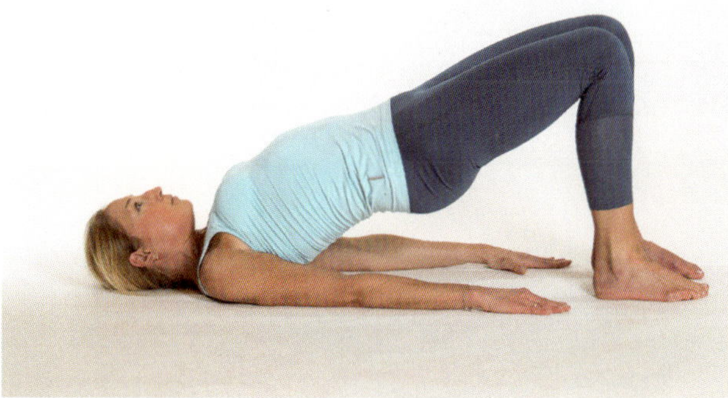

Schulterbrücke (Dvi Pada Pitham)

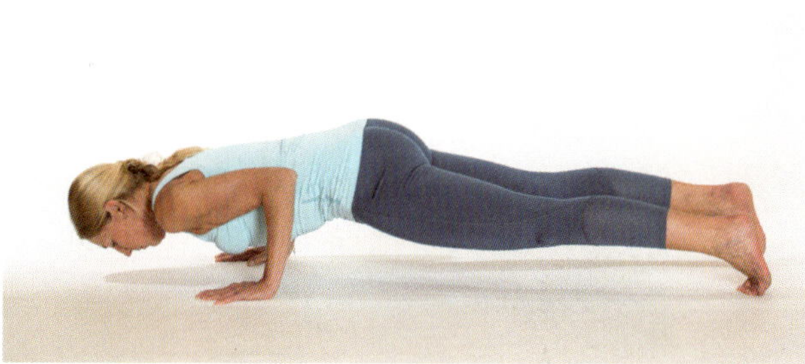

Brettposition (Chaturanga Dandasana)

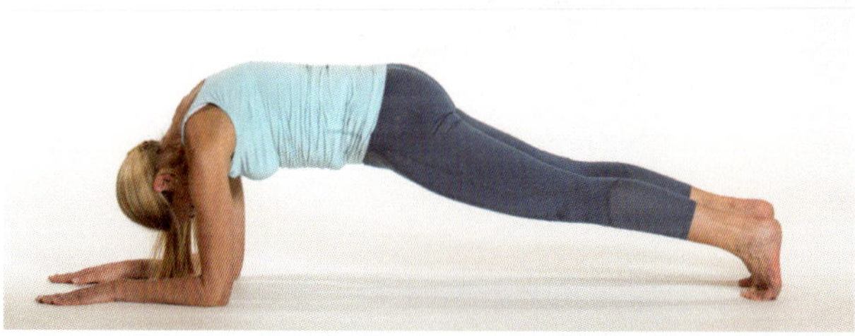

Delphin (Makarasana)

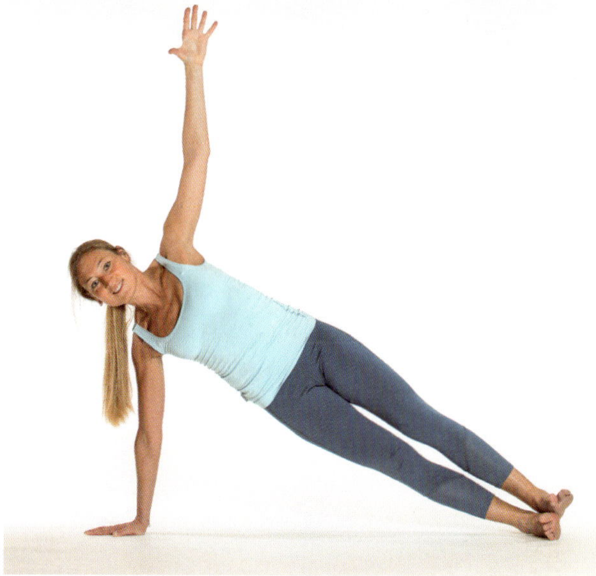

Seitstütz (Vashishthasana)

Unkritisch sind bei Krankheitsbildern der Klassifizierung B (Wirbelgelenksprobleme) in der Regel die Übungen mit Vorbeugen und Rundung der Lendenwirbelsäule.

Kritische Übungen bei Problemen mit der Halswirbelsäule

Diese Übungen sind bei Beschwerden zu meiden oder nur in stark vereinfachter Form sehr achtsam auszuführen:

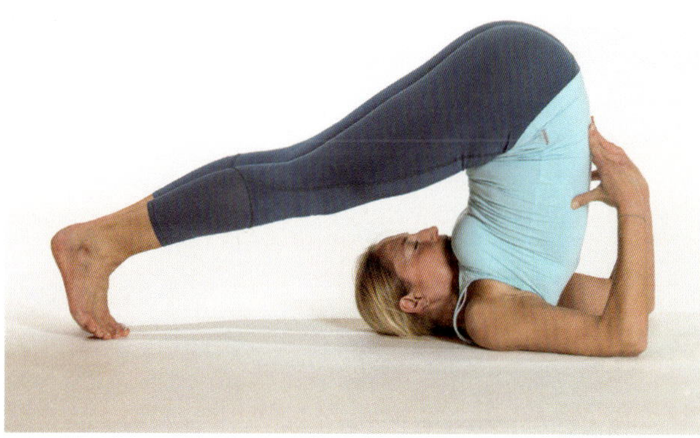

Pflug (Halasana)

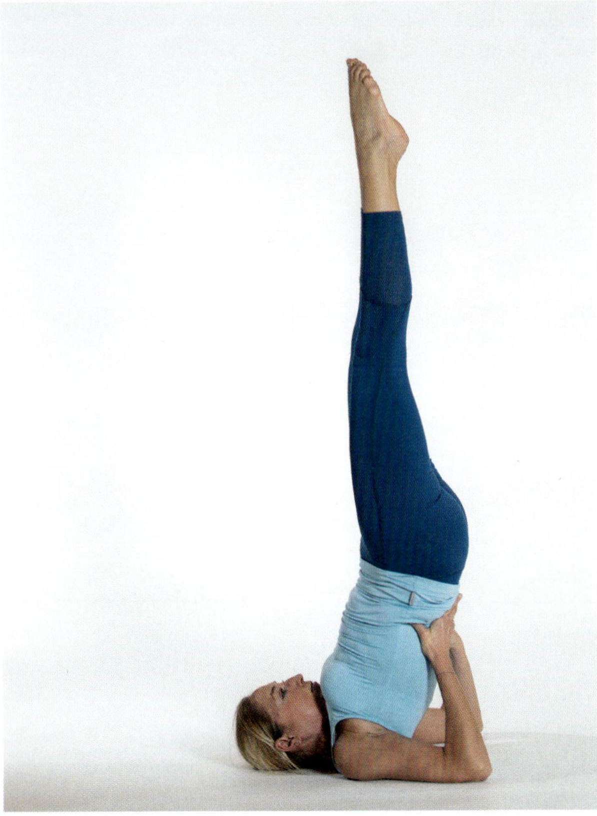

Schulterstand (Sarvangasana)

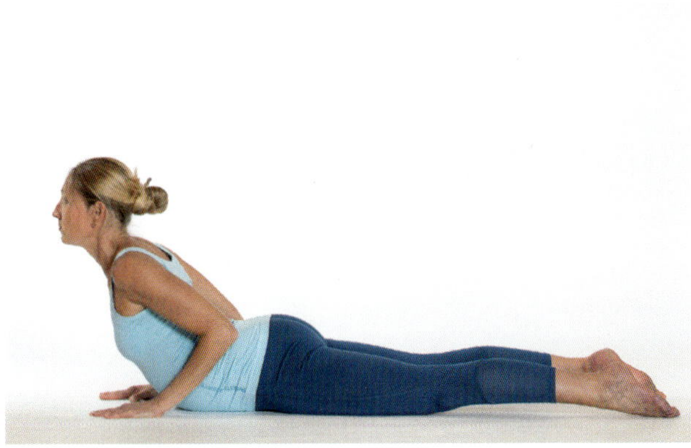

Kobra (Bhujangasana)

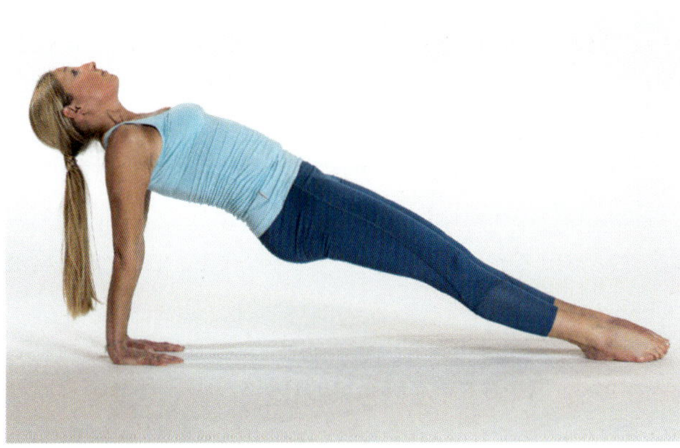

Umgekehrtes Brett (Purvottanasana)

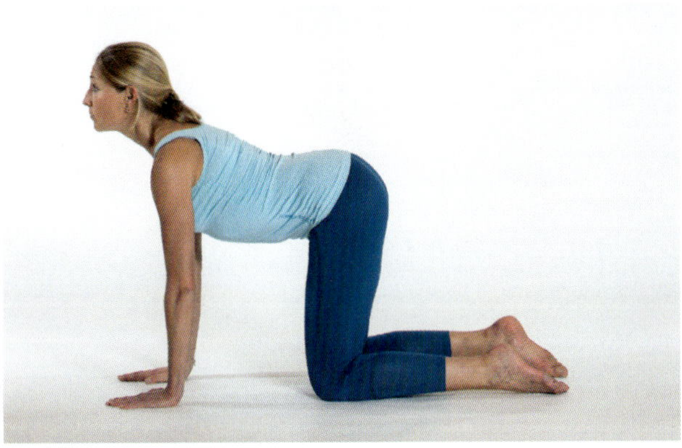

Katze / Kuh (Bidalasana, Marjaryasana / Goasana)

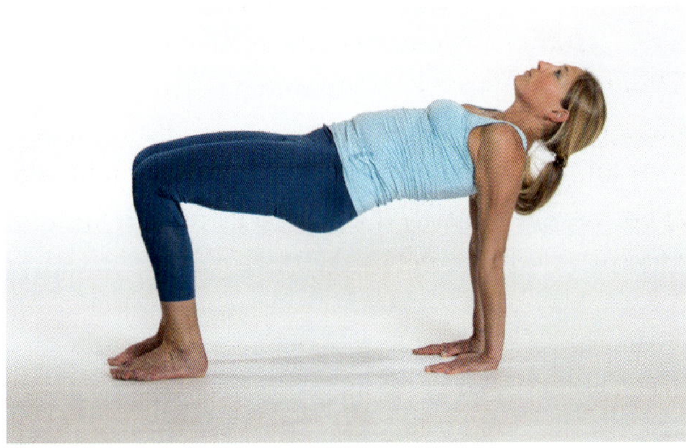

Vierbeiniger Tisch (Chatus Pada Pitham)

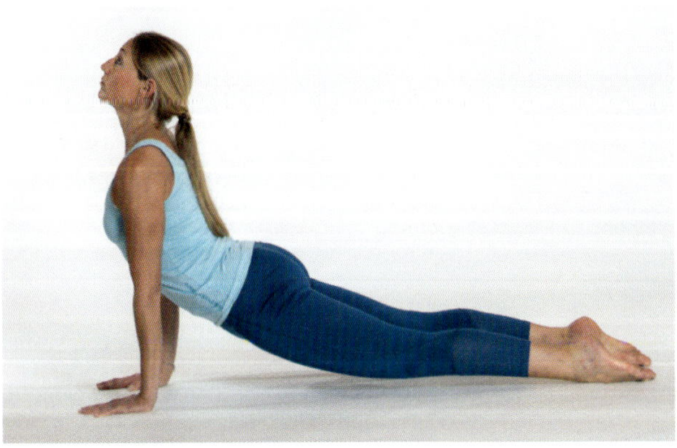

Heraufschauender Hund (Urdhva Mukha Svanasana)

5

Yoga bei Schmerzen an der Schulter / im Schultergelenk

Bauprinzip der Schulter

Mit der Entwicklung der Hand zum Greiforgan wurden die „vordere Extremität" von der Fortbewegungsfunktion und somit von der Last des Körpergewichtes freigestellt und die Beweglichkeit der Schulter ausgebaut.

Der Gelenkkopf des Oberarms ist gegenüber dem Schultergürtel in alle Richtungen beweglich und die Pfanne des Schultergelenks ist gegenüber dem Rumpf beweglich.

Neben dem eigentlichen Schultergelenk (Articulatio glenohumeralis (humeri)) gibt es drei weitere gelenkige Verbindungen. Das mediale Schlüsselbeingelenk (Articulatio sternoclavicularis) und das laterale Schlüsselbeingelenk = AC-Gelenk (Articulatio acromioclavicularis) sowie die Schulterblatt-Thorax-Verschiebeschicht, welche durch lockeres Bindegewebe die Bewegungen des Schulterblattes (Scapula) gegen die Thoraxwand ermöglicht. Bei allen Bewegungen sind diese Gelenke mechanisch miteinander gekoppelt.

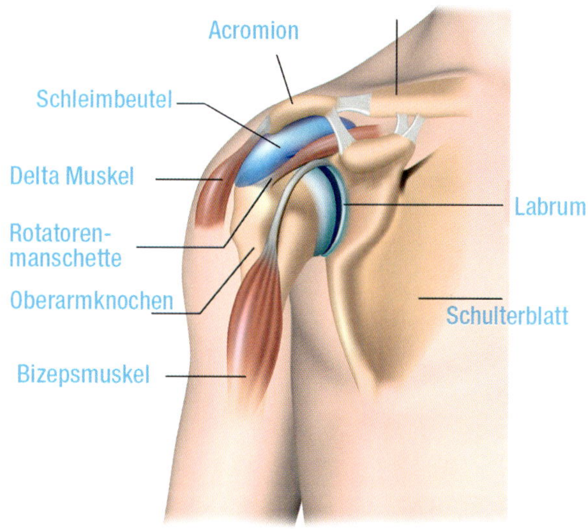

Schematische Darstellung der Schulter

Typische Überlastungen und Verletzungen der Schulter

Impingement-Syndrom und Läsionen/ Entzündungen der Rotatorenmanschette

Bei Verletzungen oder chronischer Überlastung kann es zur Schwellung der Supraspinatussehne bzw. der gesamten Rotatorenmanschette kommen, welche dann zu Durchblutungsstörungen und weiterer Schädigung, sogar bis zum Riss der Sehne führen können. Ebenso kann eine Schleimbeutelentzündung oder Verkalkung die Ursache für ein Impingementsyndrom darstellen.

Typisch sind Schmerzen, welche bei einer Abduktionsstellung des Armes zwischen 60° und 120° auftreten.

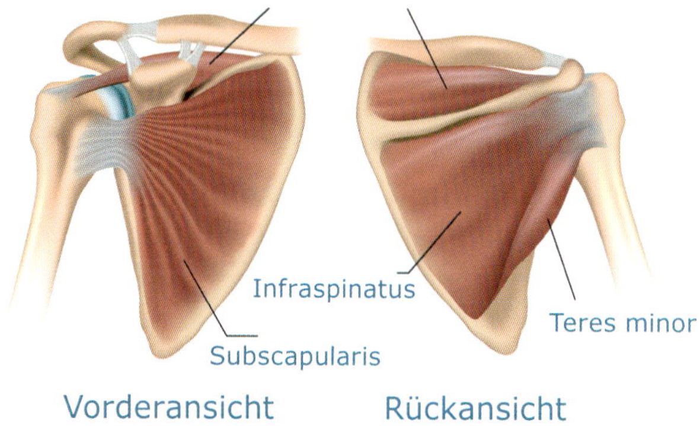

„Frozen-Shoulder", schmerzhafte Schultersteife (früher auch Periarthritis genannt)

Als „Frozen-Shoulder" bzw. schmerzhafte Schultersteife bezeichnet man eine weitgehende, schmerzbedingte Aufhebung der Beweglichkeit des Schultergelenks aufgrund einer Entzündung der Kapsel des Glenohumeralgelenkes. Die Ursachen dafür sind nicht bekannt.

Arthrose im Schultereckgelenk

Verletzungsfolgen genauso wie chronische Überlastungen können zu einer Schädigung des Schultereckgelenkes führen. Die degenerativen Veränderungen führen zu einer schmerzhaften Bewegungseinschränkung. Im fortgeschrittenen Stadium kann es zu einer aktiven Arthrose mit einer entzündlichen Reaktion und dadurch bedingt auch zu einem Impingementsyndrom kommen.

Schulterluxation

Die Schulterluxation ist die häufigste Luxation der großen Gelenke. Sie kann traumatisch, infolge eines Unfalls oder anlagebedingt aufgrund einer Muskel- und Band-Schwäche verursacht sein.

Yogapraxis bei Schulterbeschwerden

Als Folge von (Sport-)Unfällen oder im Rahmen altersbedingter Abnutzung können auch an der oberen Extremität Beschwerden auftreten. Diese können sehr vielfältig sein und daher nicht pauschal im Buch erörtert werden. Einige Hinweise sind aus sportorthopädischer Sicht aber möglich: Beschwerden der Schultergelenke werden häufig im Bereich der Rotatorenmanschette ausgelöst. Dies sind Sehnen, welche ungünstig zwischen dem Oberarmkopf und dem Schulterdach verlaufen. Die Schmerzen treten nachts in Seitlage sowie beim Heben des Armes über die Horizontale auf. Dementsprechend sollten Übungen mit Heben der Arme über den Kopf vermieden werden. Für das Yoga heißt das, den betroffenen oberen Arm bei der seitlichen Winkelhaltung nicht nach oben zu strecken, sondern auf dem unteren Rücken abzulegen. Das Gesagte gilt für andere ähnliche Asanas, wie Krieger I (Virabhadrasana I), Stuhlhaltung (Utkatasana) oder gestreckte Dreieckshaltung (Utthita Trikonasana). Bei ausgeprägten Beschwerden sollte auch auf den herabschauenden Hund und vor allem auf ein Strecken der Arme nach vorne, wie z.B. in der Stellung des Kindes (Balasana), verzichtet werden.

Bei der Bauchdrehung oder Krokodil (Jathara Parivrtta) ist bei nicht komplett am Boden abgelegtem Schulterblatt der 90°-Winkel für das Schultergelenk der ungünstigste. Dabei verläuft die Supraspinatussehne knapp unter der Schulterhöhe und hat am wenigsten Spielraum im Gelenk. Eine Reizung des Schleimbeutels führt in der Folge zu einer weiteren Verengung und damit erhöht sich die Problematik.

Problematische Asanas bei Schulterbeschwerden

Seitstütz (Vashishthasana)

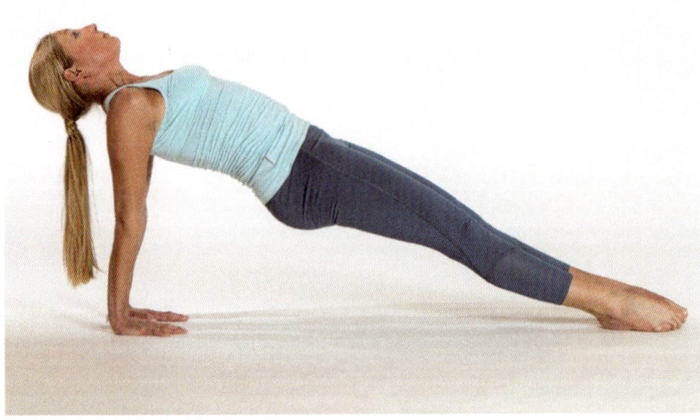

Umgekehrtes Brett (Purvottanasana)

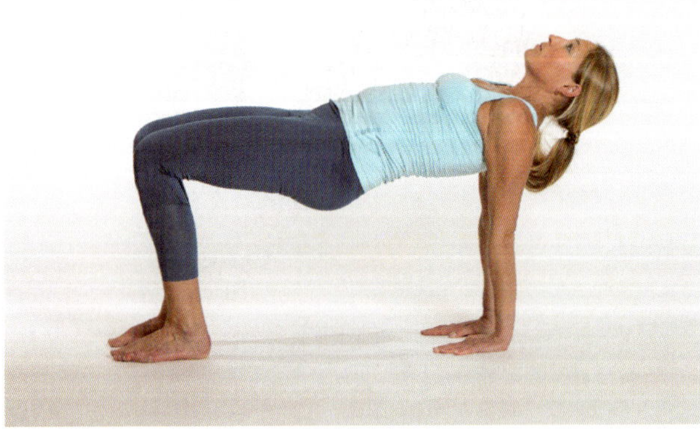

Vierbeiniger Tisch (Chatus Pada Pitham)

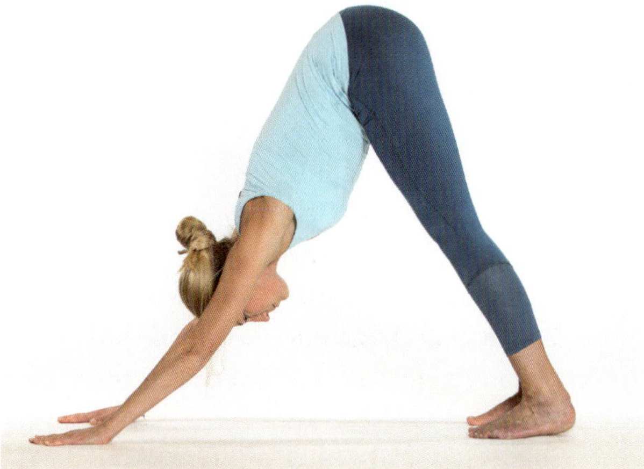

Herabschauender Hund (Adho Mukha Svanasana)

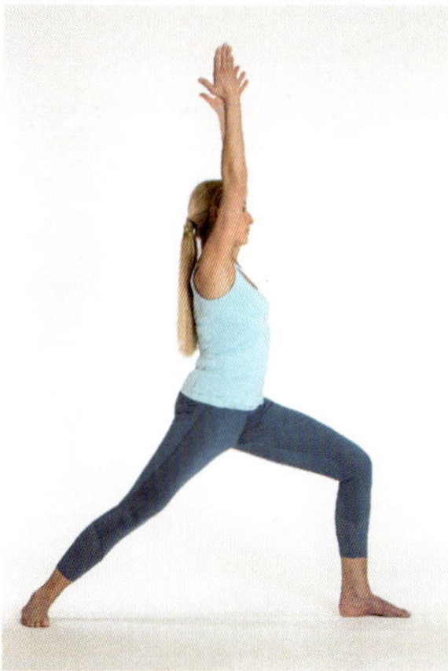

Krieger I (Virabhadrasana I)

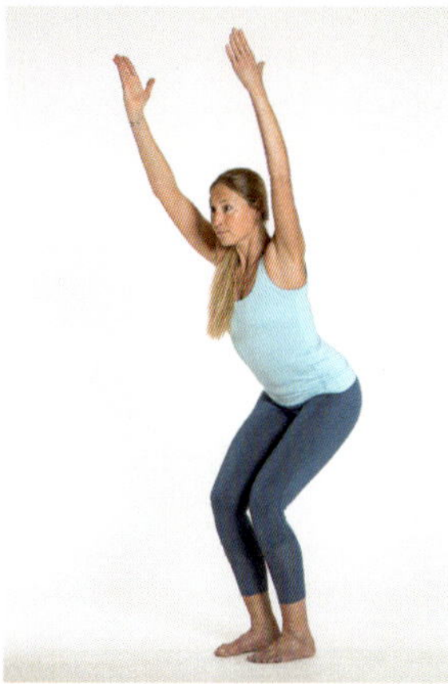

Stuhlhaltung (Utkatasana)

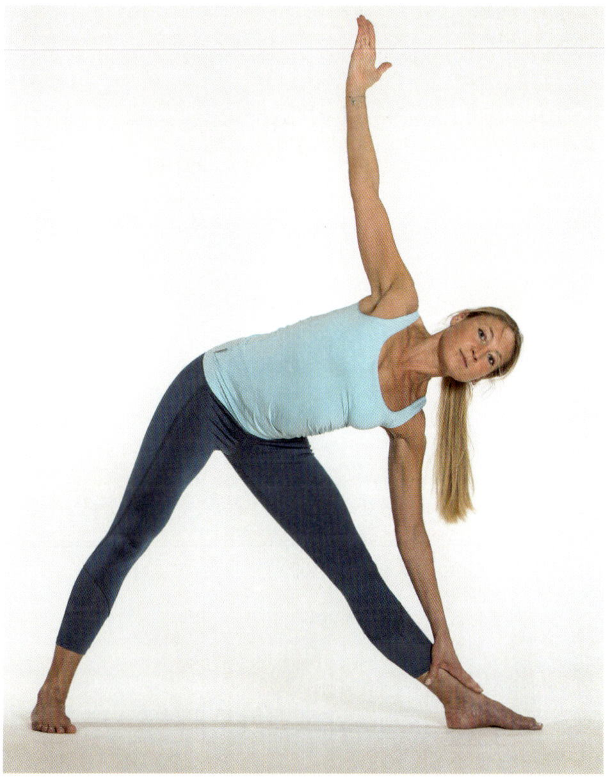

Dreieckshaltung (Trikonasana)

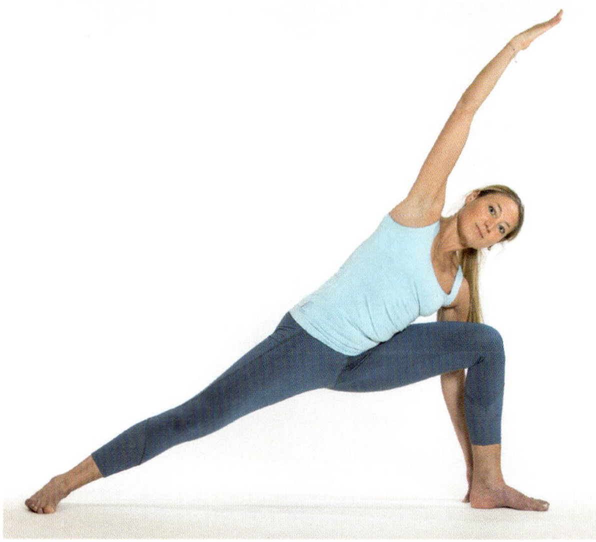

Gestreckte seitliche Winkelhaltung (Utthita Parsvokonasana)

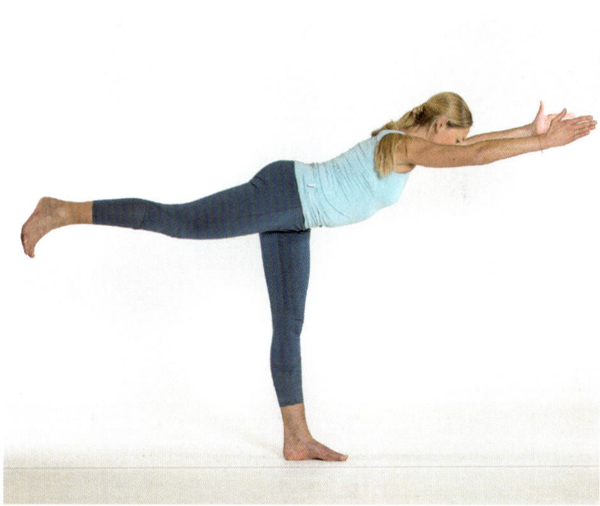

Krieger III (Virabhadrasana III)

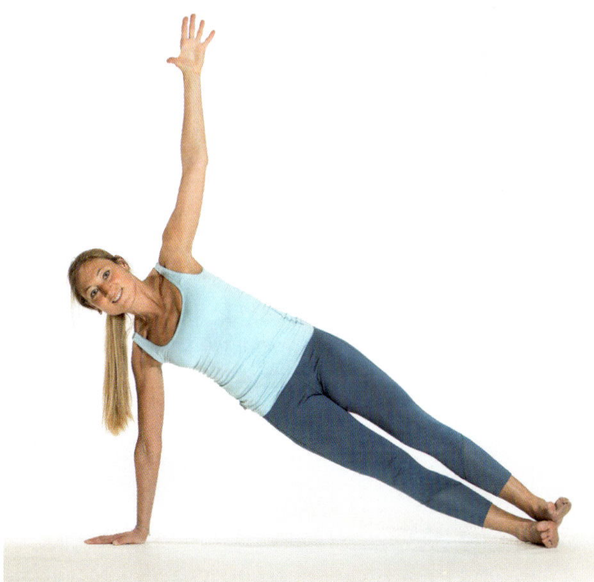

Seitstütz (Vashishthasana)

Alternativen und Modifikation der kritischen Übungen:

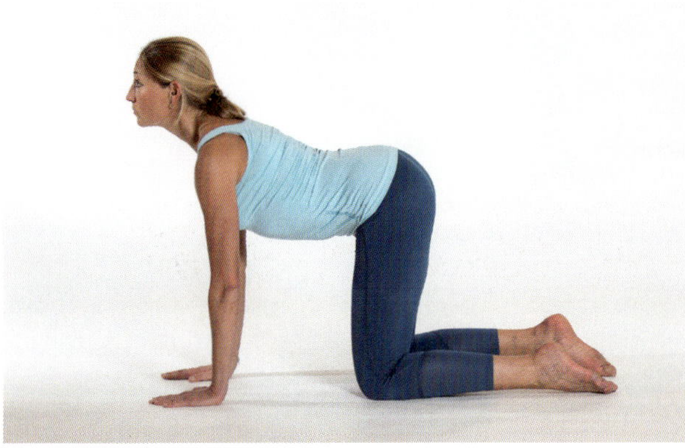

Vierfüßlerstand (Bidalasana / Goasana)

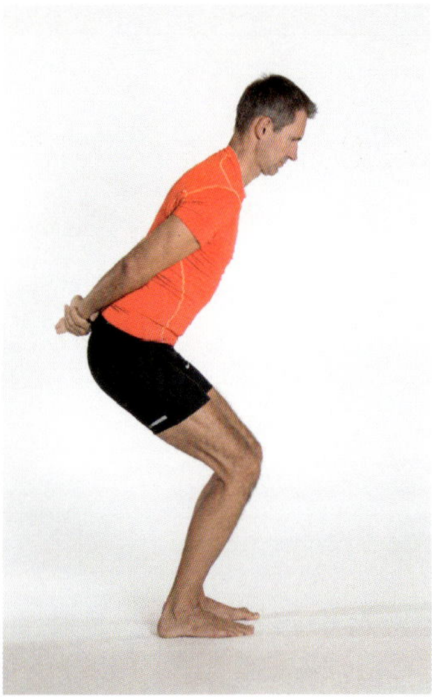

Stuhlhaltung (Utkatasana) mit den Händen hinter dem Rücken und verhakten Daumen

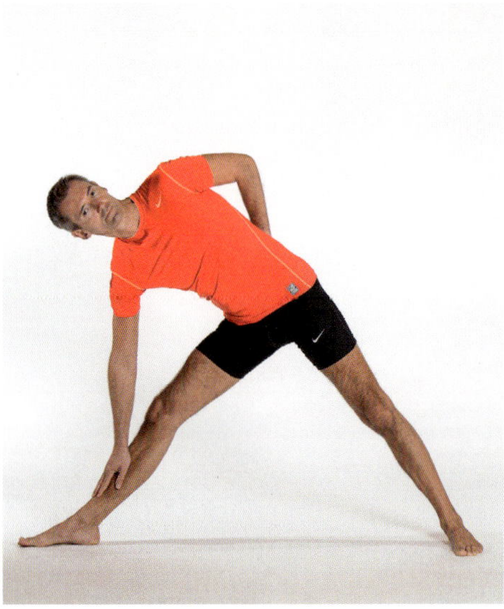

Dreieckshaltung (Trikonasana) mit dem Handrücken des oberen Armes auf dem unteren Rücken

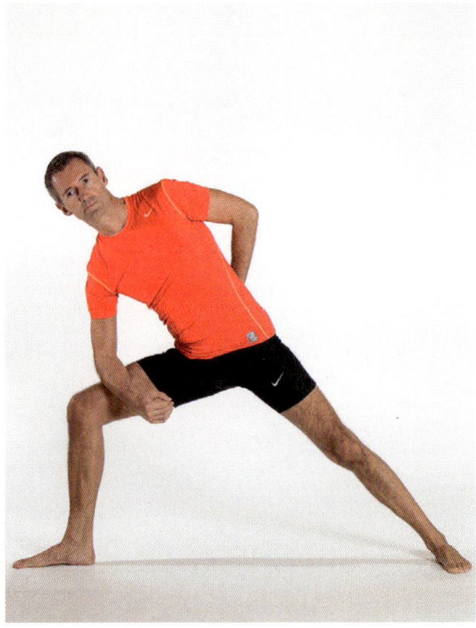

Gestreckte seitliche Winkelhaltung (Utthita Parsvokonasana) abgestützt und den Handrücken des oberen Armes auf dem unteren Rücken abgelegt

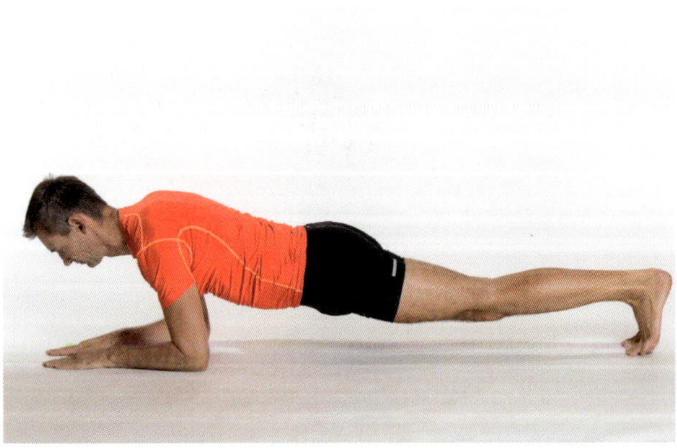

Viergliedrige Stockhaltung (Chaturanga Dandasana) und Brettposition auf den Unterarmen

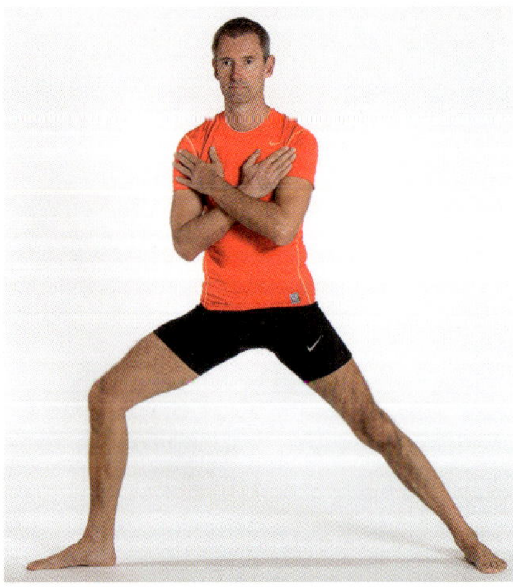

Krieger II (Virabhadrasana II) mit verschränkten Armen vor dem Oberkörper

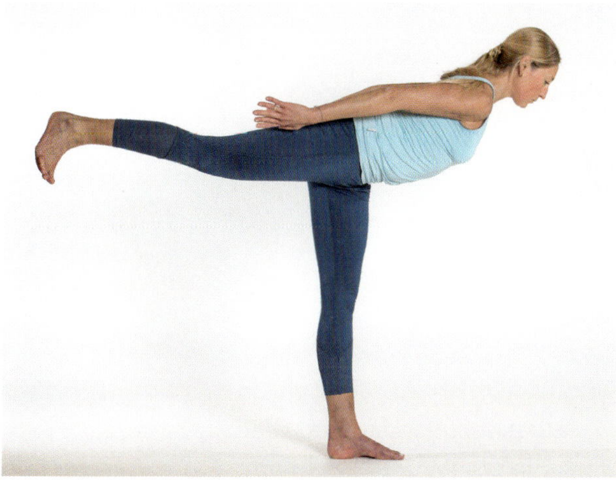

Krieger III (Virabhdrasana III) mit nach hinten gestreckten Armen

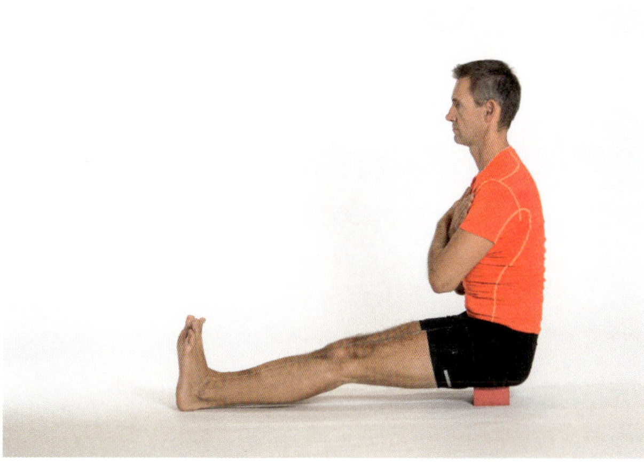

Einfache Stockhaltung (Dandasana) mit verschränkten Armen vor dem Oberkörper

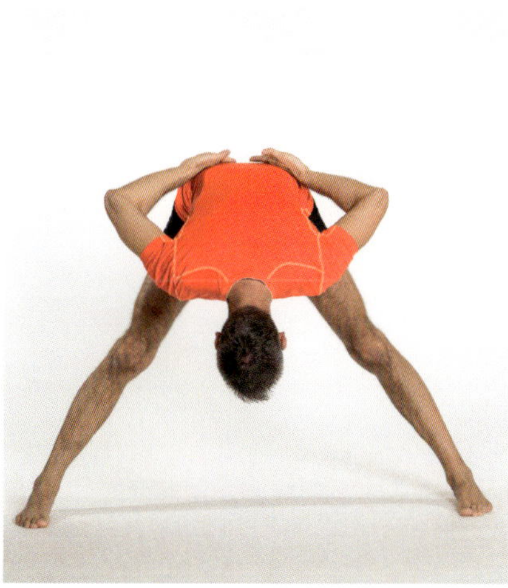

Weite Vorbeuge (Prasarita Padottanasana) mit abgelegten Handrücken auf dem unteren Rücken

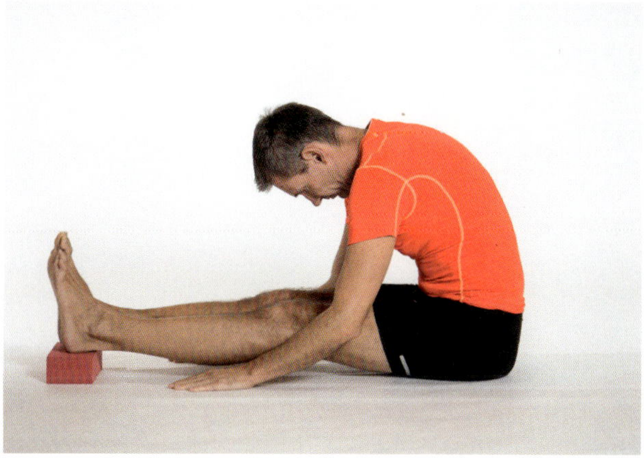

Vorbeuge sitzend (Paschimottanasana) modifiziert

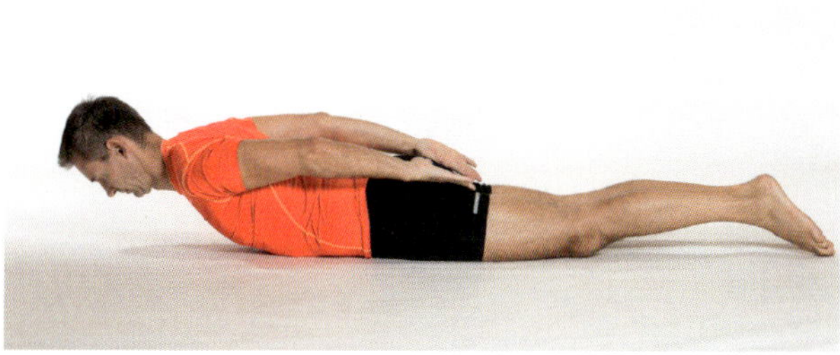

Heuschrecke (Shalambasana) mit nach hinten gestreckten Armen

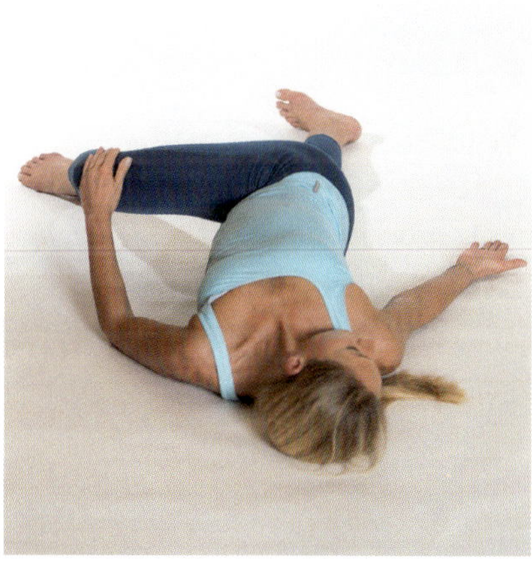

Bauchdrehung, Krokodil (Jathara Parivrtta) modifiziert

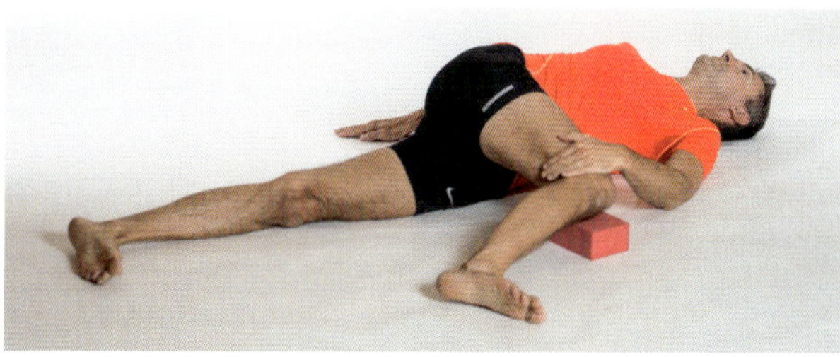

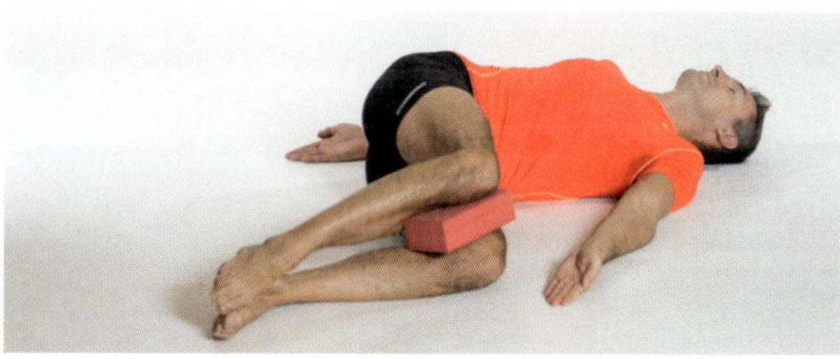

oder mit Block

6

Schmerzende Handgelenke

Anatomie des Handgelenks

Die Greifhand ist das „Kulturorgan“ des Menschen. Die Greif- und Tastfunktion ist eine Funktion der Fingergelenke, die Opposition des Daumens ist dabei eine Besonderheit. Durch das Fehlen von Muskelbäuchen sind die Finger schlank und für präzise Arbeiten geschaffen. Die Muskeln der Unterarme und die Handmuskeln übernehmen die Bewegungsfunktion.

Analog zum Fuß gliedert sich die Hand in:

- Carpus (Handwurzel)
- Metacarpus (Mittelhand) und
- Digiti (Finger)

Die Knochen der Handwurzel gliedern sich in zwei Reihen. Man spricht von einem proximalen und einem distalen Handgelenk, die im engeren Sinne eine funktionelle Einheit bilden.

Das proximale Handgelenk (Articulatio radiocarpalis) ist ein Eigelenk mit zwei Freiheitsgraden.

Das distale Handgelenk wird als verzahntes Scharniergelenk bezeichnet. Hier finden die Palmarflexion (Beugung) und die Dorsalextension (Streckung) statt.

Die Freiheitsgrade der Handgelenke ermöglichen vier Bewegungsarten:

- Palmarflexion bis etwa 70°
- Dorsalextension bis etwa 60°
- Ulnarabduktion bis ca. 40°
- Radialabduktion ca. 30°

Die Ulna (Elle) liegt bei der Aufsicht am distalen Unterarm auf des Seite des kleinen Fingers, der Radius (Speiche) befindet sich auf der Seite des Daumens.

Die Mittelhand besteht aus den fünf Mittelhandknochen und den beiden Sesambeinen am Daumensattelgelenk (Als Sesambeine werden rundliche Verknöcherungen in einer Sehne bezeichnet, die die Druckspannung auf die Sehne mindern können). Die Finger II-V bestehen aus je drei Fingergliedern (Phalangen). Der Daumen (Pollex) besitzt nur zwei Phalangen.

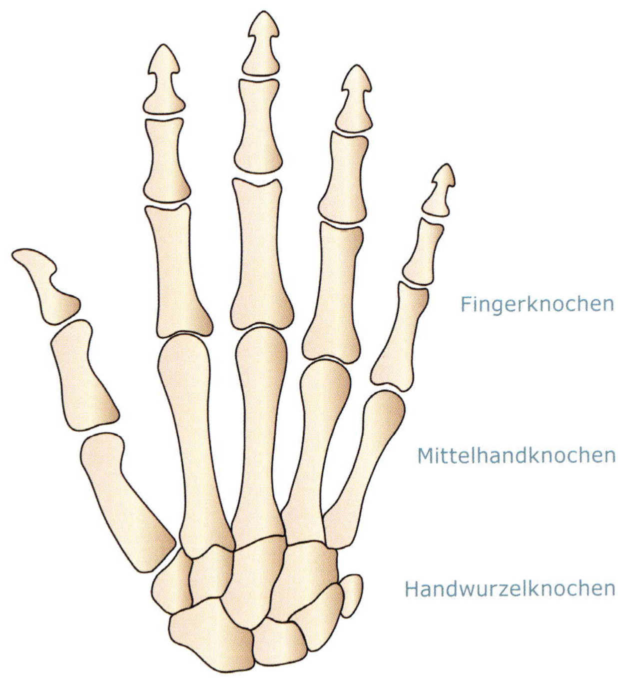

Schematische Darstellung der Hand

Typische Überlastungen und Verletzungen des Handgelenks

Karpaltunnelsyndrom

Das Karpaltunnelsyndrom entsteht durch eine Einengung oder Beschädigung des Mittelarmnervs (Nervus medianus), welcher im Kanal des Karpalbandes verläuft. Es wird durch verkürzte Handflexoren begünstigt.

Traumata (Frakturen)

Die häufigsten Verletzungen im bzw. am Handgelenk entstehen bei Stürzen. Dazu gehören Brüche (= Frakturen, häufig am Radius oder Kahnbein) und Stauchungen.

Sehnenscheidenentzündung

Die Sehnenscheiden liegen zwischen den Sehnen und Bändern. Eine Sehnenscheidenentzündung wird oft durch chronische Überlastung oder Fehlbelastung hervorgerufen.

Synovialzysten / Ganglion

Ein störendes und manchmal auch schmerzhaftes „Überbein" (in diesem Fall als Ganglion, Synovialzyste bezeichnet) bildet sich bei ständiger Überlastung an der Gelenkkapsel.

Arthrose

Die häufigste Form der Arthrose an der Hand kommt als Rhizarthrose im Daumensattelgelenk vor.

Möglichkeiten zur Belastungsreduktion bei stützenden Positionen

Handgelenkschmerzen treten im Yoga meist bei einer zu starken Streckung des Handrückens auf, wie z.B. im Vierfüßlerstand oder der Brettposition. Hier ist es bei Schmerzen besser, die Handgelenke in Neutralposition zu belassen und die Übung auf den Fäusten durchzuführen.

Bei gesunden Handgelenken ist die senkrechte Ausrichtung vom Zeige- bzw. Mittelfinger zum Unterarm am besten, da die Rotationsbewegungen zwischen dem proximalen und distalen Handgelenk minimiert werden und eine lineare Kraftableitung erfolgen kann.

Wichtig ist die Verteilung des Stützgewichtes auf die Außenkante der Hand und die Fingerkuppen, um die Handwurzel zu entlasten.

Um die Belastung der Handgelenke zu reduzieren, ist bei den Übungen und Asanas auf eine neutrale Stellung zu achten. Die Rotation im aufgestützten Handgelenk gilt es zu vermeiden. Die Fingerkuppen werden aktiv in die Stützkraft integriert, damit die Handwurzel entlastet wird.

Das Aufstützen auf der Faust ist manchmal eine Alternative, jedoch ist die Verletzungsgefahr durch Umknicken erhöht.

Oft resultieren die Schmerzen aus der mangelnden Beweglichkeit und Dehnung des Handgelenkes sowie aus der ungewohnten Druckbelastung. Im Zusammenspiel mit der aktiven Rumpfstabilität kann die Belastung der Handgelenke erheblich verringert werden. Bei regelmäßiger Yogapraxis verschwinden die meisten Beschwerden und der Körper passt sich der Belastung an.

Armhaltung mit leichter Schulteraußenrotation

Die Finger können bei Bedarf leicht nach außen gerichtet werden, was oft eine leichte Schulteraußenrotation und -adduktion bewirkt und folglich auch bei Schmerzen in der Schulter Abhilfe schaffen kann.

Reduzierte Dorsalextension

Eine reduzierte Belastung kann durch einen verminderten Streckwinkel mit einer Erhöhung (Handtuch/Matte/Block) unter der Handwurzel erreicht werden.

Das langfristige Ziel für die Handgelenke ist die Erhöhung der Beweglichkeit und die Dehnung. Es gilt folglich ein achtsames Üben. Die Druckbelastung der Handgelenke ist ein Schutz im Rahmen der Sturzprophylaxe und fördert die Stärkung und Stabilität der Knochen. Die Knochenmasse wird in der Folge dichter.

Yogapraxis bei Handgelenksbeschwerden

Problematische Asanas bei Handgelenksbeschwerden

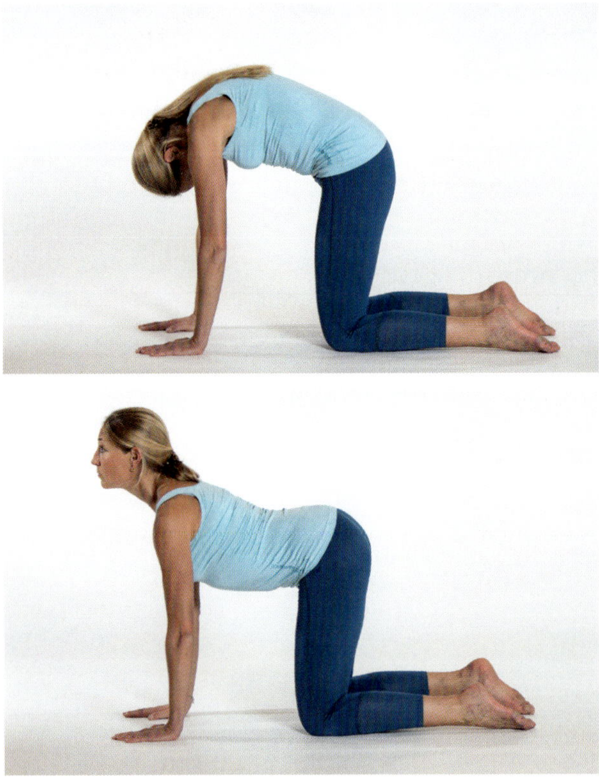

Vierfüßlerstand, Katze und Kuh (Bidalasana / Goasana)

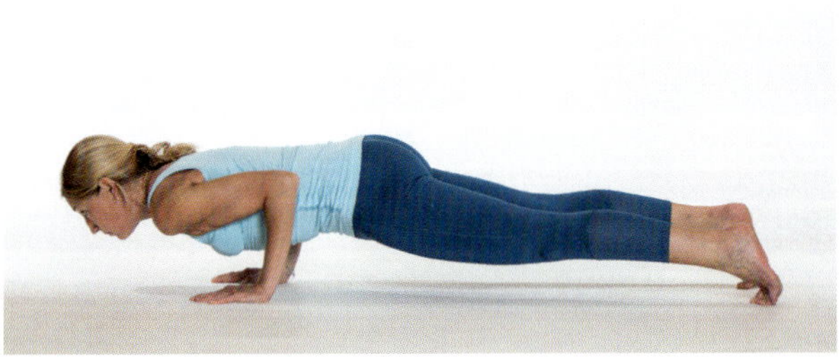

Viergliedrige Stockhaltung (Chaturanga Dandasana)

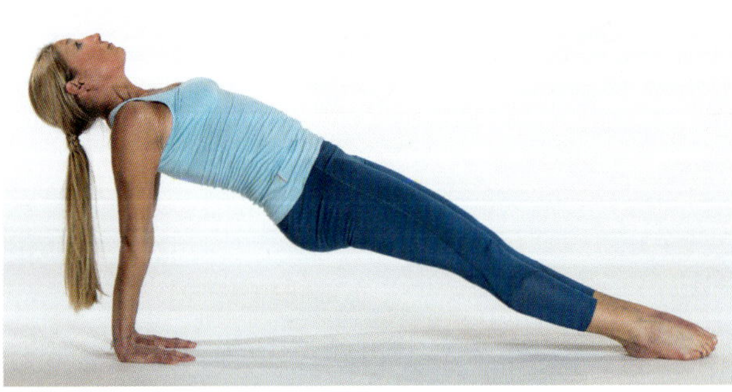

Umgekehrtes Brett (Purvottanasana)

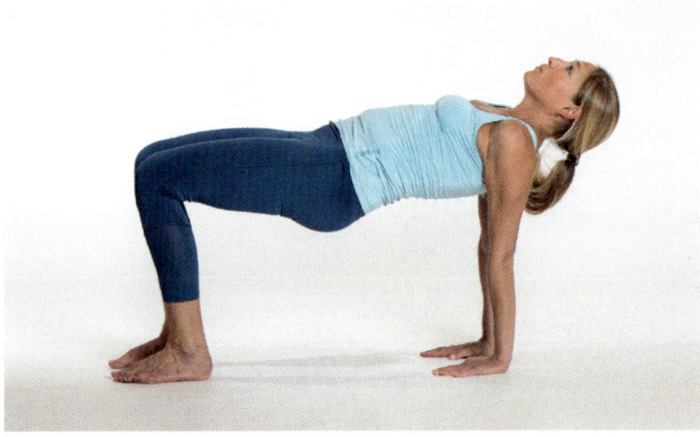

Vierbeiniger Tisch (Chatus Pada Pitham)

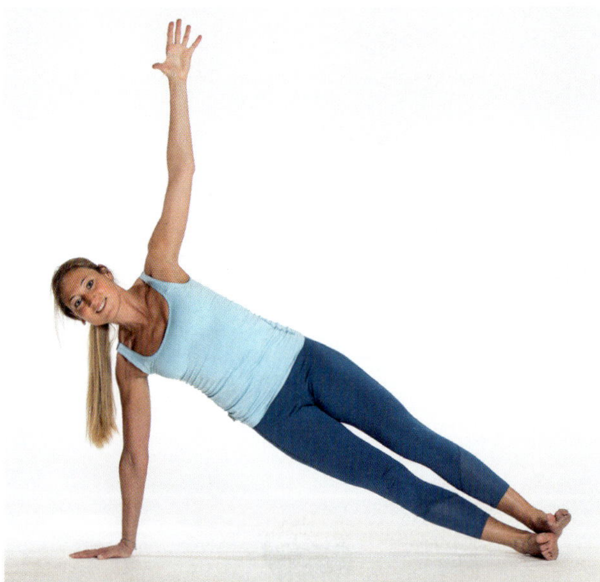

Seitstütz (Vashishthasana)

Alternative Übungsausführung, abgestützt auf den Unterarmen oder Fäusten

Alternativ können ähnliche Übungen auf den Unterarmen oder Fäusten ausgeführt werden:

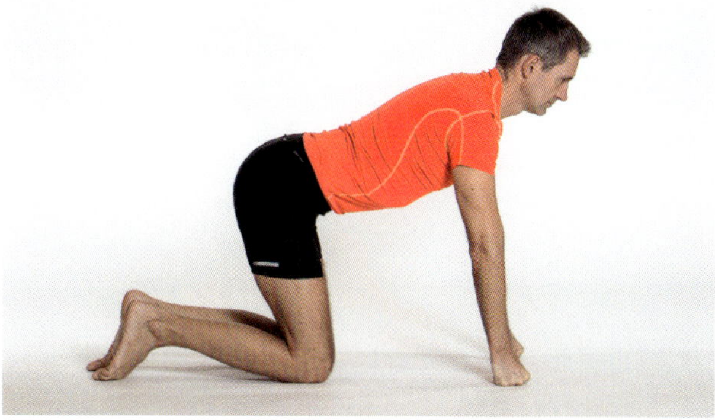

Vierfüßlerstand, Katze und Kuh (Bidalasana / Goasana) auf

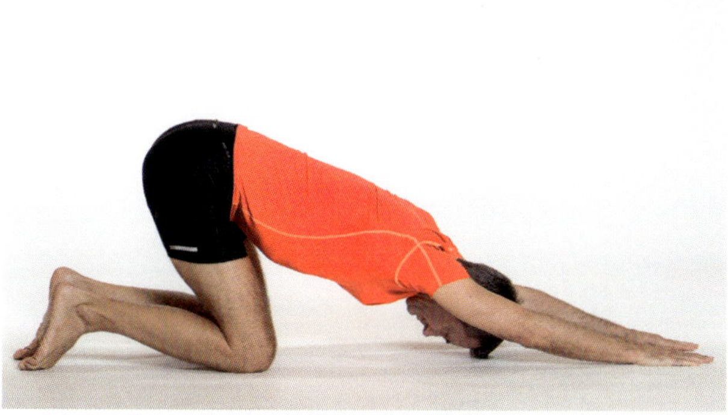

mit nach vorne gestreckten Armen oder auf den Unterarmen

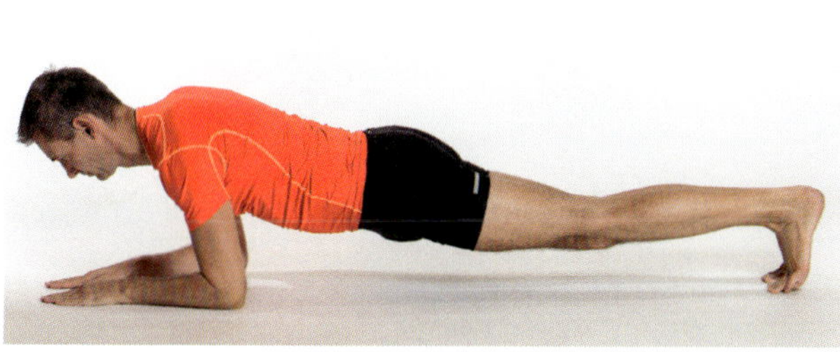

Unterarmstütz

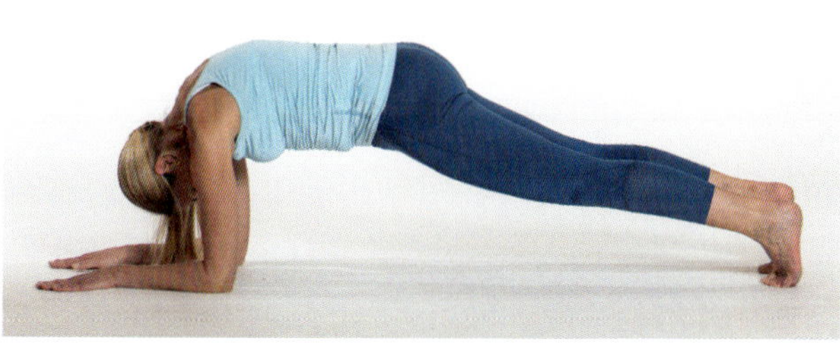

Delphin (Makasana)

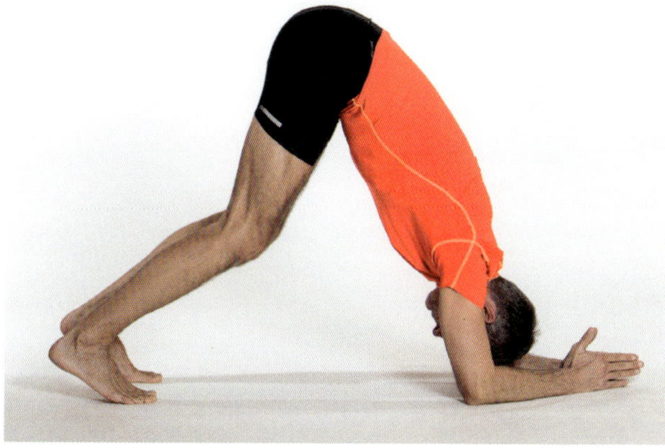

Herabschauender Hund (Adho Mukha Svanasana) auf den Unterarmen

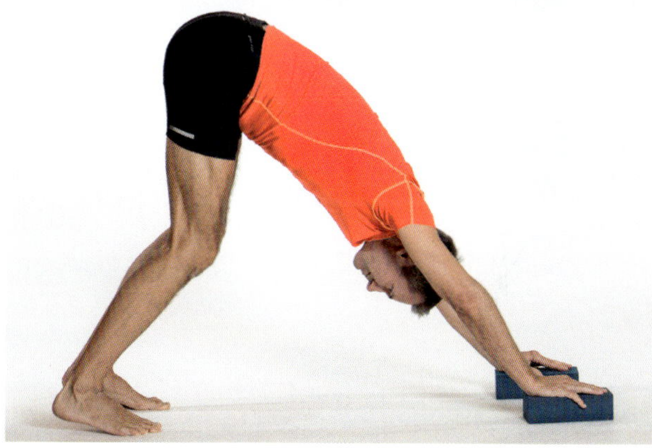

Herabschauender Hund (Adho Mukha Svanasana) abgestützt auf Blöcken

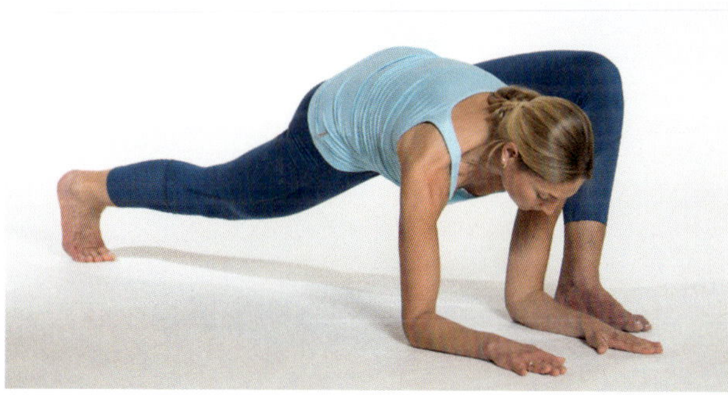

Drache auf den Unterarmen abgestützt

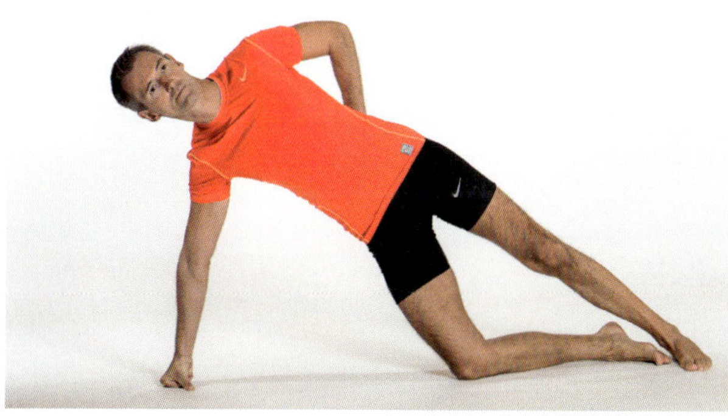

Seitstütz (Vashishthasana) auf der Faust, optional mit verringertem Hebel

7

Yoga bei Schmerzen im Kniegelenk

Im Bereich der unteren Extremitäten sind vor allem die Kniegelenke zu beachten.

Das Kniegelenk

Das Kniegelenk (Articulatio genus) ist anfällig für Verletzungen und degenerative Erkrankungen (z. B. Gonarthrose). Es verbindet die längsten Hebelarme des Skeletts. Die Weichteilbedeckung ist äußerst gering und es liegt eine Inkongruenz der Gelenkflächen vor, die durch dicke Gelenkknorpel (Menisken) gemildert wird.

Femur, Tibia (Schienbein) und Patella (Kniescheibe) bilden ein aus Teilgelenken zusammengesetztes Gelenk.

Als Drehscharniergelenk erlaubt es Flexion und Extension sowie eine geringe Rotation um die Längsachse des Unterschenkels (nur bei gebeugtem Knie).

Die Strecker des Kniegelenkes sind die Muskeln des M. quadriceps femoris (M. rectus femoris, Mm. vastus medialis, lateralis und intermedius).

Beuger sind die ischiocruralen Muskeln: M. gracilis, M. semimembranosus, M. semitendinosus, M. biceps femoris, der Schneidermuskel (M. sartorius), M. popliteus sowie M. gastrocnemius.

Bei normalen Verhältnissen berühren sich bei geschlossenen Beinen sowohl die Innenknöchel als auch die Innenseiten der Knie. Der Femorotibialwinkel beträgt 174 Grad, was einer minimalen Valgusstellung (physiologischer Valgus, X-Bein) entspricht.

Kniebeschwerden in der Yogapraxis

Läsionen des Innenmeniskus und Arthrosen können verstärkt oder aktiviert werden durch starke Beugung, erst recht in Außenrotation des Beines, wie z.B. im Schneidersitz oder verstärkt im Lotussitz (Padmasana) sowie bei der Taube (Eka Pada Raja Kapotanasana).

Generell ist das Knie in halb gebeugter Haltung am verletzlichsten. Der Fuß sollte daher zum Schutz für das Kniegelenk in eine „Pronationsstellung“ gebracht werden, d. h. in Dorsalextension den Großzehenballen nach vorne zu schieben. Eine Supinationsstellung im Fuß (= Außenrand nach unten) würde die Bänder im Knie schwächen und das Verletzungsrisiko erhöhen.

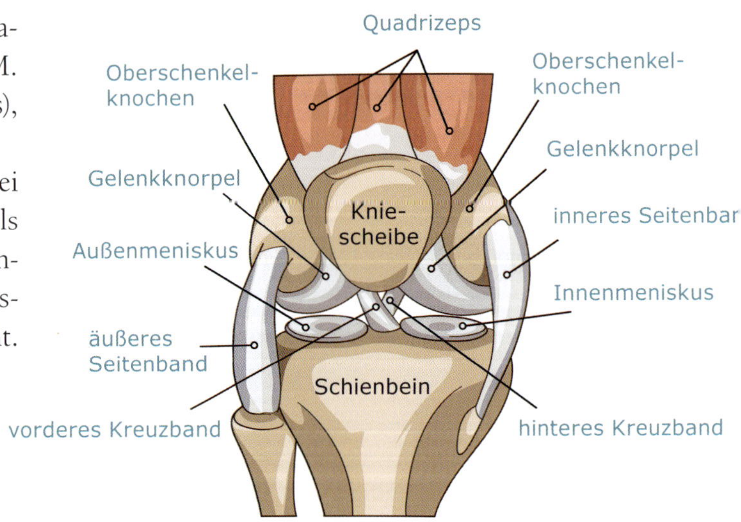

Schematische Darstellung des Kniegelenkes

Problematische Asanas bei Beschwerden mit dem Kniegelenk:

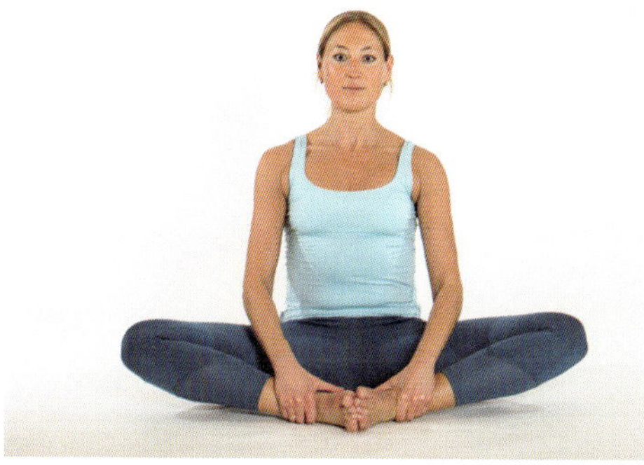

Gebundene Winkelhaltung (Baddha Konasana)

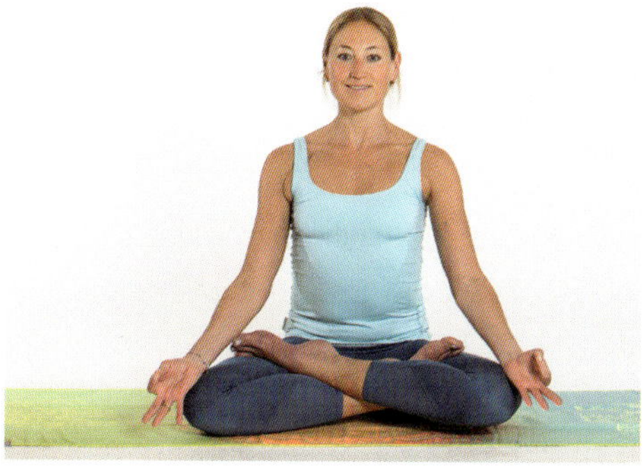

Lotussitz (Padmasana)

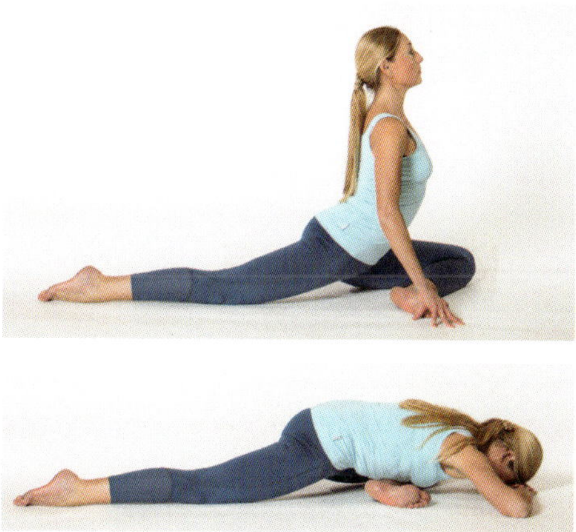

Taube (Eka Pada Kapotanasana)

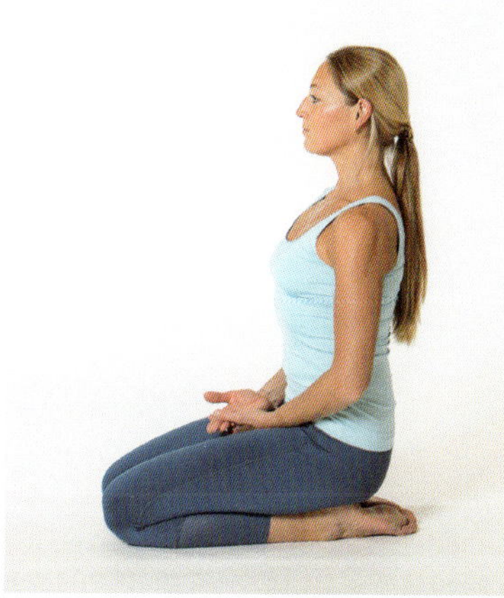

Fersensitz

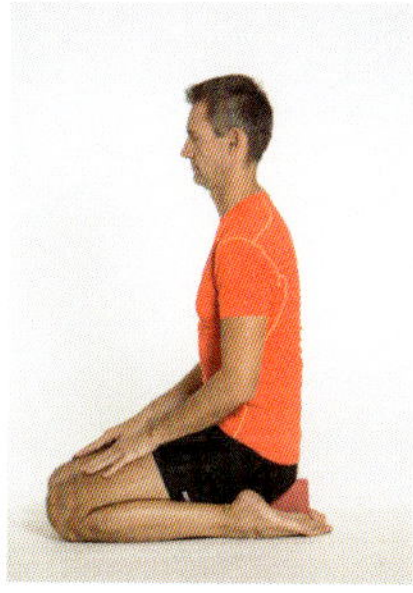

(Heldensitz (Virasana)

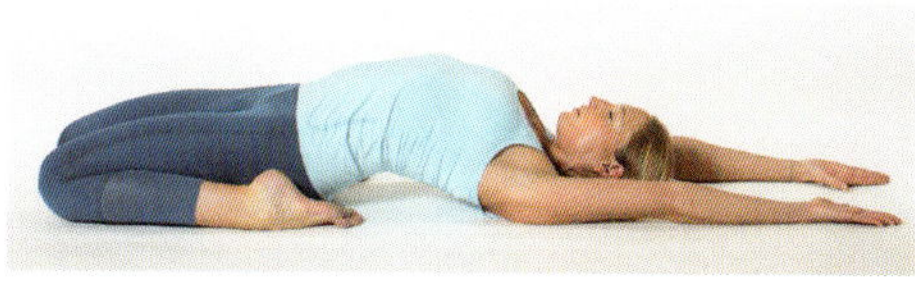

Sattel (Supta Virasana)

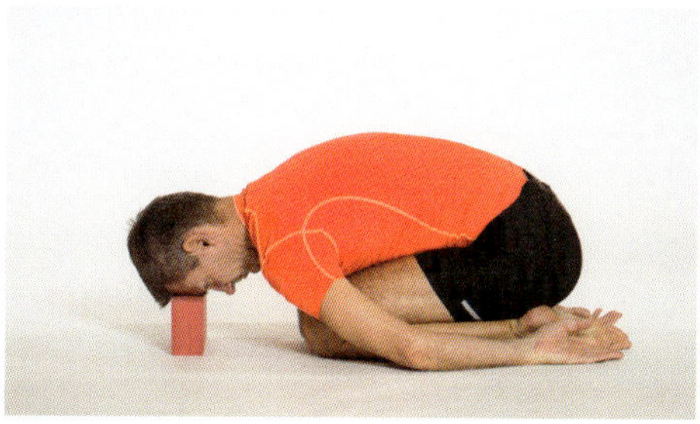

Stellung des Kindes (Balasana)

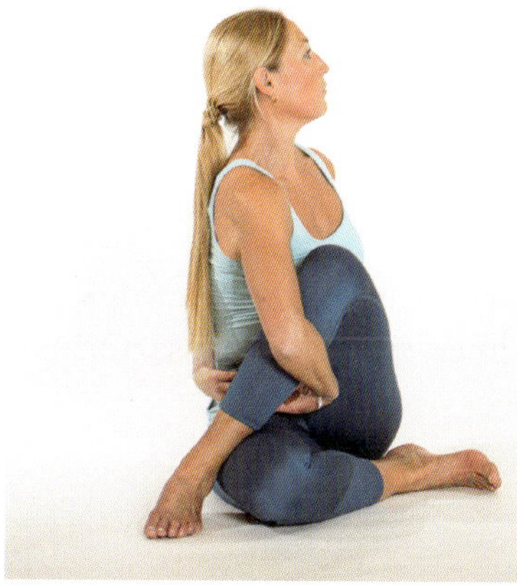

Drehsitz (Ardha Matsyendrasana)

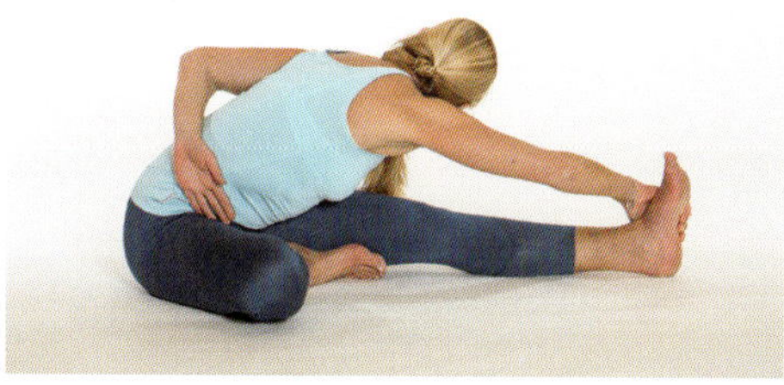

Kopf-Knie-Haltung (Janu Shirsana)

Alternative und modifizierte Übungen:

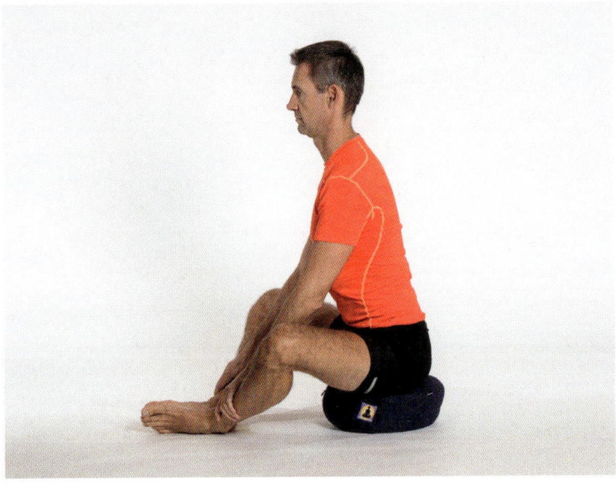

Gebundene Winkelhaltung (Baddha Konasana) erhöht
und/oder mit größerem Abstand der Fersen
zum Damm/Gesäß

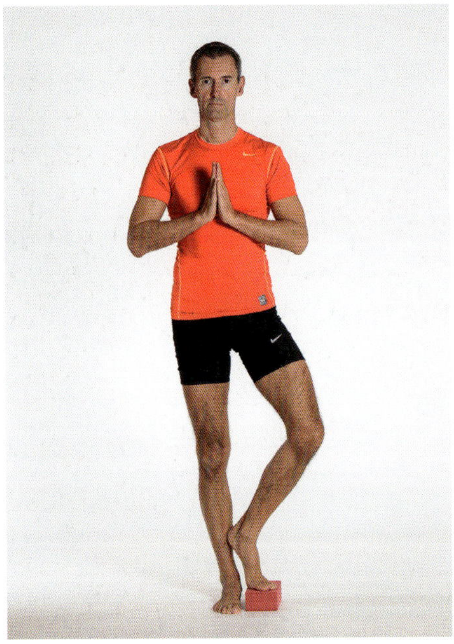

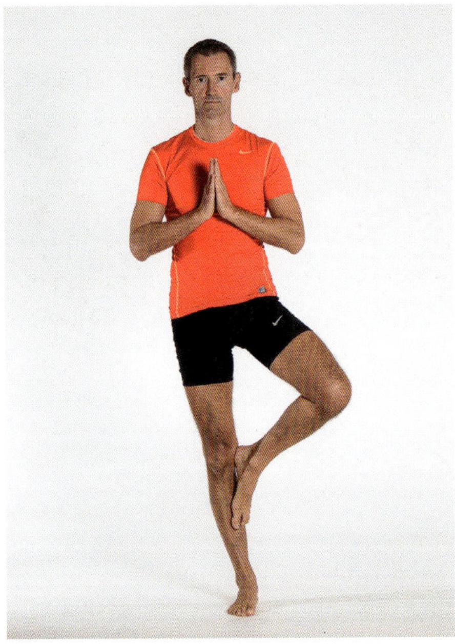

Baum (Vrksasana), Fußsohle beliebig hoch am Standbein platzieren

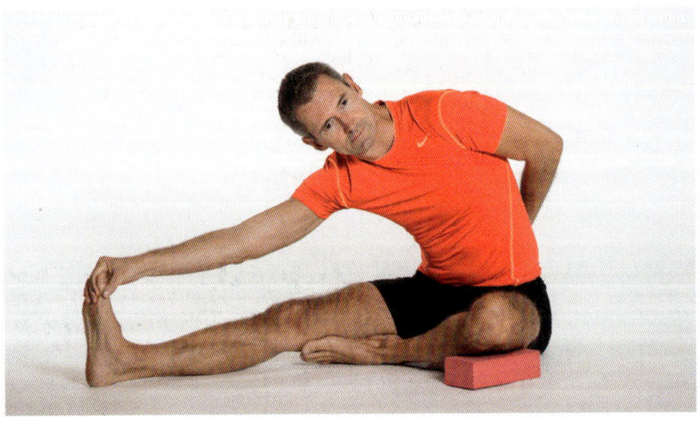

Kopf-Knie-Haltung (Janu Shirsana): das Knie erhöht auf einem Block ablegen

8

Das Hüftgelenk im Yoga

Das Hüftgelenk ist aufgrund seiner guten gelenkigen Führung meist unproblematisch. Seine Unbeweglichkeit und die Verkürzung der umgebenden Muskulatur sowohl an der Oberschenkelvorder- als auch -rückseite macht hingegen intensive Yoga- und Dehnungsübungen erst erforderlich.

Das knöcherne Becken und das Hüftgelenk

Das Hüftgelenk (Articulatio coxae) ist ein Kugelgelenk mit drei Freiheitsgraden.
Durch die tiefe Pfanne ist das Hüftgelenk relativ luxationssicher, dafür unbeweglicher als das Schultergelenk.
Die Stabilität durch die äußerst kräftigen Bänder steht hier im Vordergrund.
Der Oberschenkelkopf bildet den kugeligen Gelenkkopf.
Der Bandapparat erlaubt praktisch unbegrenzte Beugung bei stark eingeschränkter Streckung.
Eine krankhafte Veränderung am Hüftgelenk ist die Coxarthrose, die z.B. durch eine angeborene Hüftdysplasie begünstigt wird.

Die Muskeln von Becken und Hüftgelenk

Als Beugemuskeln fungieren der M. iliopsoas, der M. rectus femoris und der M. sartorius.

Streckmuskeln sind die Glutaealmuskeln und die ischiokruralen Muskeln.

Der Musculus glutaeus maximus ist der kräftigste Muskel des menschlichen Körpers.

Die Mm. glutaei medius und minimus strahlen fächerförmig von der Spitze des großen Rollhügels (Trochanter major) zur Darmbeinschaufel und dienen als wichtigste Abduktoren.

Die Abduktionsfunktion der kleinen Glutaeen ist essenziell für den Gang, indem sie durch Kontraktion auf der Standbeinseite ein Abkippen des Beckens zur Spielbeinseite verhindern. Beim Gehen steht man abwechselnd auf einem Bein. (Bsp. Baum)

Der Musculus iliopsoas wird aus dem M. psoas major (großer Lendenmuskel) und dem M. iliacus gebildet, welche zusammenlaufen und ihren gemeinsamen Ansatz am Trochanter minor (kleiner Rollhügel) am Oberschenkelknochen (Femur) finden.

Zu den Hüftaußenrotatoren zählen der M. piriformis, Mm. gemellus superior und inferior, M. obturatorius internus und externus sowie der M. quadratus femoris.

Die Adduktorengruppe bilden der M. pectineus, Mm. adductor longus, magnus, brevis und M. gracilis. Sie entspringen alle im Wesentlichen am Schambein und stabilisieren als Antagonisten der Abduktoren das Becken und das Standbein.

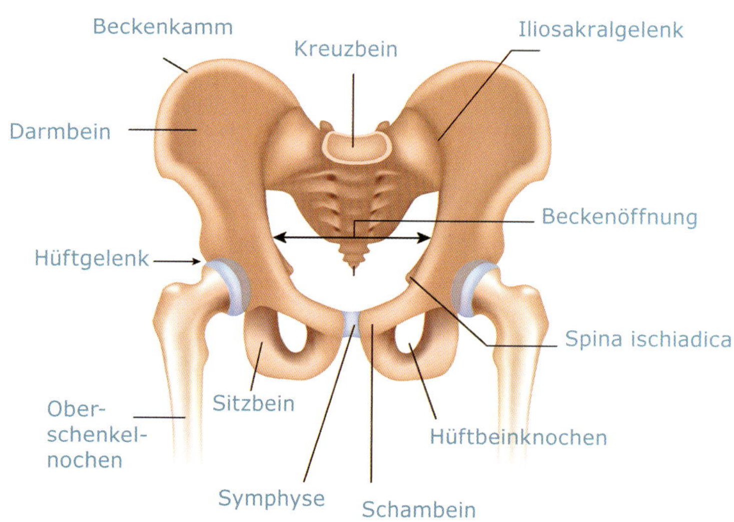

Schematische Darstellung des knöchernen Beckens

Yogapraxis mit künstlichem Hüftgelenk

Asanas mit starker Adduktion, Außen- und/oder Innenrotation können beim künstlichen Hüftgelenk kritisch sein.

Problematische Asanas beim künstlichen Hüftgelenk:

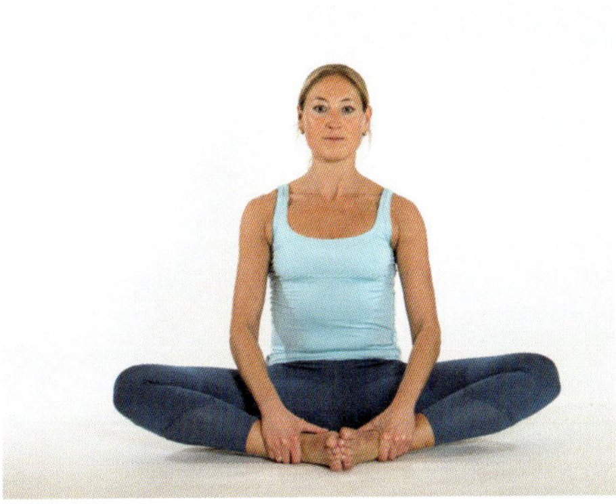

Gebundene Winkelhaltung (Baddha Konasana)

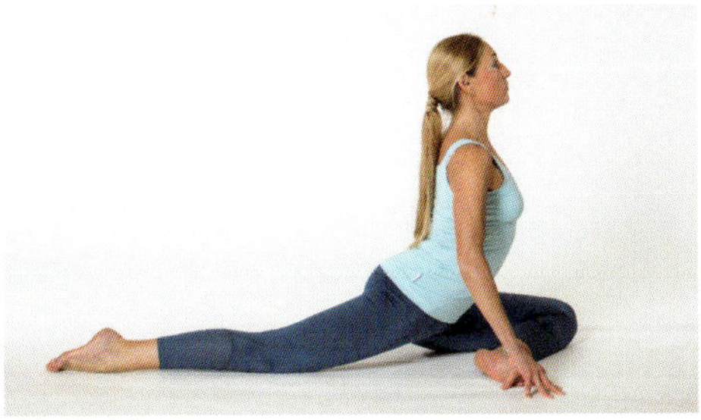

Taube (Eka Pada Kapotanasana)

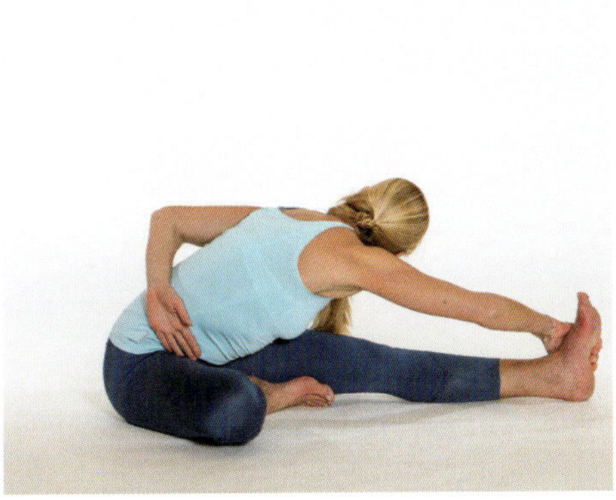

Kopf-Knie-Haltung (Janu Shirsasana)

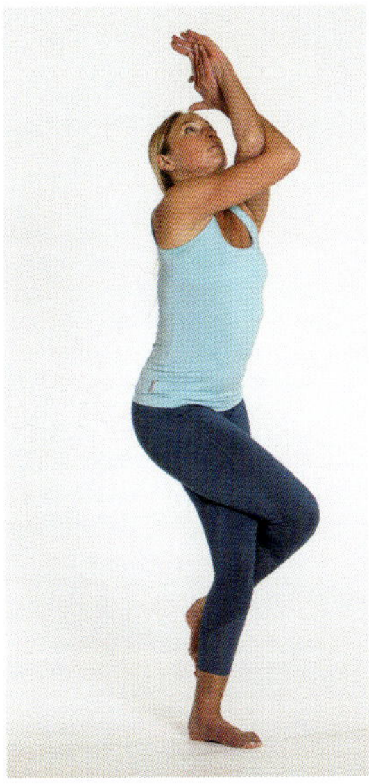

Adler (Garudasana)

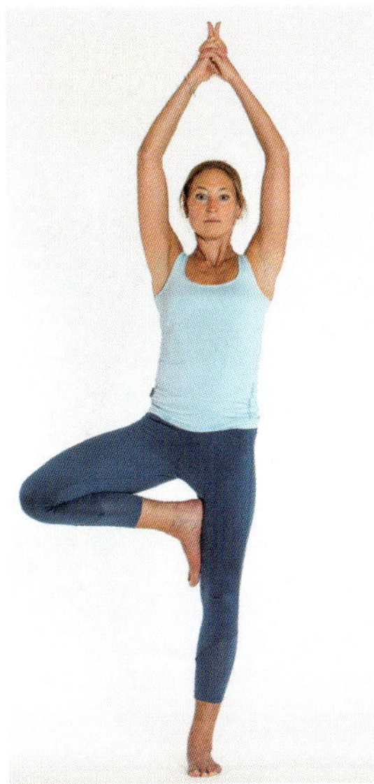

Baum (Vrksasana)

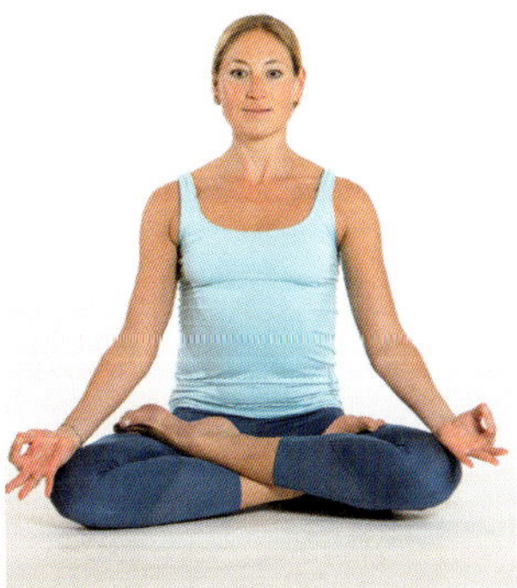

Lotussitz (Padmasana)

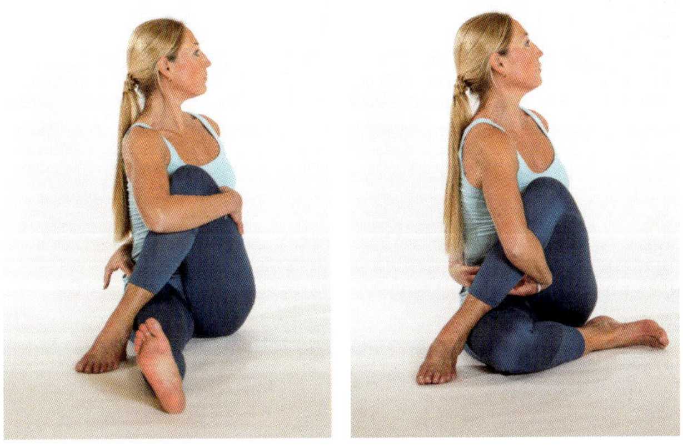

Drehsitz (Ardha Matsyendrasana)

Alternative und modifizierte Übungen:

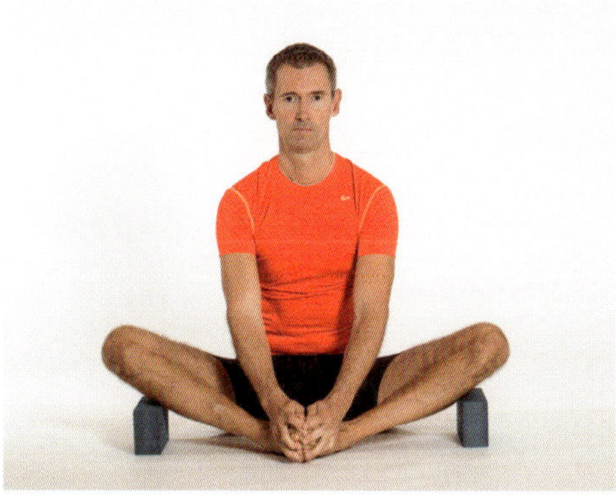
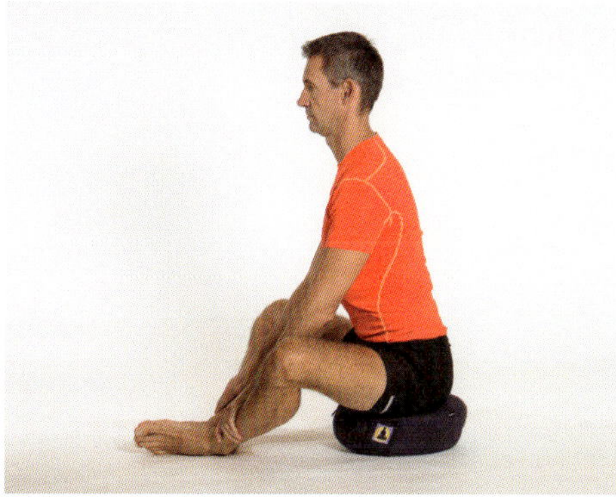

Die gebundene Winkelhaltung mit größerem Abstand der Fersen zum Damm/Gesäß, erhöht sitzend und/oder mit erhöht abgelegten Knien zur Verringerung der Außenrotation ausführen

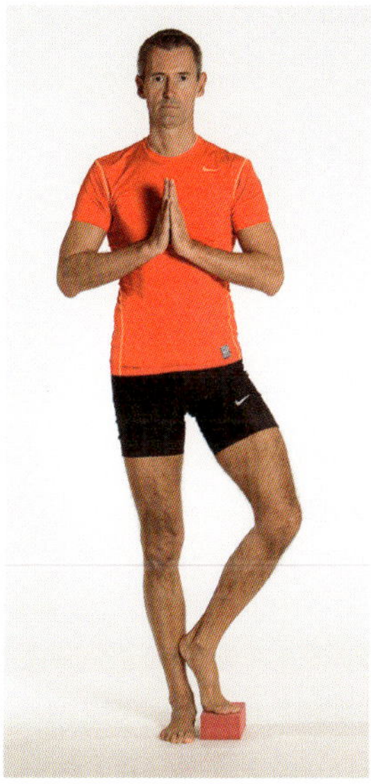
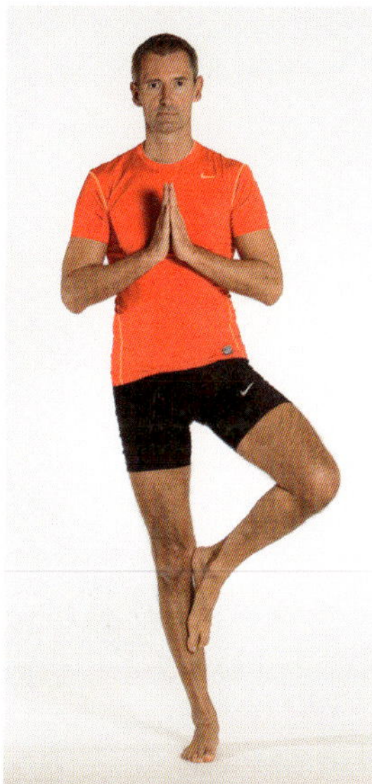

Beim Baum (Vrksasana) die Fußsohle weniger hoch am Standbein platzieren

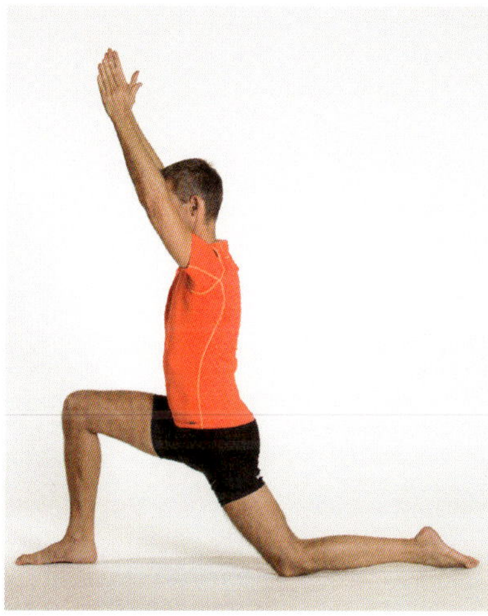

Die Reiterstellung (Ashva Sanchal-anasana) anstelle der Taube (Eka Pada Kapotanasana) ausführen

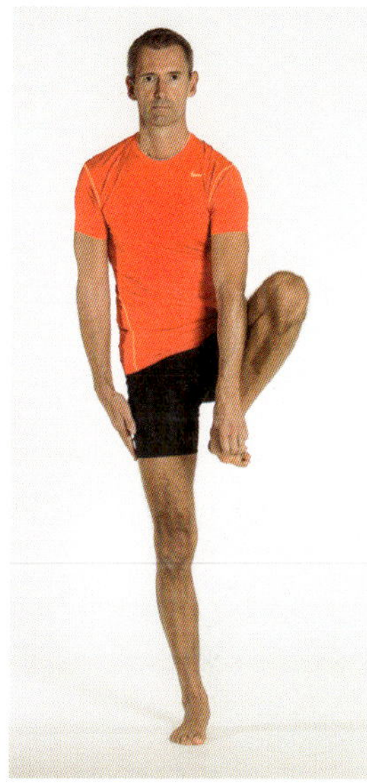

Einbeinstand statt Adler praktizieren

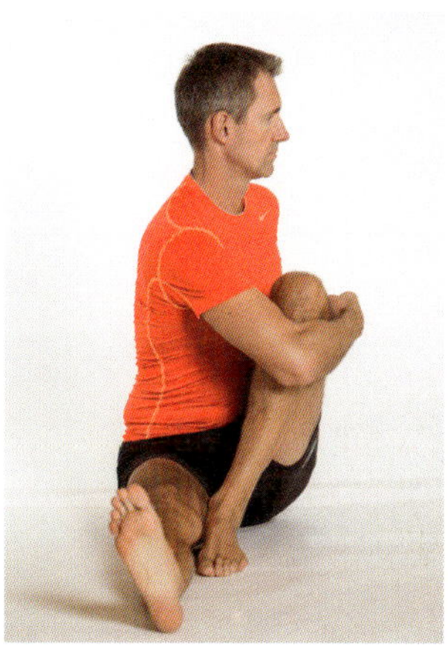

Drehsitz ohne Überkreuzen des Beines

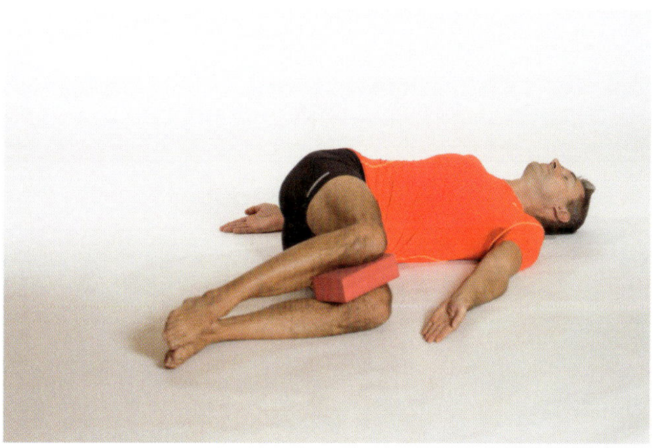

Bauchdrehung, Krokodil (Jathara Parivrtta) mit halben Hebel und ohne Überkreuzen des Beines

9

Schmerzende Gelenke aufgrund von Arthrose & Arthritis

Der Mensch besitzt über 100 Gelenke, die nach ihren Freiheitsgraden und Bewegungsausmaßen in verschiedene Gelenktypen eingeteilt sind.

Einteilung der Gelenke in Synarthrosen und Diarthrosen

Synarthrosen (Falsche Gelenke)

Bei den Synarthrosen liegen sogenannte kontinuierliche Verbindungen vor, das bedeutet, dass, wenn überhaupt, nur ein sehr geringer Bewegungsspielraum besteht.

Unterschieden werden hierbei:

- Syndesmosen, die Bandhaften, die beispielsweise zwischen zwei Wirbelkörpern liegen. Es sind Bänderverbindungen, die einen geringen Freiheitsgrad aufweisen.
- Synchondrose, die Knorpelhaften. Ein Beispiel hierfür ist die Symphyse, die Schambeinfuge mit einem sehr geringen Freiheitsgrad an Bewegung.
- Synostosen, die Knochenhaften, eine Verbindung zweier Knochen, die direkt miteinander verwachsen sind.

Die Fontanellen im Schädelbereich zeigen im Laufe unserer Entwicklung vom Embryo zum Erwachsenen den Übergang einer Syndesmose zur Synchondrose und schließlich zu einer Synostose.

Diarthrosen (Echte Gelenke)

An einem echten Gelenk treffen zwei oder mehrere Knochen zusammen. Die Verbindung kann dabei einen sehr unterschiedlichen Bewegungsspielraum aufweisen. Kräftige Gewebestränge, die Bänder, dienen zur Stabilisierung der Gelenke. Als Diarthrosen bezeichnet man folglich die sichtbare, bewegliche Verbindung zweier Knochen mit den zwei wesentlichen Kennzeichen:

Es gibt einen Gelenkspalt, der durch Gelenkschmiere, die Synovia, gefüllt ist, und zudem ist eine Gelenkkapsel vorhanden, die den Spalt lückenlos umschließt.

Die häufigsten Erkrankungen der Gelenke sind Arthrose und Arthritis:

Differenzierung von Arthrose und Arthritis

Arthrose ist die klassische Abnutzung (Degeneration) eines Gelenkes. Diese kann im Rahmen des normalen Alterungsprozesses auftreten und wird wesentlich durch genetische Faktoren bedingt. Aber auch schwere körperliche Arbeit, Fehlstellungen nach Unfällen, einseitige Belastungen auch durch Hochleistungssport und Übergewicht können zu Arthrose führen. Im Alter von 70 Jahren haben 70% der Bevölkerung Arthrose.

Arthritis ist ein Sammelbegriff für eine Vielzahl an entzündlichen Erkrankungsformen, die rheumatisch oder bakteriell bedingt sein können und unbehandelt mit einer raschen und verstümmelnden Gelenkzerstörung einhergehen.

Bei einer aktiven Arthritis sollte Sport nur nach Rücksprache mit dem behandelnden Orthopäden oder Rheumatologen durchgeführt werden!

Bei der Arthrose liegt ein Missverhältnis zwischen Belastung und Belastbarkeit des Knorpels vor. Häufig resultiert die chronische Überlastung aus der gleichzeitigen Störung der Gelenksgeometrie, so dass es zu einem Abrieb an der Oberfläche der Knorpelschicht und einer reaktiven Entzündung der Gelenkschleimhaut kommt.

Die freigesetzten Entzündungsmediatoren gelangen ins Gelenk und führen bei der Arthrose zu einem Gelenkerguß, bei der Arthritis verstärken sie sogar die Knorpeldestruktion. Der Verlust an Knorpel wird durch den Körper mit der Bildung eines insuffizienten Faser-Knorpels und ein Wachstum des Knochens am Rand der Gelenkspfanne kompensiert. Dadurch wird die Beweglichkeit eingeschränkt.

Es kommt zu einer Bildung von Nozirezeptoren in der entzündlichen Gelenkschleimhaut.

Schmerzen, Schwellung, Erwärmung und Rötung sind die typischen Symptome.

Bei Vorliegen einer Arthrose kommt es zu einem Teufelskreis:

- Die Überbelastung des Knorpels initiiert eine Umstrukturierung des Gelenks. Die Muskulatur passt sich an, was zu einer Verkürzung führt. Es entsteht Stress auf die Muskeln durch die Belastung im verkürzten Zustand. In der Folge kommt es zur Bildung von Verhärtungen und schmerzhaften Triggerpunkten. Die Muskelspannung erhöht sich und es entsteht eine noch größere Belastung auf den Gelenkknorpel.

Einschränkungen in der Yogapraxis bei Arthrose und inaktiver Arthritis

Die betroffenen Gelenke sollen weiterhin bewegt werden, damit es in der Folge nicht zu einer Versteifung kommt. Jedoch ist besondere Achtsamkeit geboten und eine Orientierung an der persönlichen Schmerzgrenze wichtig.

Die am häufigsten von Arthrose betroffenen Gelenke, die bei der Yogapraxis Schwierigkeiten bereiten, sind: Handgelenke, Schultergelenke, Kniegelenke, Hüftgelenke und die Facettengelenke der Wirbelsäule.

Eine Variation der Übungen ist je nach Lokalisation unter den jeweiligen Kapiteln zu finden.

10

Yoga bei Fibromyalgie (Weichteilrheumatische Erkrankung)

Definition der Fibromyalgie

Schmerzen mit ständig wechselnder Lokalisation und Intensität am gesamten Bewegungsapparat. Als Lumbal-oder Zervikalsyndrom beginnend, entwickelt sich innerhalb von Jahren eine generalisierte Schmerzkrankheit. Die Patienten entwickeln eine Hypersensibilität und erleiden einen permanenten Reizzustand. Die Fibromyalgie zeigt eine Häufigkeit von 1 Million Betroffener, meist Frauen.

Yogapraxis bei Fibromyalgie

Subjektive Bewegungstherapie schafft Abhilfe und erhöht die Schmerztoleranz. Die achtsame Yogapraxis ist hierbei sehr hilfreich, da sie ein Muskel- und Ausdauertraining mit Dehnungen und Mobilisation sowie Entspannungsübungen vereint.

Geeignet sind zum Einstieg Atemübungen (Pranayama), achtsam ausgeführte Übungsreihen aus dem Yin-Yoga sowie vereinfachte Variationen der klassischen Asanas nach dem subjektiven Wohlbefinden.

11

Yoga bei Osteoporose, präventiv und therapeutisch

Definition der Osteoporose

Die Osteoporose – auch als Knochenschwund bezeichnet – ist die häufigste Stoffwechselerkrankung der Knochen. Sie resultiert aus einem krankhaften Missverhältnis zwischen dem Auf- und Abbau der Knochen. Eine Entkalkung der Knochen reduziert die Elastizität und führt zur Instabilität und Brüchigkeit des Knochengerüstes. Bereits bei Bagatelltraumen, wie einem unsanften Setzen oder beim Husten, können insbesondere Frakturen der Wirbelkörper auftreten. Auch Unterarmknochen und Oberschenkelhals sind gefährdet. Frauen sind von der Osteoporose mit einer Häufigkeit von 40 % nach dem 50. Lebensjahr deutlich häufiger betroffen als Männer. Allein in Deutschland leiden ca. 8 bis 10 Millionen Menschen an Osteoporose.

Der Abbau der Knochenmasse kann durch bestimmte Erkrankungen sowie Medikamente (z. B. Cortison) verstärkt werden.

Möglichkeiten in der Yogapraxis

Der Körper passt sich an die Herausforderungen an. Bewegung fördert den Stoffwechsel. Das gilt auch für die Knochen. Knochen sind lebendig und angepasste Druck- und Zugbelastungen fördern den Knochenaufbau und wirken damit zusammen mit kalziumreicher Ernährung und Vitamin D einer Osteoporose entgegen. Bereits präventiv sind diese Faktoren unerlässlich. Die Auswahl der Yogaübungen muss an den Gesundheitszustand des Praktizierenden angepasst werden. Je nach Erkrankungsstadium sind die Möglichkeiten und die Übungsauswahl sehr unterschiedlich. Präventiv können alle Übungen ausgeführt werden, solange die anatomische Ausrichtung gegeben ist und keine Schmerzen auftreten. Bei einer bestehenden Osteoporose sind Übungen mit großen Hebelwirkungen kritisch und daher zu modifizieren. Ebenso sollten jegliche Stoßbelastungen und Sturzrisiko vermieden werden. Auch bei einer gleichzeitigen Einschränkung der Beweglichkeit oder geringen Schmerzen gibt es Möglichkeiten, die Yoga-Asanas entsprechend anzupassen.

Die Variationen aus Teil 1 sowie die Übungsreihen in Teil 3 zeigen Möglichkeiten, in vereinfachter Ausführung die Ziele und positiven Wirkungen der jeweiligen Asanas zu nutzen. Dabei besteht immer die Empfehlung, mit den einfachsten Varianten zu beginnen und den Schwierigkeitsgrad individuell nach Bedarf zu steigern.

12

Yoga bei Erkrankungen des Herz- Kreislaufsystems

Das Herz

Das Herz ist die zentrale Pumpe des Herz-Kreislaufsystems. Es ist etwas größer als eine Faust und pumpt je nach körperlicher Leistung zwischen 5 und 25 Liter Blut pro Minute.

Das Herz ist in 4 Hohlräume unterteilt: einen rechten und linken Vorhof (Atrium) und eine rechte und linke Herzkammer (Ventrikel).

Rechte und linke Seite sind durch die Herzscheidewand voneinander getrennt. Zwischen Vorhof und Kammer befinden sich jeweils die Segelklappen, am Ausgang zur Aorta befinden sich die Taschenklappen.

Die Herzklappen öffnen und schließen sich, legen die Richtung des Blutstroms fest und verhindern einen Rückstrom des Blutes.

Kleiner und großer Kreislauf

Nahezu der gesamte Körper ist von Blutgefäßen durchzogen, in denen das Blut den Sauerstoff und die Nährstoffe zu allen Organen transportiert. Arterien leiten das Blut vom Herzen weg, Venen führen das Blut zum Herzen zurück, und in den Kapillaren findet der Sauerstoff und Nährstoffaustausch statt.

Als kleinen Kreislauf bezeichnet man den Weg des Blutes von der rechten Herzkammer über die Lunge zurück zum linken Vorhof.

Der große Kreislauf ist der Weg des Blutes von der linken Herzkammer durch die Aorta, die Organarterien, die Kapillarsysteme der einzelnen Organe, die Organvenen und die beiden Hohlvenen zurück zum rechten Vorhof. Das Herz kontrahiert sich im Ruhezustand 60-90 Mal pro Minute (Herzfrequenz). Die Kontraktionsphase heißt Systole, die Erschlaffungsphase wird als Diastole bezeichnet.

Systole: Die Kammern kontrahieren sich, die Segelklappen schließen sich, die Taschenklappen öffnen sich und das Blut strömt in die Arterien. Gleichzeitig erschlaffen die Vorhöfe und füllen sich.

Diastole: In der Füllphase kontrahieren sich die Vorhöfe und das Blut strömt durch die geöffneten Segelklappen in die beiden erschlafften Kammern. Die Taschenklappen sind geschlossen, um einen Rückstrom aus den Arterien zu verhindern.

Blutdruck

Die Steuerung des Blutdruckes erfolgt durch Dehnungsrezeptoren, die sich an verschiedenen Stellen im Körper befinden (z.B. Aortenbogen und Halsschlagader).

Melden diese Rezeptoren einen zu hohen Blutdruck, reagiert das System mit einer Gefäßerweiterung und einer Aktivität des Parasympatikus. Dies führt zum Absenken des Blutdrucks.

Erkrankungen des Herz- und Kreislaufsystems

Erkrankungen des Herz- und Kreislaufsystems sind zur Volkskrankheit der Industrieländer geworden. Am häufigsten treten Bluthochdruck, Arteriosklerose, Herzinsuffizienz, Herzinfarkt und Schlaganfall auf.

Yoga bei Bluthochdruck (Hypertonie)

Definition der Hypertonie

Die Hypertonie ist eine chronische Erhöhung des Blutdruckes auf systolisch über 140 mmHg und diastolisch über 90 mmHg (Millimeter Quecksilbersäule).

Bluthochdruck ist in den Industrieländern der wichtigste Risikofaktor für Herz- und Gefäßerkrankungen, wie Herzinfarkt, Schlaganfall, Nierenversagen oder Gefäßschädigungen.

Die Ursachen können sehr vielfältig sein. Häufig wird Bluthochdruck durch Übergewicht, Bewegungsmangel und psychologischen Stress begünstigt.

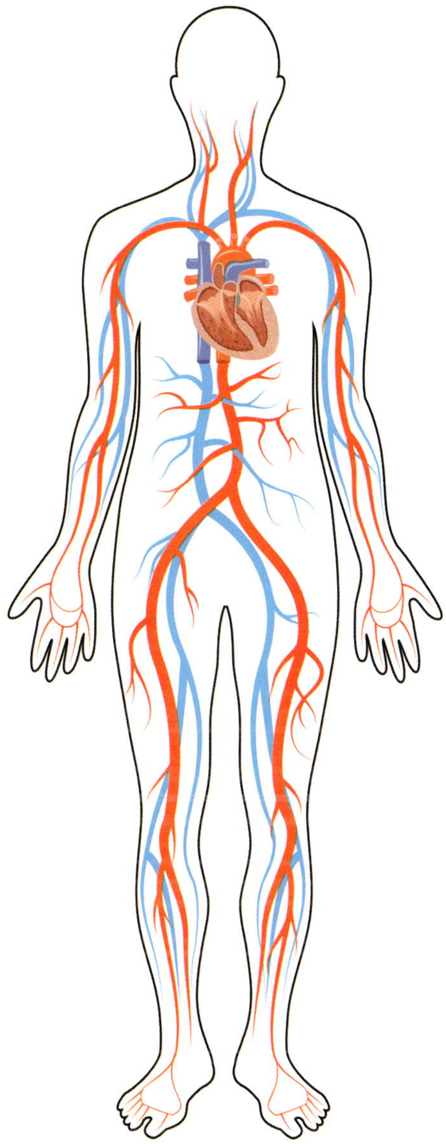

Möglichkeiten in der Yogapraxis

Bewegung ist unerlässlich, um das Herz-Kreislauf-System zu trainieren. Bewusste Pausen und Zeiten der Ruhe sind für den Körper ebenfalls sehr wichtig, um die Regeneration zu fördern und die Leistungsfähigkeit zu erhalten.

Yoga reguliert nachweislich den Blutdruck, fördert den venösen Rückfluss und stärkt das Herz auf vielfältigste Art und Weise.

Sofern der erhöhte Blutdruck von Übergewicht herrührt, sind in der Yogapraxis fließende Asanas sinnvoll, die das Herz-Kreislauf-System fordern. Es sollten bei Bluthochdruck alle Asanas vermieden und modifiziert werden, in denen der Kopf nach unten hängt (z. B. Vorbeuge im Stand, Herabschauender Hund). Ebenso ist von intensiven Umkehrhaltungen (Schulterstand oder Pflug) abzuraten.

Zur Entspannung und Bekämpfung von psychologischem Stress eignen sich achtsame und kontrolliert ausgeführte Yogareihen, in denen der Schwerpunkt auf der Atemwahrnehmung liegt. Hier bietet sich auch das eher statisch ausgeführte Yin-Yoga an, wobei immer die korrekte Ausrichtung an oberster Stelle steht.

13

Yoga als Hilfe bei mangelnder Beweglichkeit

Muskelaufbau und -gewebe

Der Muskel ist ein Organ, welches aus den folgenden vier Gewebearten besteht: Muskelgewebe, Bindegewebe, Nerven und Blutgefäße.

Die spezielle Eigenschaft des Muskelgewebes ist seine Kontraktilität, d.h. die Fähigkeit zur Verkürzung, die besondere Voraussetzungen im Aufbau der einzelnen Muskelzelle (= Muskelfaser) erfordert.

Charakteristisch für Muskelzellen ist die Bildung von Myofibrillen aus elektronenmikroskopisch sichtbaren, parallel angeordneten Myofilamenten. Diese bestehen hauptsächlich aus kontraktilen Proteinen, dem Aktin und Myosin sowie auch Titin.

- Aktinfilamente sind dünne Filamente (6 nm)
- Myosinfilamente sind dicke Filamente (15 nm)

Differenzierung von Muskelgewebe

Drei Arten von Muskelgewebe werden unterschieden:

- Quergestreifte Skelettmuskulatur
- Quergestreifte Herzmuskulatur
- Glatte Muskulatur (Blutgefäße, Luftröhre, Organe)
- Die Skelettmuskulatur ist meist willkürlich kontrollierbar. Sie wird vom somatischen Teil des Nervensystems gesteuert. Die Herzmuskulatur und die glatte Muskulatur werden hingegen unwillkürlich und vegetativ gesteuert.

Tonische und phasische Muskulatur

Muskeln lassen sich grob in zwei Klassen einteilen: solche, die ein Gelenk stabilisieren, und solche, die für die Bewegung zuständig sind.

Die Skelettmuskulatur wird in verschiedene Typen unterteilt. So gibt es Halte- (tonische) und Bewegungsmuskulatur (phasische). Die tonische Muskulatur hat eine bessere Durchblutung und neigt im Vergleich zur phasischen nicht so schnell zur Ermüdung.

Die **tonische** Muskulatur neigt eher zur **Verkürzung** und benötigt daher Dehnung. Zu dieser gehören:

- M. trapezius = Kapuzenmuskel
- M. pectoralis major et minor = großer und kleiner Brustmuskel
- M. biceps brachii = zweiköpfiger Oberarmmuskel
- M. brachialis = Unterarmbeugemuskel
- M. quadriceps = vordere Oberschenkelmuskelgruppe
- Ischiocrurale Muskulatur = hintere Oberschenkelmuskelgruppe
- M. semimembranosus = Plattsehnenmuskel
- M. levator scapulae = Schulterblattheber
- M. gastrocnemius = Zwillingswadenmuskel
- M. soleus = Schollenmuskel

Die **phasische** Muskulatur neigt eher zu **Abschwächung** und benötigt Kräftigung. Zu dieser gehören:

- Bauchmuskulatur
- Adduktorengruppe = Muskeln d. Oberschenkelinnenseite
- M. tibialis anterior = Schienbeinmuskel
- M. preoneus longus et brevis = Wadenbeinmuskel
- M. glutaeus maximus = Gesäßmuskel
- M. triceps brachii = dreiköpfiger Oberarmmuskel
- M. latissimus dorsi = Rautenmuskel
- M. erector spinae = Rückenstrecker

Diese Einteilung darf nicht zu eng gesehen werden. Es gibt viele Muskeln mit gleichmäßiger Faserverteilung, die sowohl Halte- als auch Bewegungsfunktion ausüben.

Muskelfasern

Die Muskeln setzen sich aus einer Fasermischung zusammen, welche je nach Funktion des Muskels variiert. Die **Muskelfasern** werden unterteilt in:

- Typ I Fasern (ST- Fasern, slow twitch): langsame Kontraktion, auf Dauerleistung ausgelegt, langsame Ermüdung, aerobe Energiegewinnung;
- Typ- II- Fasern (FT – Fasern, fast twitch): schnelle Kontraktion, schnelle Ermüdung, höherer Energieverbrauch; Typ-IIa und IIb-Fasern als weitere Untergruppen.

Muskuläre Begriffe und Definitionen

Konzentrisch – exzentrisch – isometrisch

- Konzentrische Muskelarbeit: konzentrisch – verkürzend – positiv = Bewegungen mit der Muskelbewegungsrichtung, der Muskel verkürzt sich, während er kontrahiert.
- Exzentrische Muskelarbeit: exzentrisch – verlängernd – negativ = Bewegungen entgegen der Muskelbewegungsrichtung, der Muskel verlängert sich, während er kontrahiert.
- Isometrische Muskelarbeit = Halten unter Anspannung der Muskulatur, der Muskel behält seine Länge.

Beispiele aus dem Yoga:

- Hohes Brett (Phalakasana) – tiefes Brett (Chaturanga Dandasana): Der Weg zum Boden ist die konzentrische Aktivität, das Hochdrücken mithilfe der Muskelkraft ist die exzentrische Phase.
- Kniebeuge: Das Beugen der Knie und Absenken des Körpers ist die konzentrische Phase, das Strecken der Beine entspricht der exzentrischen Muskelarbeit.
- Krieger II: Das Verweilen in der Endposition ist isometrische Muskelaktivität.
- Streckhaltung: Isometrische Haltearbeit der Bauch- und Rumpfmuskulatur.

Agonist – Antagonist – Synergist – Funktionspaar

- Agonist = Spieler: der kontrahierende Muskel, der die Bewegung initiiert. Der Agonist arbeitet hierbei konzentrisch.
- Antagonist = Gegenspieler: der Muskel, welcher der Funktion des Agonisten entgegenwirkt. Der Antagonist arbeitet exzentrisch.
- Synergist = Mitarbeiter, Zusammenwirken: Das harmonische Zusammenspiel von Muskeln bzw. Muskelgruppen

Agonist und Antagonist bilden zusammen ein sogenanntes „Funktionspaar".

Muskuläre Balance

= das Verhältnis der Spannung und Kraft der ein Gelenk umgebenden Muskeln und ihrer Länge.

Muskuläre Reize und Reflexe

Reziproke Hemmung

Die Dehnung eines Antagonisten durch die Kontraktion seines Agonisten wird „reziproke Hemmung" genannt. Diesen Reflexbogen können wir im Yoga zur Vertiefung von Dehnhaltungen nutzen. Bei der Vorbeuge im Sitzen (Paschimottanasana) sind die Quadrizepse die Agonisten und die Muskeln der Oberschenkelrückseite die Antagonisten. Kontrahieren die Muskeln der Oberschenkelvorderseite, befiehlt das Rückenmark den Muskeln der Oberschenkelrückseite, sich zu entspannen.

Golgi-Sehnenorgan und Muskelspindelrezeptoren

Innerhalb eines Muskels liegen zwischen 40 bis 500 Rezeptororgane, so genannte Muskelspindeln. Sie registrieren Längenänderungen. Bei ruckartiger Dehnung des Muskels reagiert der Reflexbogen mit einer Anspannung (z. B. Patellasehnenreflex). Zusätzlich befindet sich am Übergang von der Sehne zum Muskel das sogenannte Golgi-Sehnenorgan, das die Sehnen vor zu großer Spannung schützt und bei Stimulation sofort den Befehl der Entspannung an das Rückenmark leitet. Es erfolgt daraufhin eine Muskelerschlaffung.

Was ist Dehnung bzw. Stretching?

Es gilt die Aussage: „Eine Dehnung ist eine Dehnung, wenn am Bewegungsende ein trainingsrelevanter Reiz gesetzt wird." Eine Dehnung wird erzielt, wenn sich Ansatz und Ursprung eines Muskels entfernen.

Es gibt verschiedene Dehnungsmethoden. Zunächst unterscheidet man dynamisches Dehnen und statisches Dehnen = Stretching. Diese wird differenziert als passives Stretching und aktives Stretching = Neuronale Methoden = PNF (Propriozeptive neuromuskuläre Faszilitation). Die beiden PNF-Methoden unterscheiden sich wiederum durch das Anspannungs-Entspannungs-Stretching = CHRS (Contract-Hold-Release-Stretch) und das Antagonisten-Anspannungs-Stretching.

Dynamisches Dehnen

Es werden schwungvolle, federnde Bewegungen ausgeführt, um Muskelgruppen zu dehnen. Beispiele sind der Sonnengruß und die Serien des Ashtanga-Yoga.

Passives Dehnen

Hier nutzt man das eigene Körpergewicht, die Schwerkraft und das Zusammenspiel von Synergisten und Antagonisten. Der Körper wird in eine Dehnhaltung gebracht und verweilt dort längere Zeit, damit sich die Dehnrezeptoren (Muskelspindel) an die Dehnung gewöhnen. Diese Form der Dehnung wirkt auch auf die nichtkontraktilen Elemente des Muskels, die Bindegewebshülle.

Unterstütztes Dehnen

Der zu dehnende Muskel (Agonist) wird bei der Dehnung angespannt. Das Lösen der Anspannung führt zu einer tiefen Entspannung des gedehnten Muskels. Das Golgi-Sehnenorgan wird stimuliert und der Befehl der Entspannung an das Rückenmark geleitet. Die daraus resultierende Muskelerschlaffung wird für die Vertiefung der Dehnung genutzt.

Antagonisten-Anspannungs-Stretching

Hierbei wird die reziproke Hemmung eingesetzt und folglich der Antagonist während der Dehnung angespannt, z. B. zur Dehnung der Beinrückseite wird die Vorderseite aktiviert.

Muskuläre Balance

= das Verhältnis der Spannung und Kraft der ein Gelenk umgebenden Muskeln und ihrer Länge.

Die Urmenschen hatten starke Brust- und Rückenmuskeln. Die Schulter- und Bauchmuskulatur war eher schwach.

Der aufrechte Gang erfordert „neue" Muskeln, die regelmäßig trainiert werden müssen, gleichzeitig bedarf es aber auch der Dehnung der Gegenspieler, damit die Entwicklung nicht wieder rückläufig wird.

Was versteht man unter Beweglichkeit?

Die Definition der Beweglichkeit suggeriert das maximal mögliche Bewegungsausmaß. Demnach ist sie der Oberbegriff für Gelenkigkeit und Dehnfähigkeit.

Die Gelenkigkeit kann nur wenig beeinflusst werden. Sie ergibt sich aus der Form der am Gelenkaufbau beteiligten Knochen.

Die Dehnfähigkeit bezieht sich auf die bindegewebigen Strukturen (Sehnen, Bänder, Muskelhüllen).

Durch regelmäßiges Faszientraining und richtiges Dehnen gewinnt dieses fasziale Gewebe an Elastizität und die Dehnfähigkeit wird verbessert.

Sportartspezifische Bewegungsmuster tragen an der Beweglichkeit einen großen Anteil.

Bei einseitigen Bewegungen kommt es zur Verkürzung der belasteten Muskulatur.

Die Erhaltung der funktionellen Beweglichkeit ist maßgeblich für das körperliche und seelische Wohlbefinden. Beweglichkeit vermittelt ein Gefühl der Freiheit!

Durch die verschiedenen Formen der Dehnung bietet Yoga umfassend eine Verbesserung der Beweglichkeit. In fließenden Yogaformaten wird primär die Dehnung des Antagonisten durch die Anspannung des Agonisten erreicht. In den statischen Yogaformen, wie z. B. beim Yin-Yoga, finden vorwiegenden die passive Dehnung und eine nachhaltige Wirkung auf die bindegewebigen Schichten statt.

Ideal ist daher die Mischung und Kombination verschiedener Yogaformen.

Die Beweglichkeit gehört neben Kraft, Schnelligkeit, Ausdauer und der koordinativen Fähigkeit zu den motorischen Fähigkeiten.

Die motorischen Fähigkeiten

Kraft

= die Fähigkeit des neuromuskulären Systems, durch Muskeltätigkeit Widerstände zu überwinden (konzentrisch), sie zu halten (isometrisch) oder ihnen entgegenzuwirken (exzentrisch)

Schnelligkeit

= die Fähigkeit, bei sportlichen Bewegungen auf einen Reiz bzw. ein Signal schnellstmöglich zu reagieren.

Bewegungen, auch gegen Widerstand, können mit höchster Geschwindigkeit durchgeführt werden.

Ausdauer

= die Fähigkeit, eine sportliche Belastung möglichst lange aufrechterhalten zu können, den durch die Ermüdung bedingten Leistungsverlust lange hinauszuzögern und sich nach sportlichen Belastungen schnell regenerieren zu können.

Beweglichkeit

= die Schwingungsweite der Gelenke innerhalb der natürlichen Grenzen.

Die motorische Eigenschaft Beweglichkeit umfasst die Begriffsinhalte:

Flexibilität, Gelenkigkeit, Biegsamkeit, Dehnfähigkeit

koordinative Fähigkeit

= das Zusammenwirken des Zentralnervensystems und der Skelettmuskulatur innerhalb eines bewussten Bewegungsablaufs.

Begriffe: Flexibilität, (Mobilität, Beweglichkeit), Stabilisation, Koordination

Flexibilität (Mobilität, Beweglichkeit):

Flexibilität bezeichnet die motorische Grundfähigkeit, Bewegungen mit optimaler Schwingungsweite in den Gelenken ausführen zu können.

Sie ist abhängig von der Dehnfähigkeit der Muskulatur sowie des Bindegewebes und der Gelenkform.

Speziell die Wirbelgelenke, so genannte flache Gelenke, sind im einzelnen Bewegungssegment meist nur minimal beweglich; in der Summe weisen sie jedoch eine relativ hohe Beweglichkeit auf.

Definition Stabilisation:

Stabilisation bezeichnet das muskuläre Gleichgewicht zwischen Agonist und Antagonist.

Für den Rumpfbereich bedeutet es, eine aktive Haltung, die zur Entlastung der Wirbelsäule führt.

Die konditionellen Fähigkeiten Koordination und Kraft spielen hierbei eine große Rolle.

Definition Koordination:

In der Bewegungswissenschaft kennzeichnet dieser Begriff das harmonische Zusammenspiel einzelner Körperteile und Einzelbewegungen zu einem geschlossenen Bewegungsablauf (Bewegungskoordination).

Funktioniert das stabilisierende System nicht, hat das einen nachhaltigen Einfluss auf die Bewegung (Kompensation) und die Belastung der beteiligten Gelenke sowie die Körperhaltung.

Das lokale, stabilisierende System kann nicht willentlich gesteuert werden.

Die Stabilisierung ist der Bewegungsausführung vorgeschaltet.

Es gilt, zunächst die koordinativen Fähigkeiten zu optimieren und anschließend die Kraft- und Bewegungsreize zu setzen => Sensomotorisches Training!

Gleichzeitiges Training von Stabilität und Kraft funktioniert mit einem gut ausgebildeten lokalen Muskelsystem.

Grundsätzlich arbeitet die stabilisierende Muskulatur immer. Durch bewusste Aktivierung kann sie zusätzlich ins Training einbezogen werden.

Asanas zur gezielten Dehnung verkürzter Muskelgruppen sind im 3. Teil dieses Buches dargestellt und erklärt.

Normwerte der Bewegungsmöglichkeiten

Die nachfolgenden anatomischen Normwerte beziehen sich auf die mögliche gesamte Beweglichkeit:

	Bezeichnung der Bewegung	Erklärung der Bewegung	Beweglichkeit
Halswirbelsäule	Flexion	Neigung des Kopfes nach vorne	*65°*
	Extension	Neigung des Kopfes nach hinten	*60°*
	Lateralflexion	Neigung des Kopfes zur Seite	*45°*
	Rotation	Drehung des Kopfes	*80° - 90°*
Schulter	Anteversion	Arm waagerecht nach vorne führen	*145°*
	Retroversion	Arm waagerecht zurückführen	*30°*
	Abduktion	Arm zur Seite heben	*180°*
	Adduktion bzw. Anteversion	Arm hängend vor den Körper führen	*30° - 45°*
	Anteversion	Arm über Kopf heben ohne bzw. mit Bewegung des Schulterblattes	*120° bzw. 180°*
	Retroversion	Arm hängend zurückführen	*40°*
	Außenrotation bei 90°-Beugung im Ellenbogen	Unterarm nach außen führen	*80°*
	Innenrotation bei 90°-Beugung im Ellenbogen	Unterarm vor den Körper führen	*30°*
	Innenrotation hinter den Rücken bei 90°-Beugung im Ellenbogen	Handrücken hinter den Rücken führen	*95°*
Ellenbogengelenk	Flexion	Beugung im Ellenbogen	*145°*
	Extension	Streckung im Ellenbogen	*10°*
	Pronation	Drehung der Handfläche nach oben (aus der Senkrechten), Daumen nach außen	*90°*
	Supination	Drehung der Handfläche nach unten (aus der Senkrechten), Daumen nach innen	*85°*
Handgelenk	Palmarflexion	Beugen der Handfläche	*85°*
	Dorsalextension	Streckung des Handrückens	*85°*
Brust- und Len-den-wirbelsäule	Lateralflexion	Seitneigung des Rumpfes	*45°*
	Rotation	Drehung des Rumpfes	*45°*
Hüfte	Flexion bei gestrecktem Bein	Beugung der Hüfte	*90°*
	Flexion bei gebeugtem Knie		*120°*
	Extension bei gestrecktem Bein	Streckung der Hüfte	*20°*
	Extension bei gebeugtem Knie		*30°*
	Außenrotation	Drehung des Oberschenkels nach außen	*80°*
	Innenrotation	Drehung des Oberschenkels nach innen	*30°-45°*
	Abduktion	gestrecktes Bein zur Seite nach außen führen	*45°*
	Anteversion	gestrecktes Bein nach vorne kreuzen	*30°*
	Retroversion	gestrecktes Bein nach hinten kreuzen	*30°*
Kniegelenk	Flexion (in Bauchlage) bei gestreckter Hüfte	Beugung im Knie bei gestreckter bzw. gebeugter Hüfte	*120°*
	Flexion bei 90°-Hüftbeugung		*140°*

14

Yoga während der Schwangerschaft

Schwangerschaft ist keine Krankheit! Sie kann eine wunderschöne Erfahrung für Frauen sein, dennoch ist sie mit diversen Einschränkungen verbunden. Bei einer normal verlaufenden Schwangerschaft darf auch das Training bzw. die Yogapraxis fortgeführt werden, jedoch angepasst an das subjektive Wohlbefinden und den individuellen Gesundheitszustand.

Bewegung bietet Abhilfe bei vielen Schwangerschaftsbeschwerden: Durch den verstärkten Lymphfluss können Wassereinlagerungen in Armen und Beinen gelindert werden. Das Risiko für Thrombosen und Krampfadern wird reduziert und gleichzeitig das Herz-Kreislauf-System angekurbelt. Abgeraten wird jedoch generell von Extremsport oder Sportarten mit erhöhtem Verletzungsrisiko.

Yoga ist durch die Vielfalt und die verschiedenen Yogaformen der ideale Sport für die Schwangerschaft. Der Fokus der Yogapraxis kann individuell an die Bedürfnisse und das Stadium der Schwangerschaft angepasst werden. Die Entscheidung kann für eine ruhige Praxis mit verschiedenen Atemtechniken und Entspannungspositionen, ebenso wie für ein fließendes und forderndes Yoga, angepasst an die eigenen Möglichkeiten, gefällt werden.

Schwangeren Frauen, die noch keine Erfahrung mit Yoga haben, werden insbesondere spezielle Gruppen für Schwangeren-Yoga empfohlen. Yoginis, die bereits regelmäßig praktiziert haben, können oft ihre Kurse weiterhin besuchen, müssen aber einige Asanas im Laufe der Schwangerschaft anpassen und modifizieren.

Der Verlauf einer Schwangerschaft

Eine Schwangerschaft wird generell auf 40 Wochen gerechnet und dabei in 3 Zyklen bzw. Trimester aufgeteilt.

Das erste Trimester der Schwangerschaft

Im ersten Schwangerschaftsdrittel findet eine erhebliche Umstellung im Körper statt, die mit physischen und psychischen Symptomen verbunden sein kann: Chronische Müdigkeit, morgendliche Übelkeit, Stimmungsschwankungen, starke Emotionalität sowie ein veränderter Geschmacks- und Geruchssinn werden häufig erwähnt.

In den ersten drei Monaten entwickelt sich der Embryo vom Fötus zum Fetus, nach der 10. Woche sind alle inneren Organe angelegt und das kleine Herz schlägt bereits 120-160-mal pro Minute. Der Fötus wiegt ca. 20 Gramm bei einer Scheitel-Steiß-Länge von 5 bis 6 Zentimetern.

Das zweite Trimester der Schwangerschaft

Der zweite Schwangerschaftsabschnitt wird oft als schönste Zeit bezeichnet. Die anfänglichen Beschwerden lassen nach und die Schwangeren fühlen sich in der Regel fit.

In diesem Zeitraum kommt die Wirkung des Hormons Relaxin zum Tragen, welches die Elastizität des Bandapparates fördert und die Gelenke im Bereich des Beckens weitet. Dadurch wird der Platz im Bauchraum vergrößert und die bevorstehende Geburt erleichtert.

Jedoch kann diese Hypermobilität bei Unachtsamkeit auch ein erhöhtes Verletzungsrisiko bergen. Die Stabilität der Gelenke ist deutlich reduziert und es kann zudem leicht zu einer Überdehnung der Bänder kommen.

Gegen Ende des 2. Schwangerschaftsdrittels ist der Fötus ca. 20 cm lang und etwa 500 Gramm schwer.

Das dritte Trimester der Schwangerschaft

In den letzten Schwangerschaftswochen wächst der Bauch zunehmend und führt damit zu Bewegungseinschränkungen. Das zusätzliche Gewicht, die elastischeren Bandstrukturen und ein häufig geschwächtes Bindegewebe begünstigen Rückenschmerzen, insbesondere Facettengelenksschmerzen sowie Blockaden des Iliosakralgelenkes (ISG).

Die Herzfrequenz der Mutter ist erhöht und es kommt schnell zu Kurzatmigkeit bei körperlicher Belastung. Zudem kommt es oft zu Verdauungsstörungen und häufigem Harndrang, da ein erhöhter Druck auf die Blase besteht.

In der 30. Schwangerschaftswoche beträgt das Gewicht des Ungeborenen etwa 1800 Gramm bei einer Größe von circa 30 Zentimeter. Ab der 36. Woche ist die Lungenreife erreicht und das Kind könnte bereits außerhalb des Mutterleibes selbständig atmen.

Die Yogapraxis in den einzelnen Trimestern

In der Schwangerschaft sollten keine extrem fordernden Yogahaltungen eingenommen werden. So sind Asanas mit starker Grundspannung im Bauch (z.B. Boot, Pfau) ebenso zu meiden wie stark stimulierende Umkehrhaltungen (z.B. Schulterstand). Von intensiven Rückbeugen ist aufgrund der starken Bauchdehnung abzuraten. Bestimmte Atemtechniken, die den Druck im Bauchraum erhöhen (z.B. Bastrika), sollten während der Schwangerschaft nicht ausgeführt werden.

Asanas für die ersten Schwangerschaftswochen

In den ersten Schwangerschaftswochen steht die Anpassung des Körpers an die neue Situation im Vordergrund. Von unbedachter und zu intensiver Anstrengung ist abzuraten. Dies kann ein Abstoßen des Fötus und damit einen Schwangerschaftsabbruch begünstigen.

Die gewohnte Yogapraxis kann beibehalten werden, sofern sie das Wohlbefinden unterstützt. Die zuvor genannten Asanas sollten gemieden und dafür fließende Bewegungsabläufe ausgeführt werden, die der Müdigkeit, Schwindel und Übelkeit entgegenwirken. Dafür eignen sich insbesondere die Varianten des Sonnengrußes, Kriegerhaltungen, seitliche Winkelhaltungen etc.

Yogaübungen für das mittlere Schwangerschaftsdrittel

Das Bewegungsausmaß muss in diesem Schwangerschaftsabschnitt dem Bauchumfang angepasst werden. Stoßbelastungen und Sprünge sind zu meiden, da sie eine unnötige Belastung für die Gelenke darstellen. Auch das Springen in einigen Yogastilen, z. B. beim klassischen Sonnengruß, ist nicht empfehlenswert. Durch den verringerten Einsatz der Bauchmuskulatur wird hier die Stoßbelastung und damit das Verletzungsrisiko erhöht.

Umso wichtiger ist es, in diesem Stadium die gezielte Ansteuerung (Anspannung und bewusste Entspannung) des Beckenbodens zu erlernen bzw.

zu verbessern. Dies kann im Yoga durch Einsatz von Mula Bandha (Verschluß der Wurzel) geübt werden. Bei Balance-Haltungen (z. B. Baum) spielt der gezielte Einsatz des Beckenbodens eine tragende Rolle für das Gleichgewicht. Ein schwacher oder verspannter Beckenboden bereitet Mühe in der Gleichgewichtsfindung.

Yogapraxis bei fortgeschrittener Schwangerschaft

Die letzten Schwangerschaftswochen werden oft durch den Gewichtszuwachs beschwerlich. Ehrgeiz ist jetzt falsch. Es gilt die Praxis so anzupassen, dass sie ausgleicht und entspannt. Übungen in Bauchlage sind nicht mehr möglich. Alternativ können Übungen in Rücken- oder Seitlage ausgeführt werden. Große Hebel, wie z.B. bei der Brettposition, fallen durch das zusätzliche Gewicht in der Körpermitte zunehmend schwer. Daher sollten die Hebel verkürzt und z.B. die Knie abgelegt werden. Der klassische Sonnengruß kann weiterhin in einer vereinfachten Variante ausgeführt werden (im Kniestand statt Bauchlage). Die Haltungen im Stehen sind meist unproblematisch und können nach eigenem Ermessen eingenommen werden.

Haltungen in Rückenlage können im letzten Drittel der Schwangerschaft den Blutfluss in der unteren Hohlvene (Vena Cava Inferior) beeinträchtigen und zum Vena-Cava-Kompressions-Syndrom führen. Dabei wird der venöse Rückstrom zum Herzen behindert. In der Folge kann der entstehende Volumenmangel zu Kreislaufproblemen, Blutdruckabfall, Herzrasen, Schwindel bis hin zur Ohnmacht führen. Sofortige Entlastung bringt hierbei die Drehung auf die linke Körperseite.

TEIL III

Übungsreihen mit verschiedenen Schwerpunkten

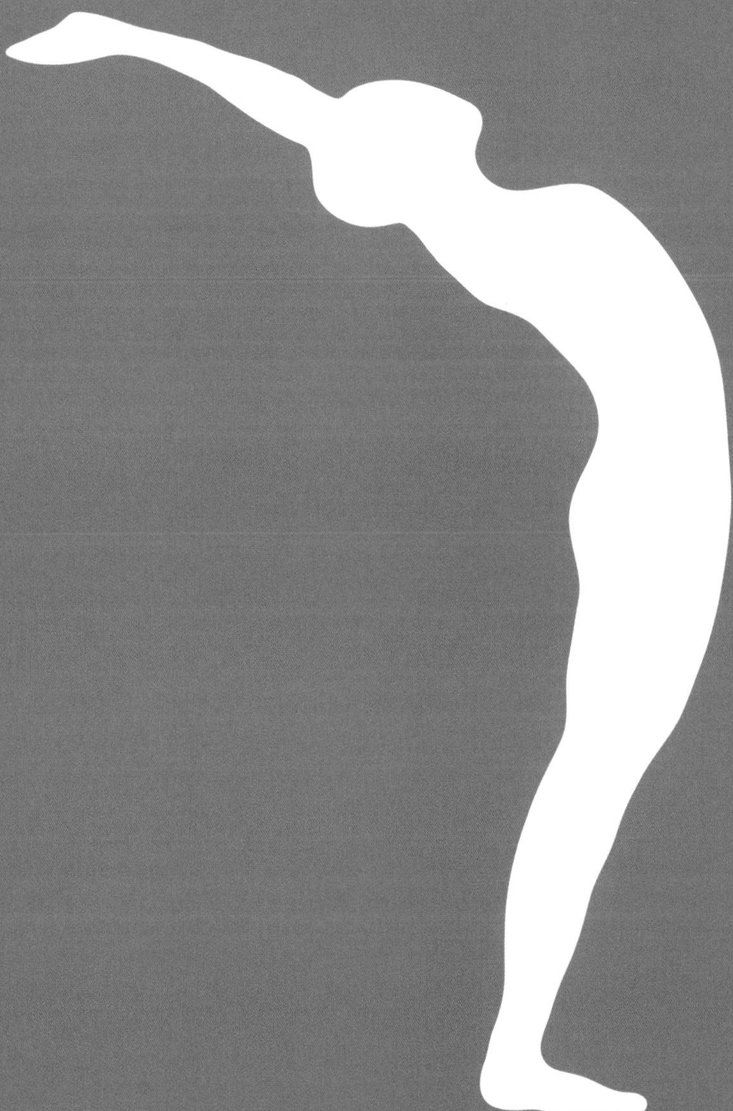

15

Der Sonnengruß (Surya Namaskar)

Surya ist der hinduistische Name des Sonnengottes. Namaskar bezeichnet die Verehrung oder Anbetung. Mit „Surya Namaskar“ wird die Verehrung des Gottes der Sonne ausgesprochen.

Der Sonnengruß eignet sich zum Aufwärmen und zur Aktivierung des Herz-Kreislauf-Systems.

In jeder Yoga-Tradition gibt es verschiedene Varianten und Ausführungen des Sonnengrußes. Im klassischen Hatha- und Ashtanga-Yoga gibt es für den Sonnengruß eine vorgegebene Abfolge. Im Vinyasa-Yoga wird der Sonnengruß variabel praktiziert.

Nachfolgend werden zwei mögliche Abfolgen für einen Sonnengruß beschrieben:

Sonnengruß A

1. Berghaltung (Tadasana)
2. Die Arme aus der Berghaltung nach oben strecken (Urdhva Hastasana)
3. Stehende Vorbeuge (Uttanasana)
4. Ausfallschritt nach hinten
5. Herabschauender Hund (Adho Mukha Svanasana)
6. Brettposition – Liegestütz, Viergliedrige Stockhaltung (Chaturanga Dandasana)
7. Kobra (Bhujangasana)
8. Herabschauender Hund (Adho Mukha Svanasana)
9. Ausfallschritt bzw. zwei große oder mehrere kleine Schritte nach vorne setzen
10. Halbe Vorbeuge (Ardha Uttanasana)
11. Stehende Vorbeuge (Uttanasana)
12. Die Arme aus der Berghaltung nach oben strecken (Urdhva Hastasana)
13. Berghaltung (Tadasana)

Sonnengruß B

1. Berghaltung (Tadasana)
2. Die Arme aus der Berghaltung nach oben strecken (Urdhva Hastasana)
3. Stehende Vorbeuge (Uttanasana)
4. Ausfallschritt nach hinten
5. Herabschauender Hund (Adho Mukha Svanasana)
6. Brettposition – Liegestütz, Viergliedrige Stockhaltung (Chaturanga Dandasana)
7. Kobra (Bhujangasana)
8. Herabschauender Hund (Adho Mukha Svanasana)
9. Ausfallschritt mit dem rechten Fuß nach vorne
10. Aufrichten zum Krieger I (Virabhadrasana I)
11. Herabschauender Hund (Adho Mukha Svanasana)
12. Brettposition – Liegestütz, Viergliedrige Stockhaltung (Chaturanga Dandasana)
13. Kobra (Bhujangasana)
14. Herabschauender Hund (Adho Mukha Svanasana)
15. Ausfallschritt mit dem linken Fuß nach vorne
16. Aufrichten zum Krieger I (Virabhadrasana I)
17. Herabschauender Hund (Adho Mukha Svanasana)
18. Brettposition – Liegestütz, Viergliedrige Stockhaltung (Chaturanga Dandasana)
19. Kobra (Bhujangasana)
20. Herabschauender Hund (Adho Mukha Svanasana)
21. Ausfallschritt bzw. zwei große oder mehrere kleine Schritte nach vorne setzen
22. Halbe Vorbeuge (Ardha Uttanasana)
23. Stehende Vorbeuge (Uttanasana)
24. Die Arme aus der Berghaltung nach oben strecken (Urdhva Hastasana)
25. Berghaltung (Tadasana)

16

Yoga während der Schwangerschaft / bei starkem Übergewicht

Übungsserie für das 2. Trimester der Schwangerschaft

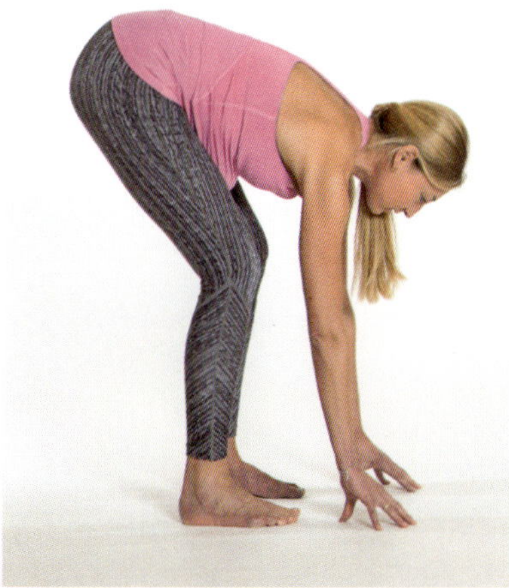
Vorbeuge (Uttanasana)

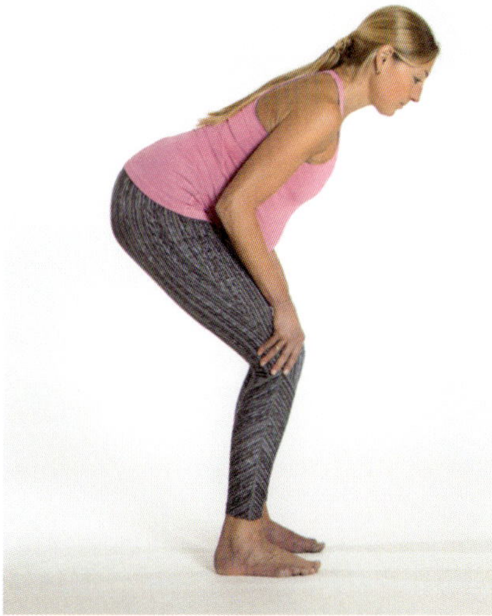
Vorbeuge (Uttanasana), optional abgestützt auf den Knien

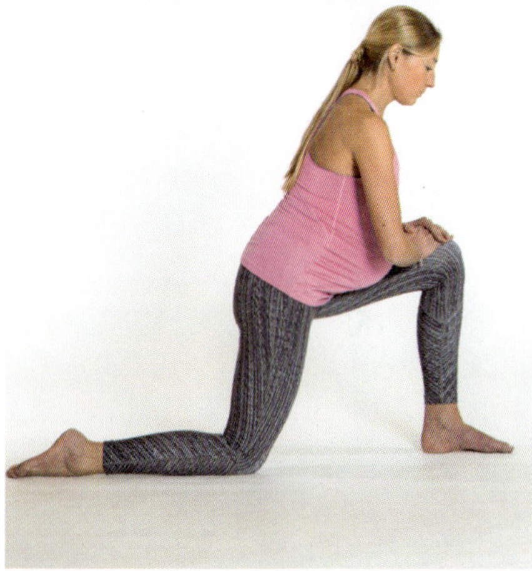
Dehnung des Hüftbeugers in der Reiterstellung (Ashva Sanchalasana)

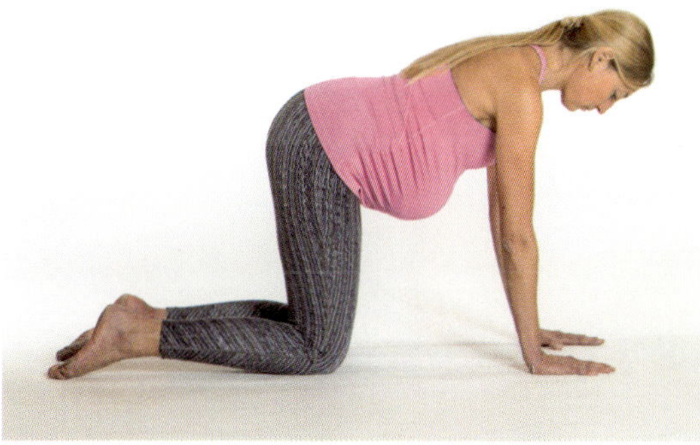
Kniestand / Vierfüßlerstand

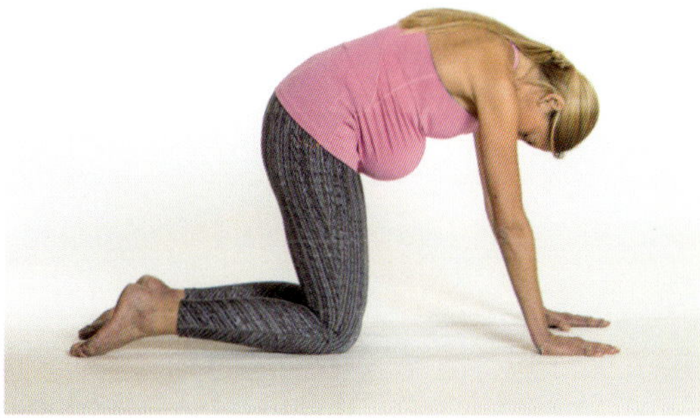
Katze (Marjaryasana)

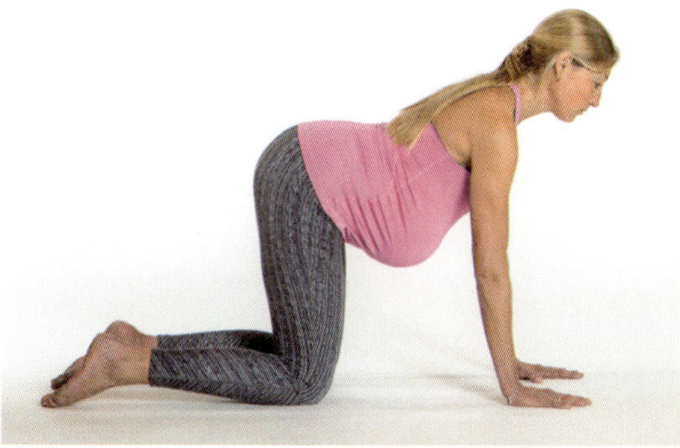
Kuh (Bitilasana) aus dem Vierfüßlerstand

Kriegerhaltungen:

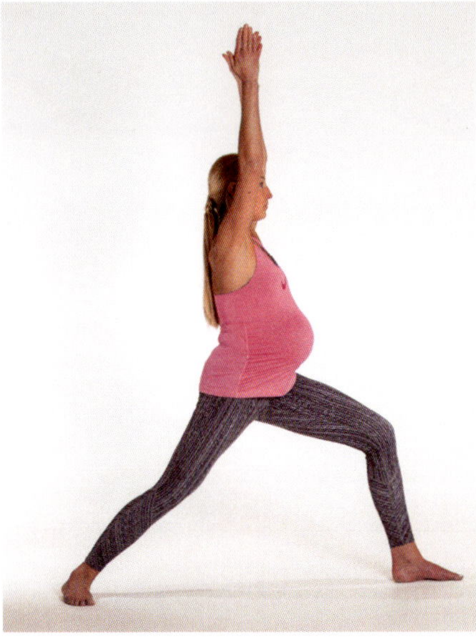

Krieger I (Virabhadrasana I)

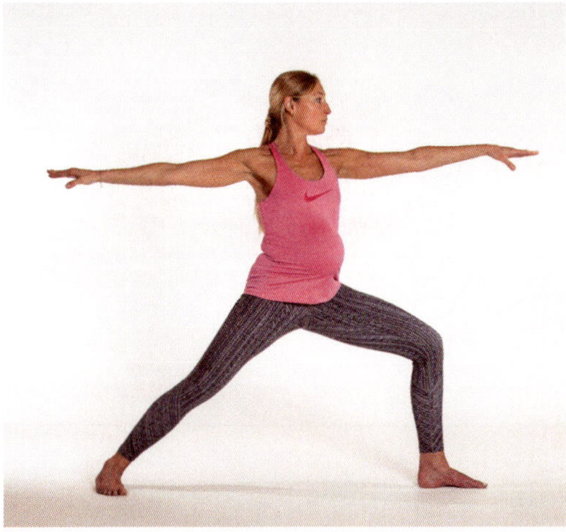

Krieger II (Virabhadrasana II)

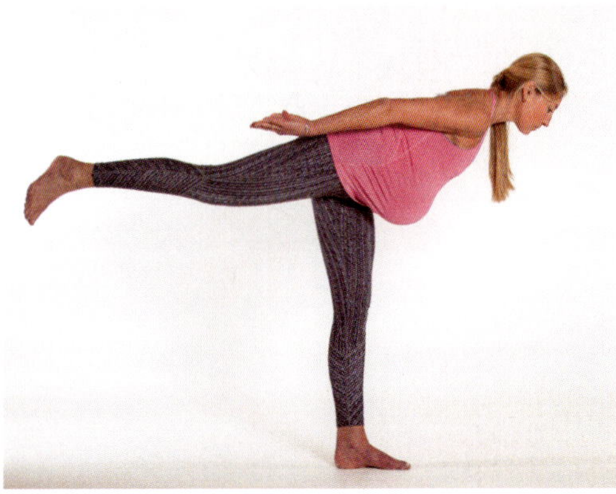

Krieger III (Virabhadrasana III)

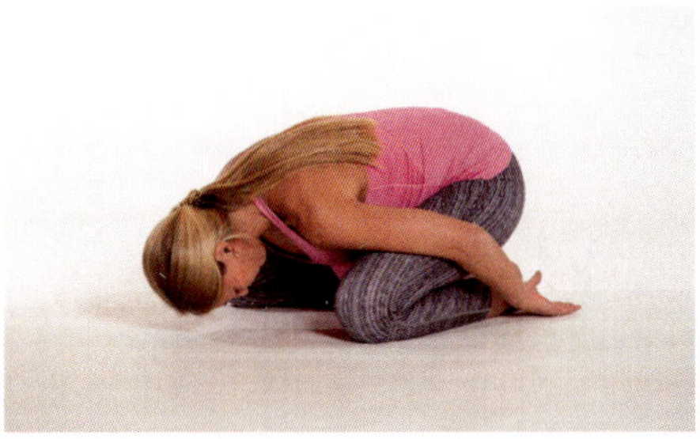

Stellung des Kindes (Balasana) mit weit geöffneten Knien

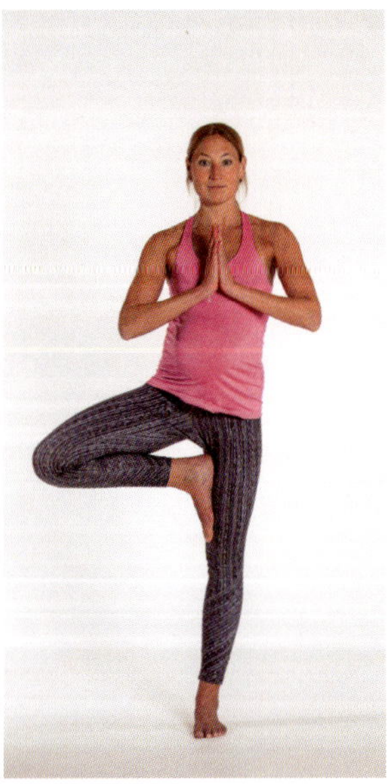

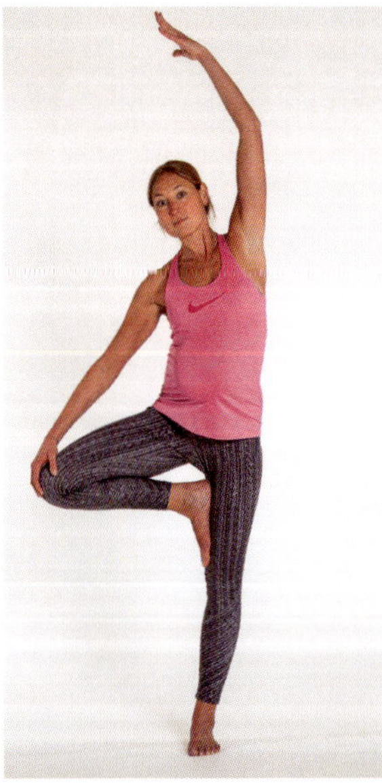

Baum (Vrksasana) mit Variationen

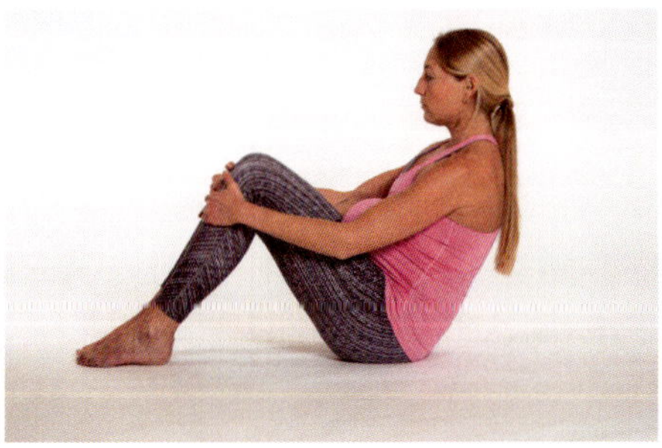

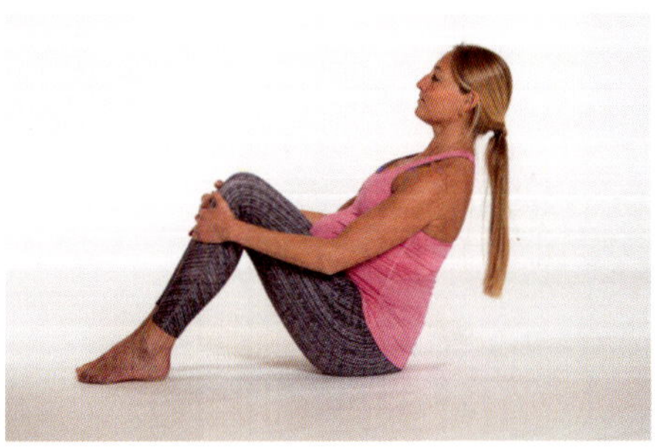

Boot (Navasana) als Variation ohne Bauchkraft, nur ein Runden und Strecken der Wirbelsäule mit Umgreifen der Knie

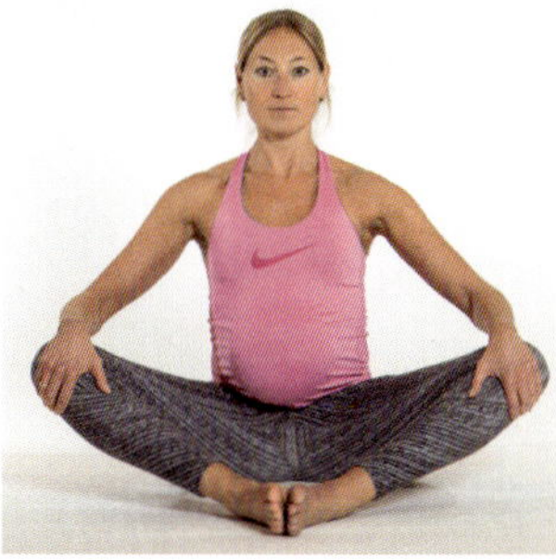

Gebundene Winkelhaltung (Baddha Konasana)

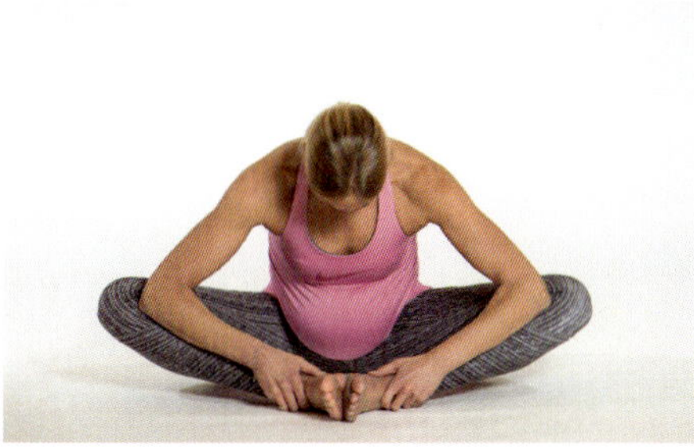

Gebundene Winkelhaltung (Baddha Konasana) mit Vorbeuge

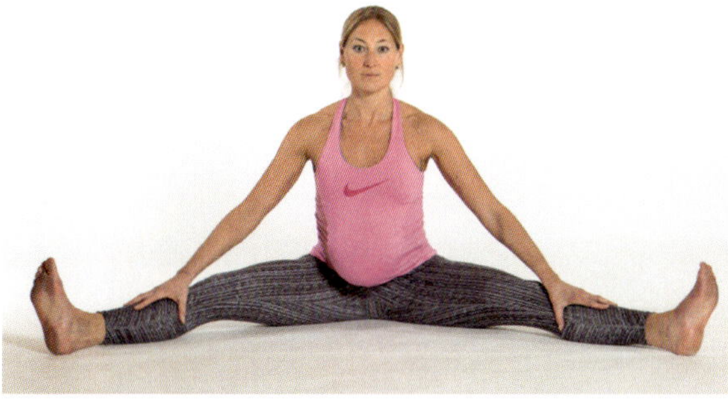

Weite Grätsche im Sitzen (Upavistha Konasana)

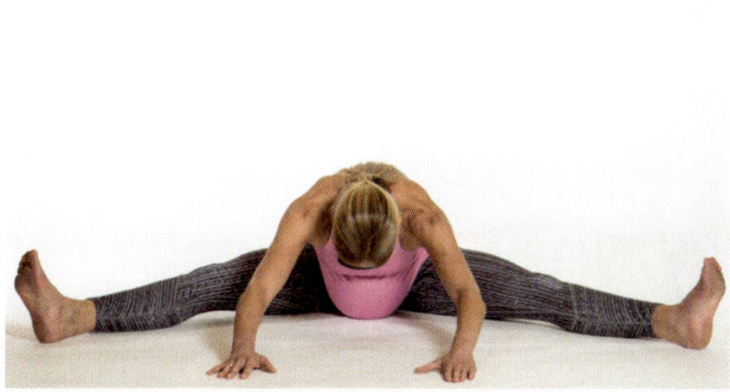

Weite Grätsche im Sitzen (Upavistha Konasana) mit Vorbeuge

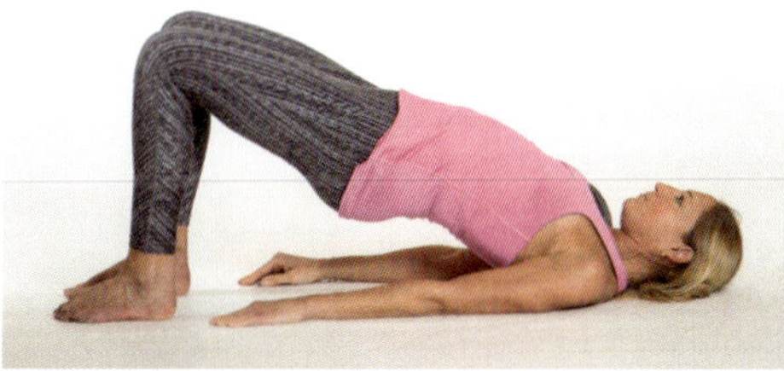

Schulterbrücke (Dvi Pada Pitham)

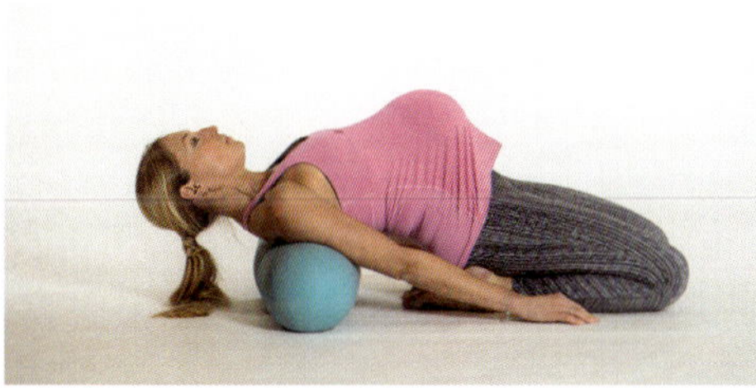

Liegender Held, Sattel (Supta Virasana, Supta Vajarasana) auf einem Bolster oder einer Erhöhung abgelegt

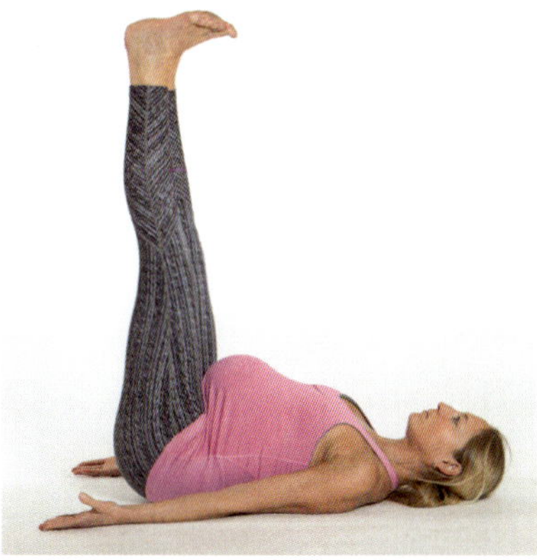

Großes „L" / Pumpe (Salamba Prasarita Padasana) -> Aktivierung der Venenpumpe durch das Anziehen und Strecken der Zehen

Übungsserie für das 3. Trimester der Schwangerschaft

Der Fokus liegt jetzt auf der Hüftöffnung und darauf, Weite im Beckenraum zu schaffen

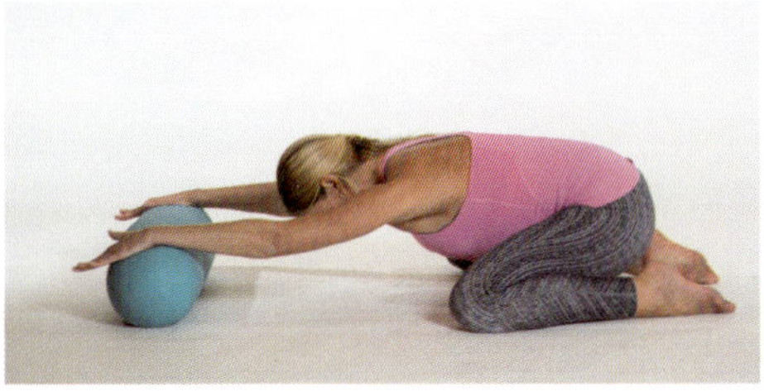

Stellung des Kindes (Balasana) mit weit geöffneten Knien oder Froschhaltung (Bhekasana) auf einem Bolster

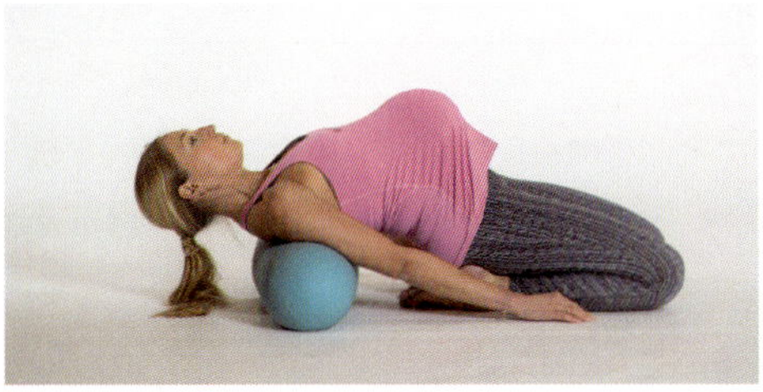

Heldensitz (Virasana) oder Fersensitz (Vajrasana) abgelegt auf einem Bolster

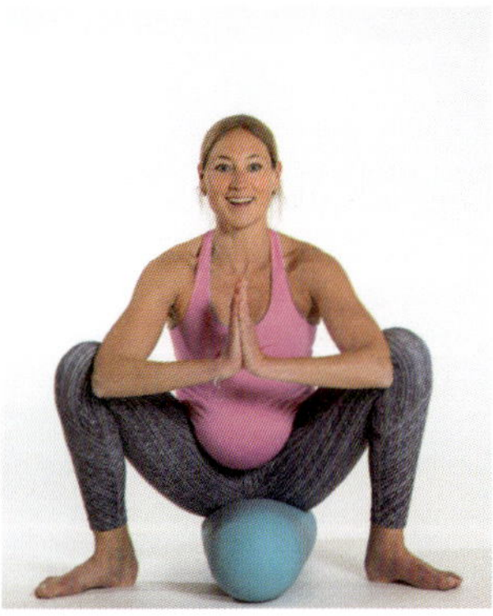

Weite Hocke (Malasana), z. B. auf einem Bolster oder auf zwei Blöcken

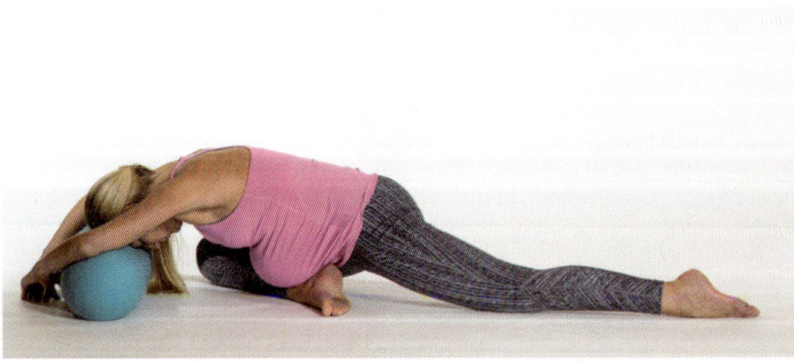

Taube (Kapotanasana), abgestützt auf einem Bolster

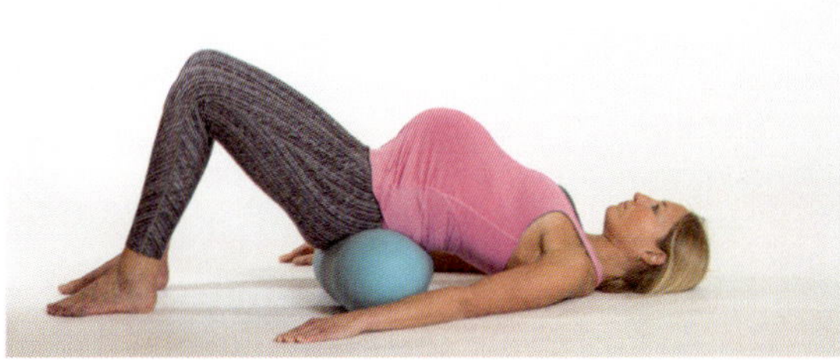

Schulterbrücke (Dvi Pada Pitham) mit Unterstützung, z.B. auf einem Bolster

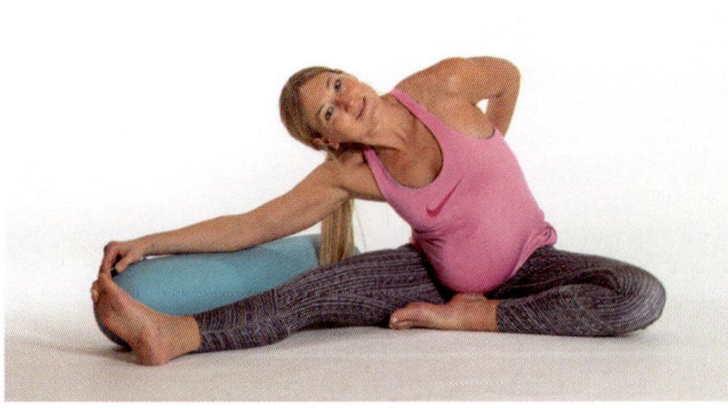

Gegrätschte Sitzhaltung mit abgewinkeltem Bein und Flankenöffnung, optional auf einem Bolster abgestützt

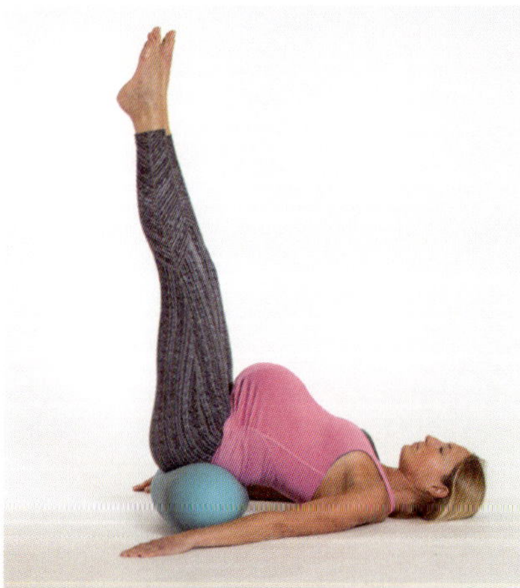

Halbe Kerze (Viparita Karani) auf einem Bolster liegend

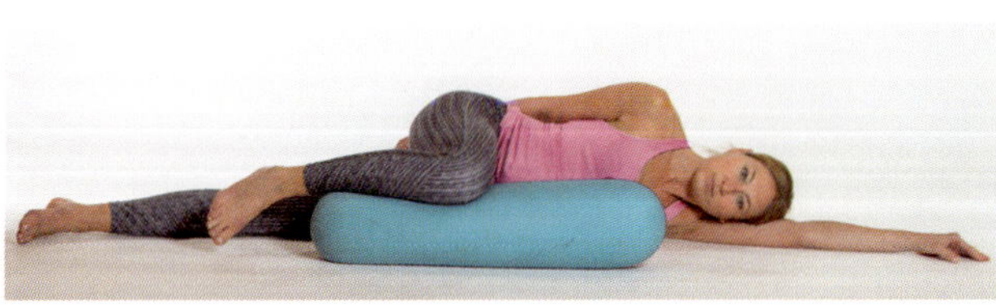

Totenstellung (Shavasana) in Seitlage mit angewinkeltem Bein und optional auf einem Bolster abgelegt

17

Asana – Übungsserie bei Schulterproblemen

Modifizierter Sonnengruß mit Übergängen

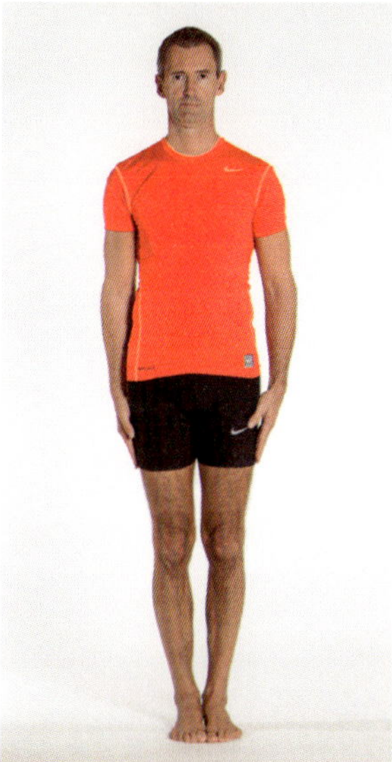

Berghaltung (Tadasana)

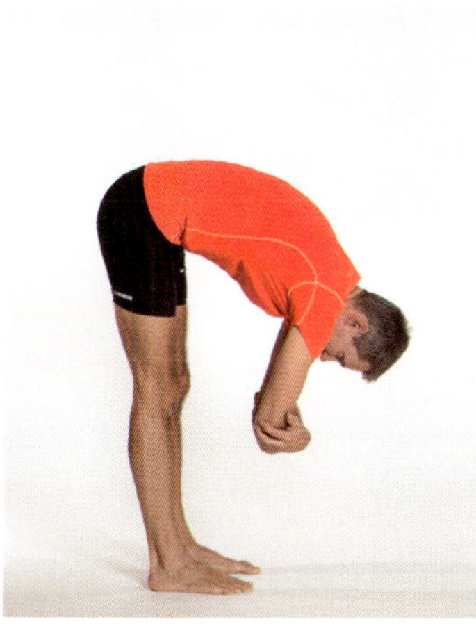

Vorbeuge (Uttanasana) mit verringertem Hebel

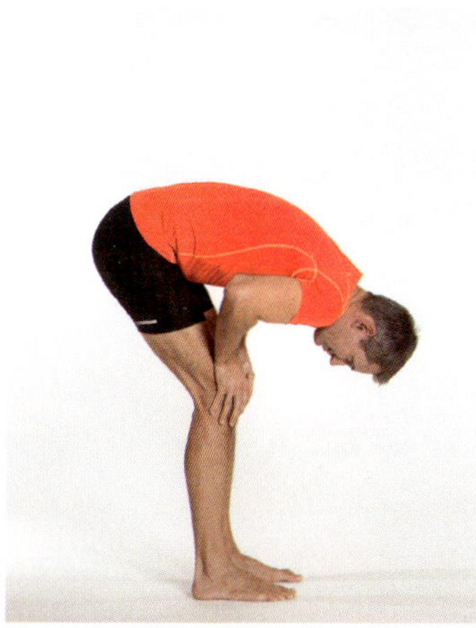

Vorbeuge (Uttanasana) abgestützt auf den Beinen

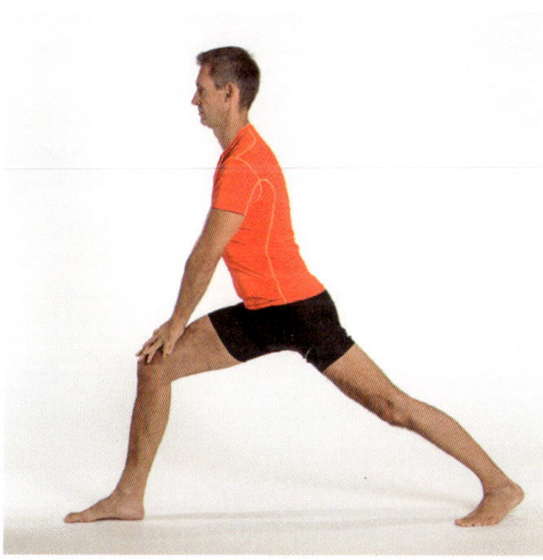

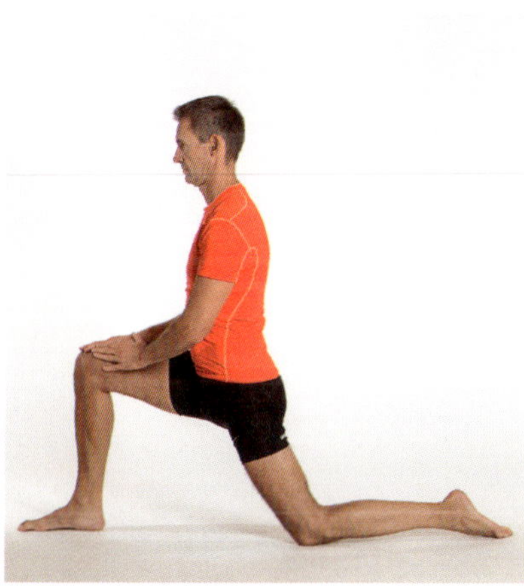

Übergang zum Boden

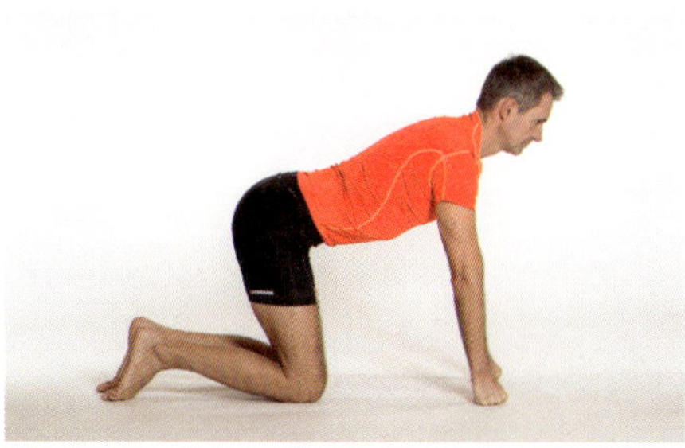

Streckung der Wirbelsäule aus dem Vierfüßlerstand / Hohe Bank

Unterarmstütz

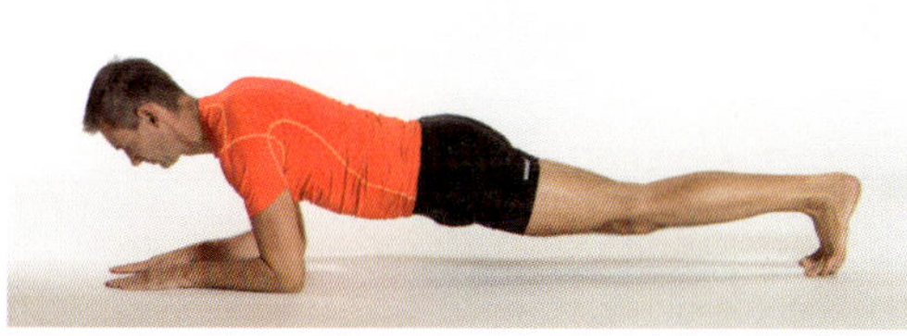

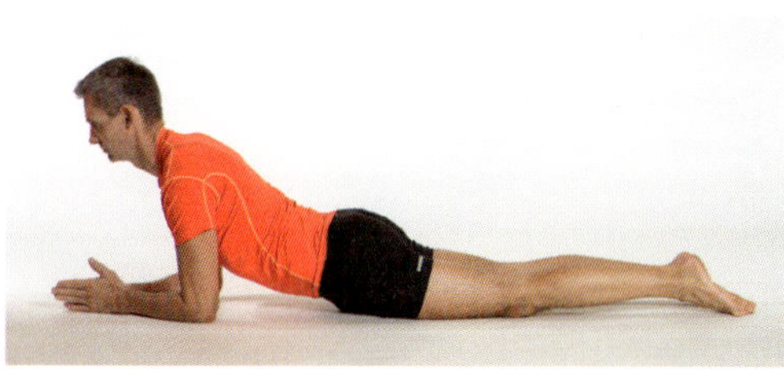

Modifizierte Kobra

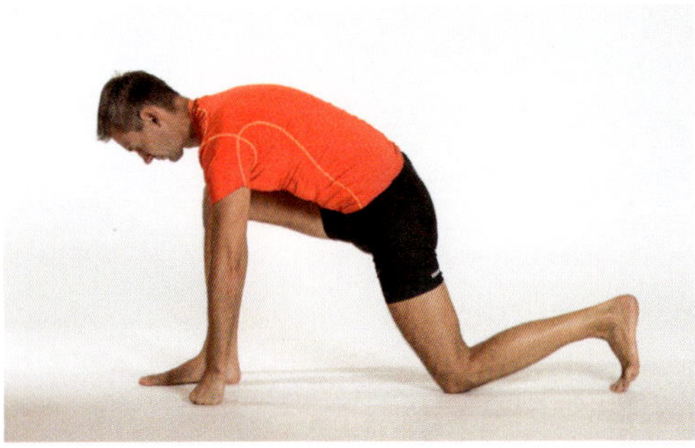

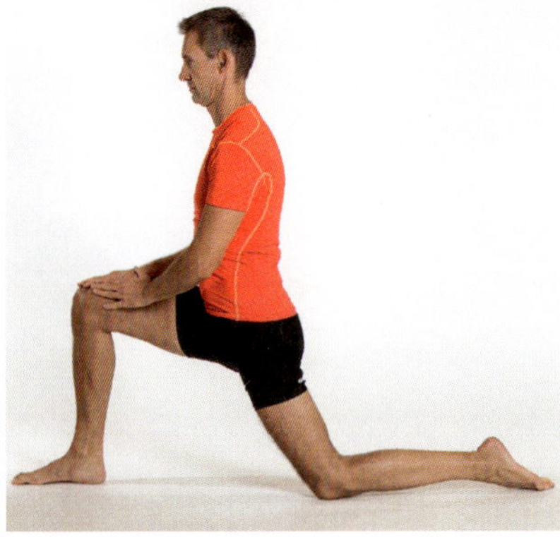

Übergang zum Stand

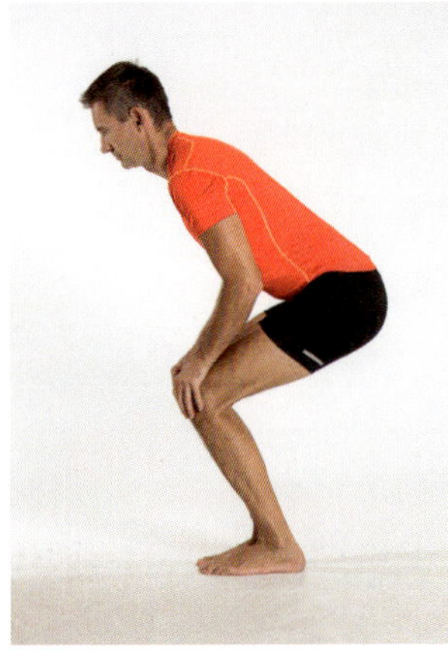

Abgestützt zurück in
die Kniebeuge

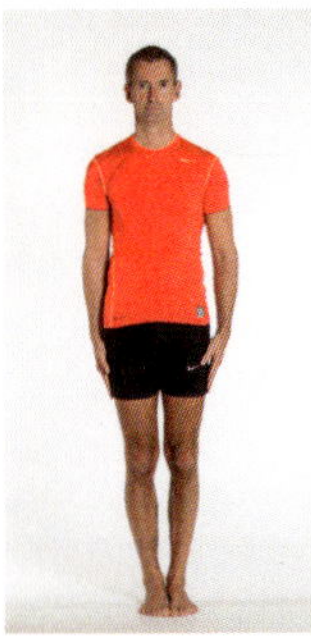

Zurück zur Berghaltung

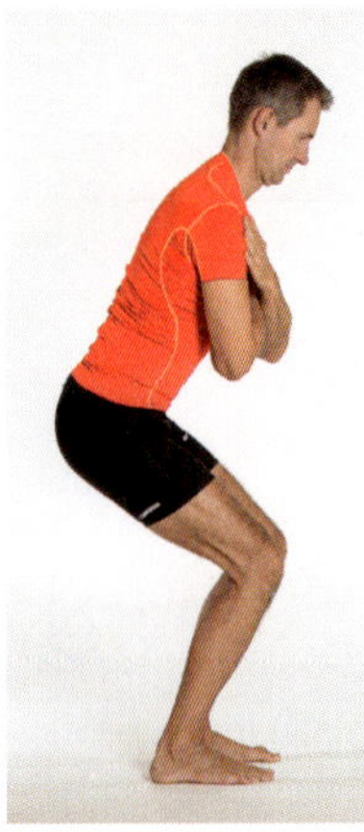

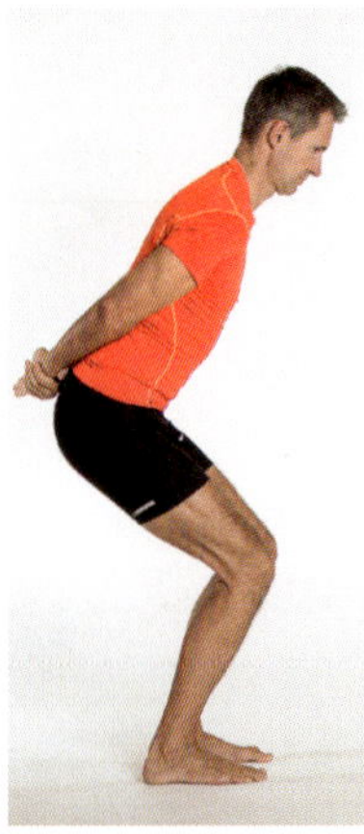

Variation der Stuhlhaltung mit verschränkten
Armen oder nach hinten gestreckten Armen

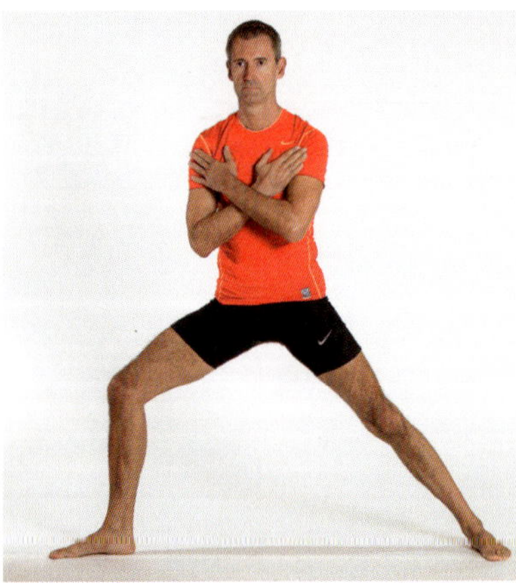

Krieger I mit gekreuzten Armen

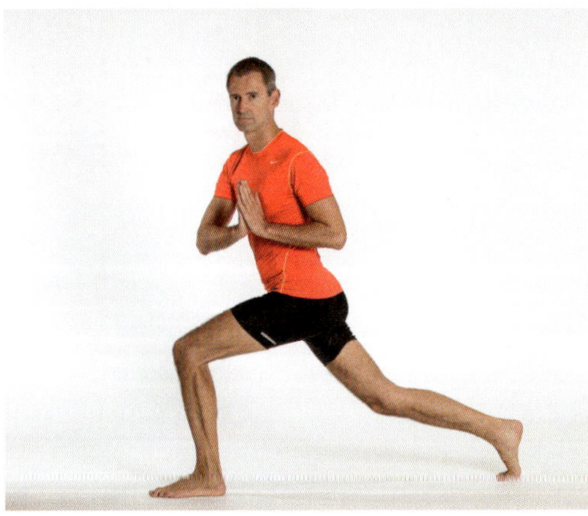

Krieger II, Hände vor der Brust in Namaste-Haltung
schließen, optional mit Oberkörperrotation

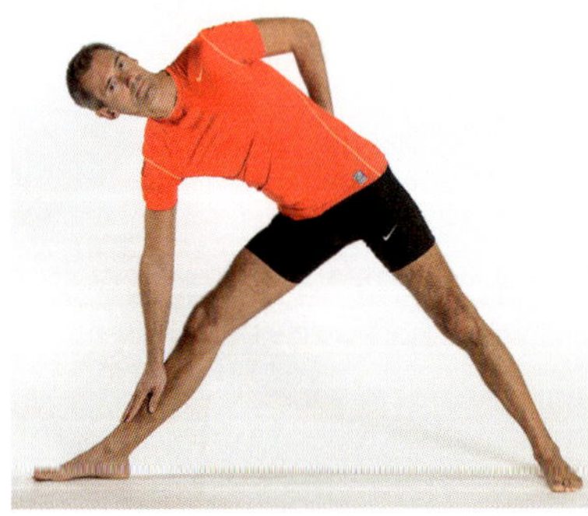

Dreieck mit abgelegtem Arm
auf dem unteren Rücken

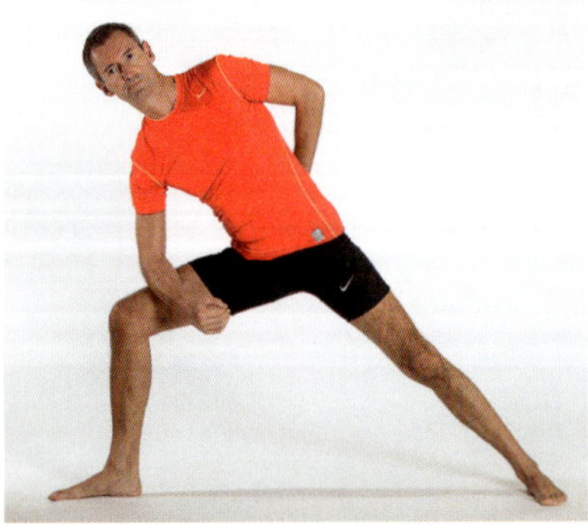

Seitlicher Winkel

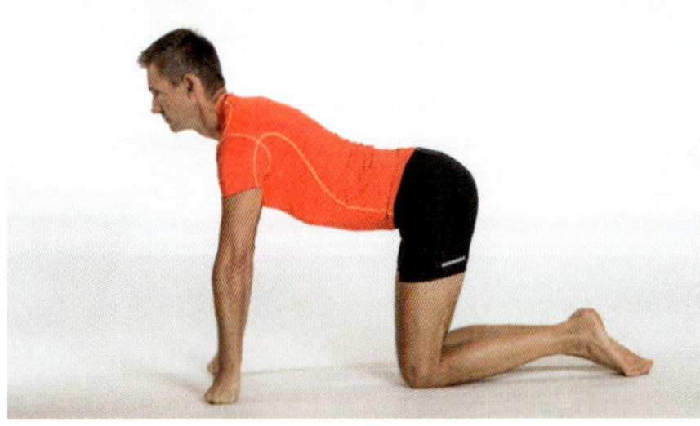

Alternative zum „Herabschauenden
Hund" Vierfüßlerstand mit Streckung
der Brustwirbelsäule

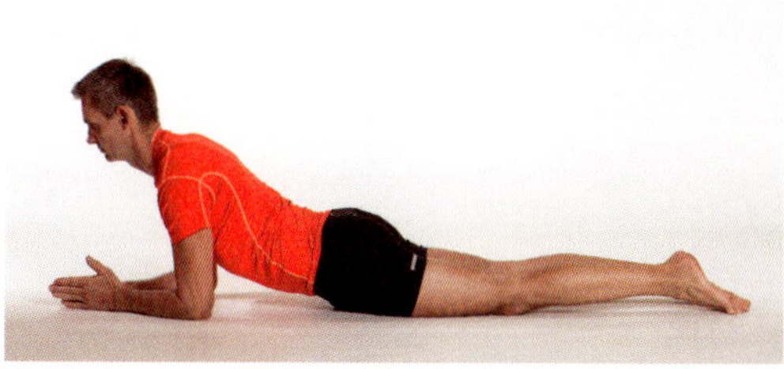

Kobra auf den Unterarmen abgestützt

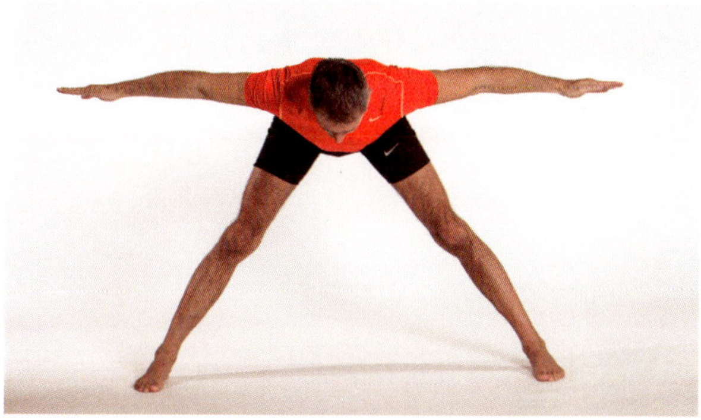

Weite Vorbeuge mit seitlich ausgestreckten Armen

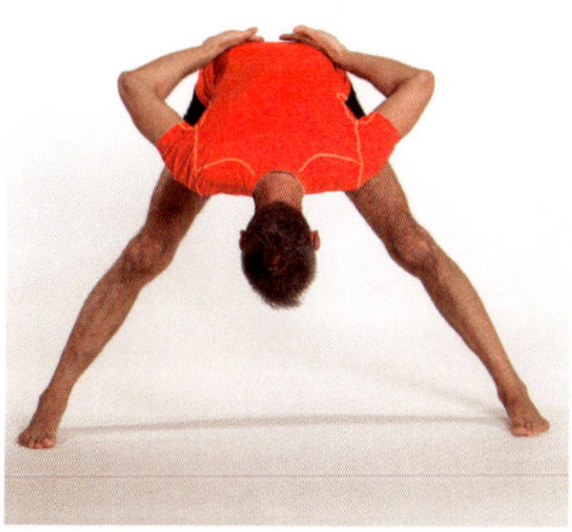

Weite Vorbeuge mit Handrücken auf dem unteren Rücken

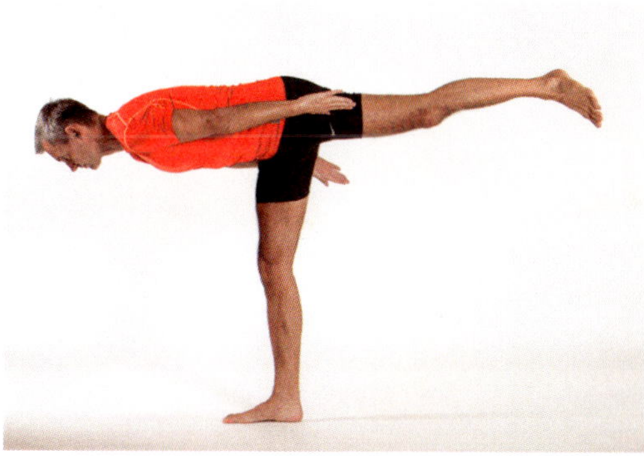

Krieger III

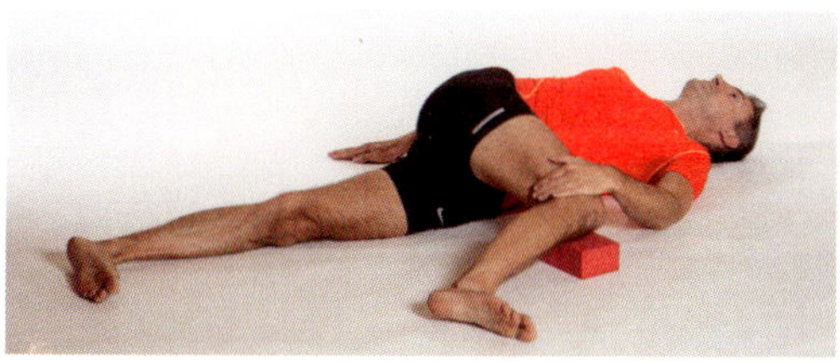

Bauchdrehung (Jathara Parivrtta)

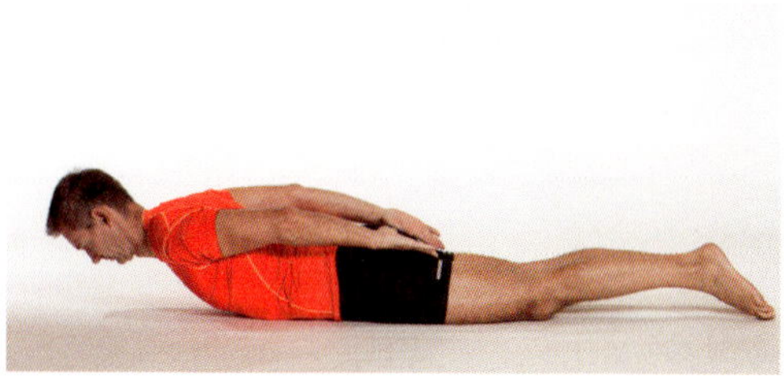

Heuschrecke

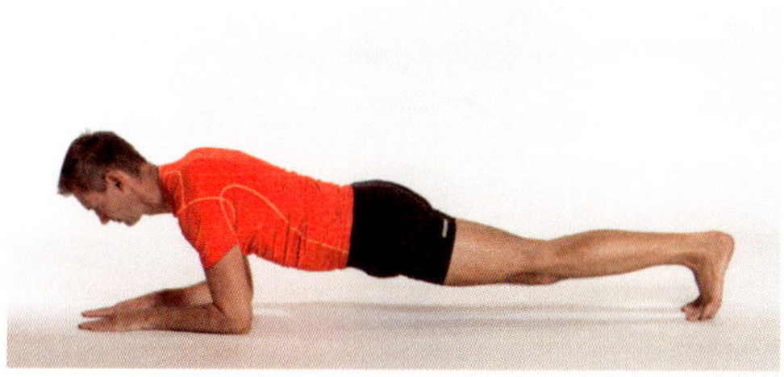

Alternative zu Chaturanga Dandasana: Unterarmstütz

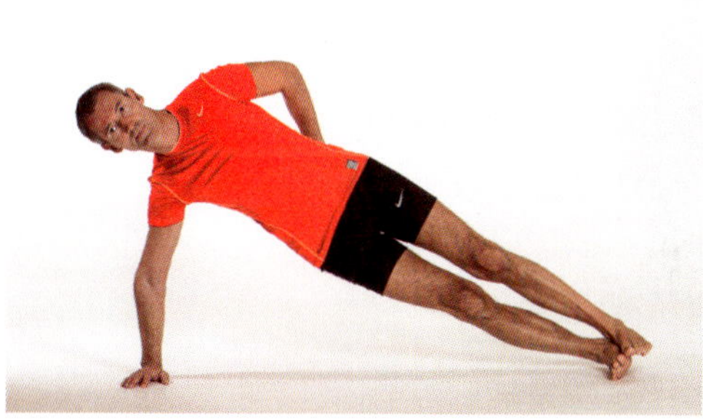

Seitstütz (Vashishthasana)

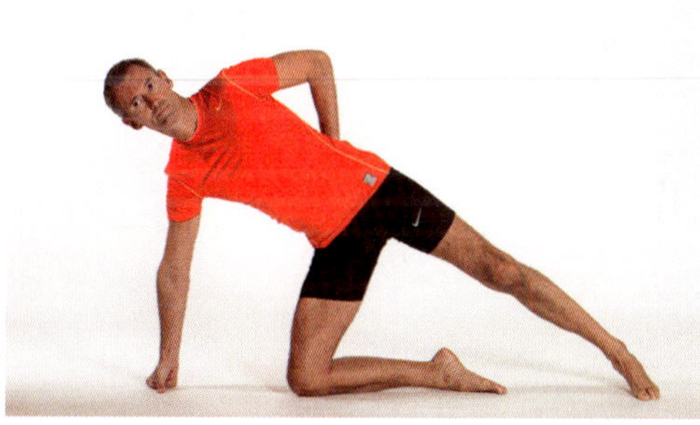

Vereinfachter Seitstütz (Vashishthasana) mit verringertem Hebel

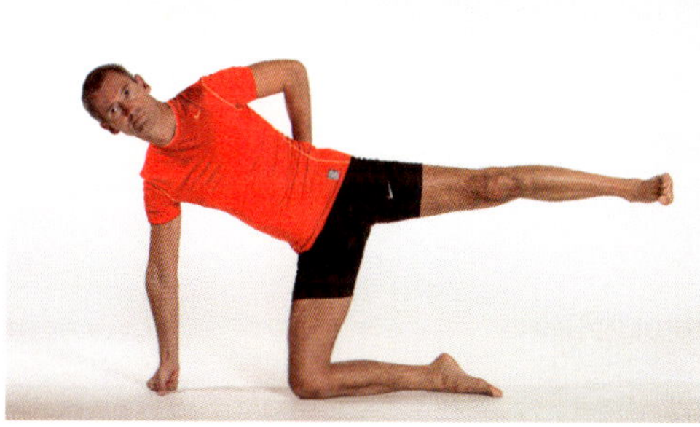

Seitlicher Stab als Alternative zum Seitstütz (Vashishthasana)

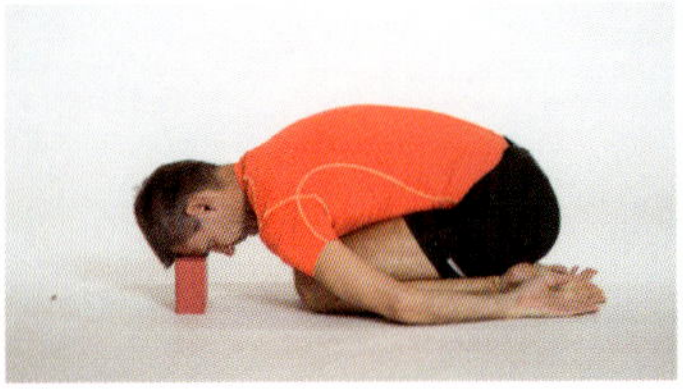

Stellung des Kindes (Balasana)

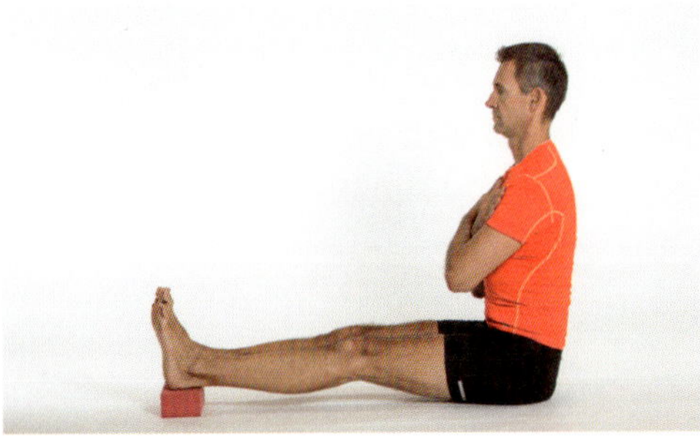

Einfache Stockhaltung (Dandasana) mit verschränkten Armen

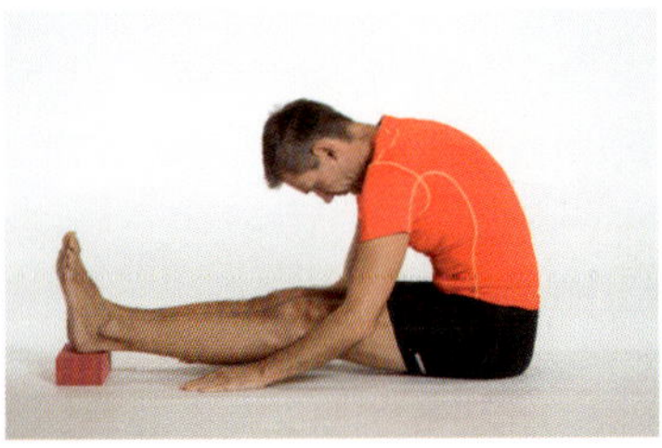

Vorbeuge sitzend (Paschimottanasana)

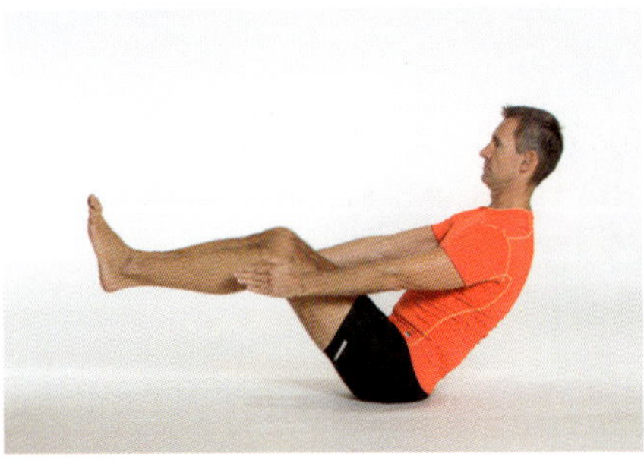

Boot (Navasana)

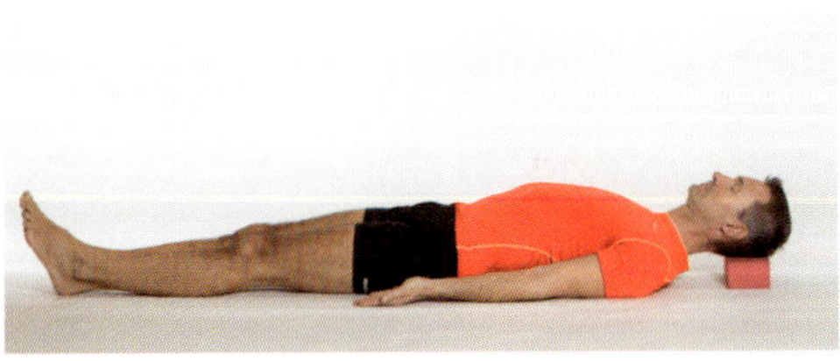

Totenstellung (Shavasana)

18

Asana-Übungsreihe bei Handgelenksschmerzen

Sonnengruß ohne Abstützen

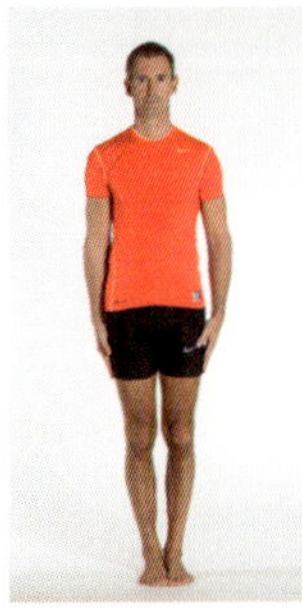

Berghaltung (Tadasana)

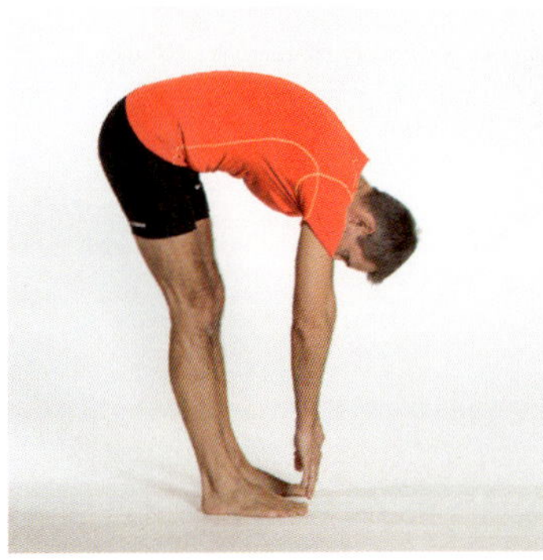

Vorbeuge

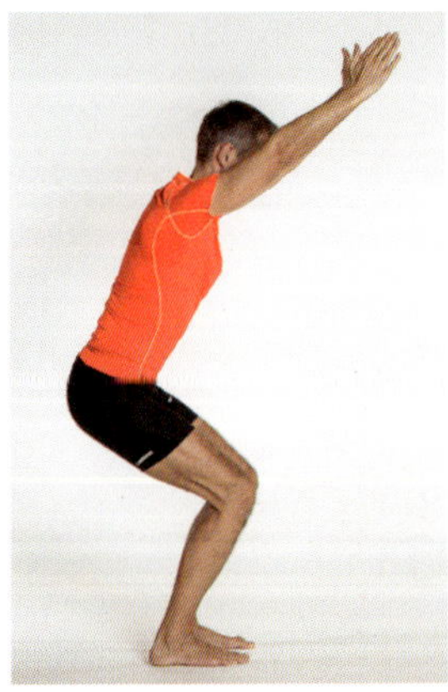

Stuhlhaltung

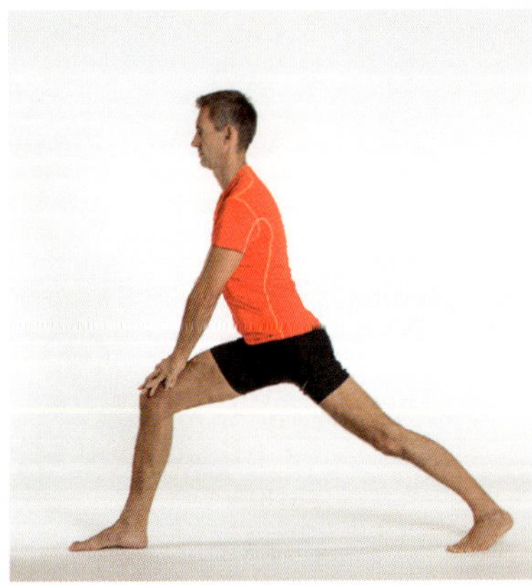

Übergang zum Krieger I / Abgestützter Ausfallschritt

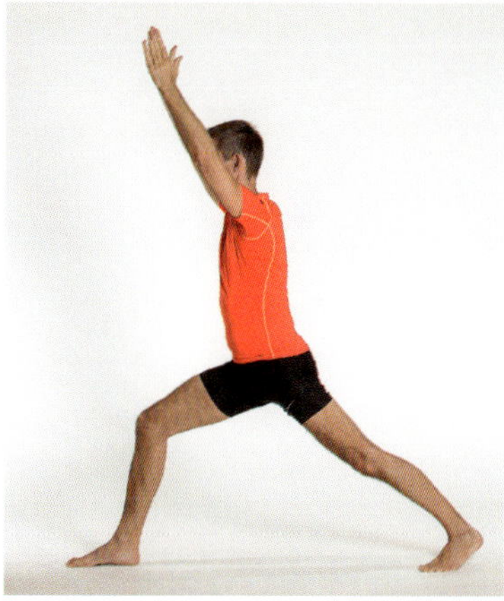

Krieger I

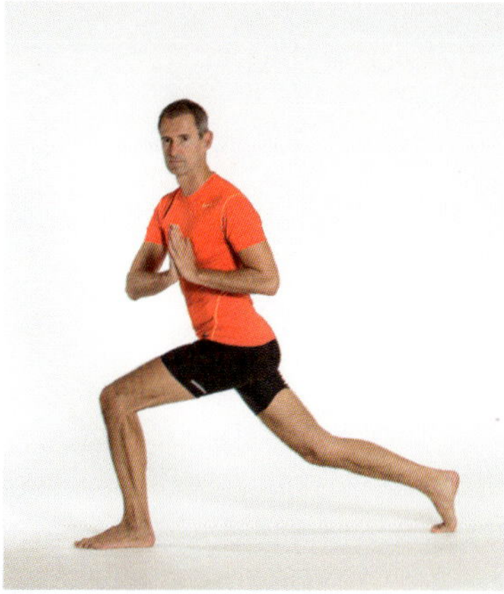

Weitere Variationen:
Ausfallschritt mit Rotation

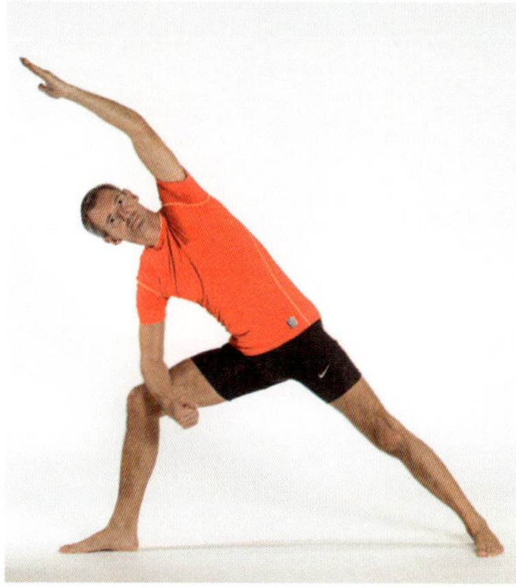

Auf dem Unterarm abgestützter seitlicher Winkel

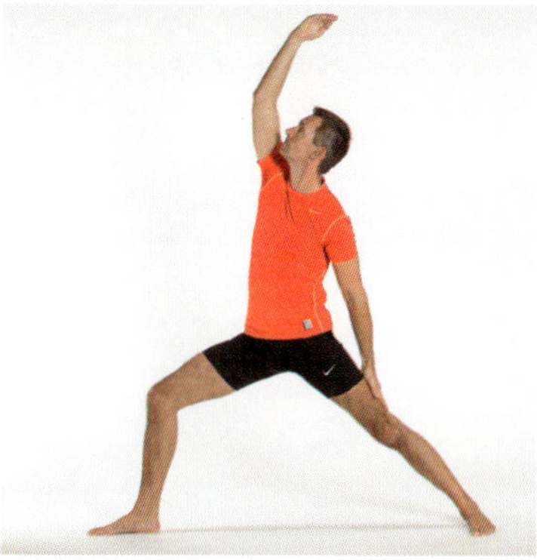

Tanzender Krieger

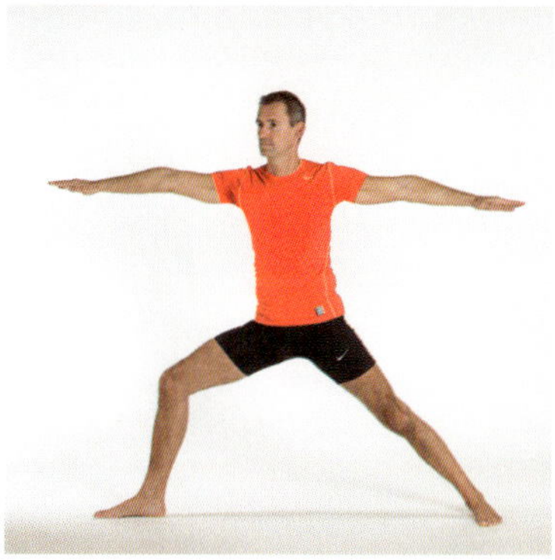

Krieger II

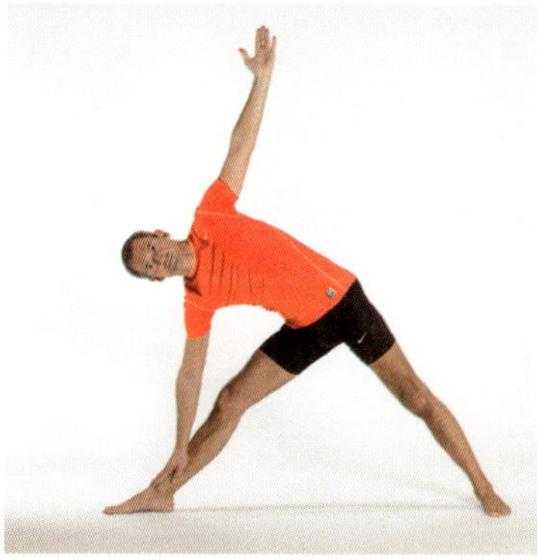

Dreieckshaltung (Trikonasana)

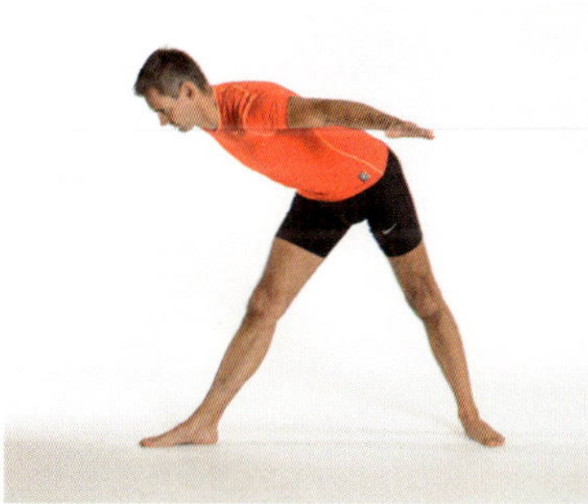

Intensive Flankendehnung

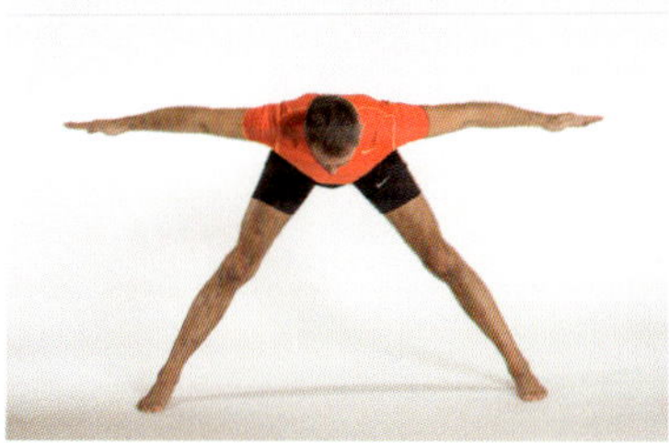

Weite Vorbeuge

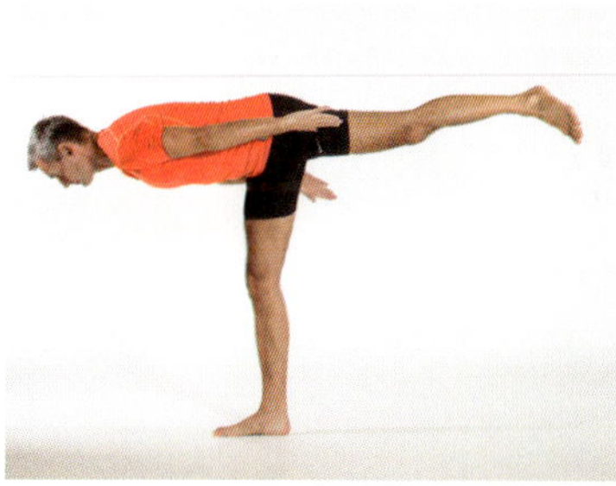

Krieger III

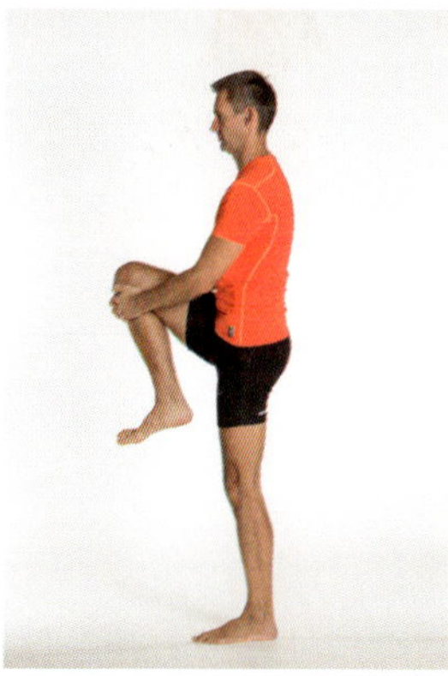

Einbeinstand und Knie umgreifen

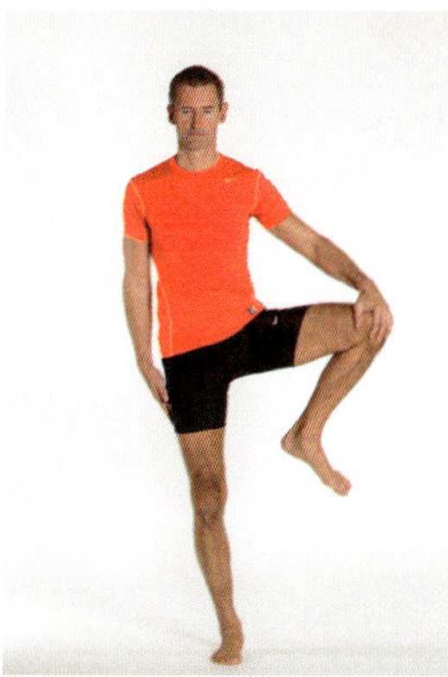

Einbeinstand mit gefasstem Bein und geführter Hüftaußenrotation

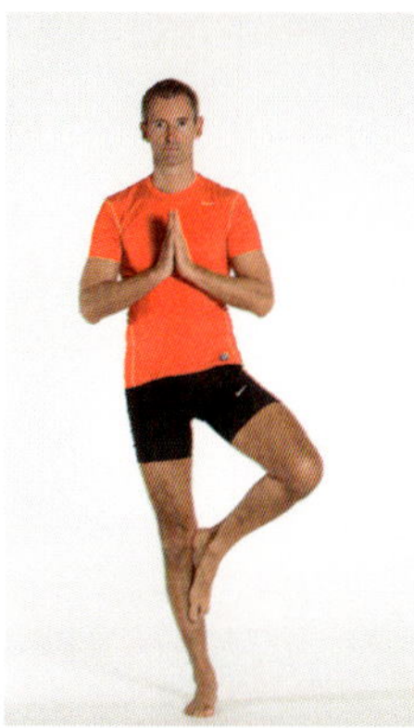

Baum (Vrksasana)

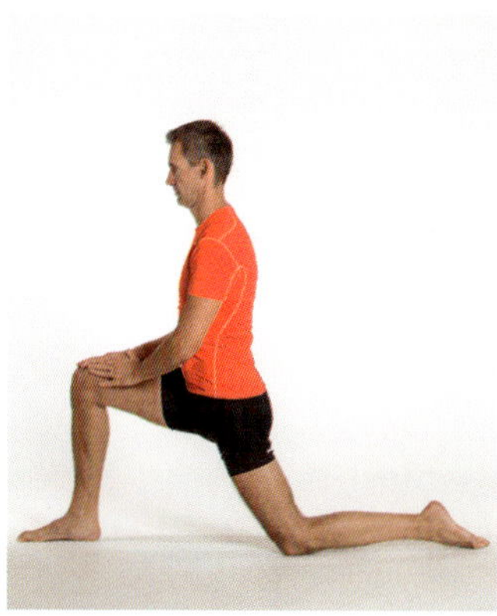

Übergang zum Boden ohne Belastung der Handgelenke

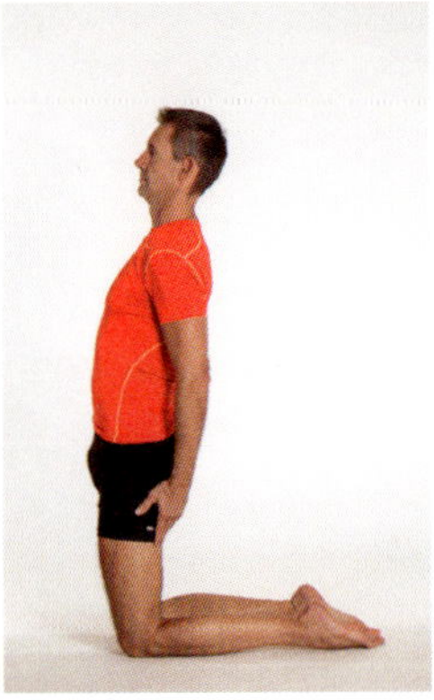

Kamel (Ustrasana):
Kniestand mit Hüftstreckung

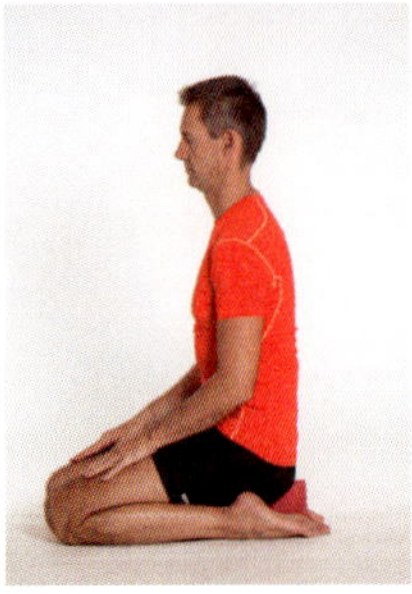

Heldensitz (Virasana), erhöht auf einem Block, Handflächen oder Handrücken auf den Beinen abgelegt

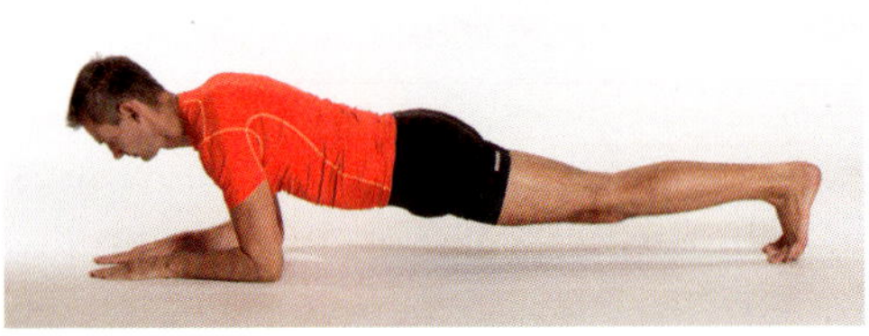

Unterarmstütz als Alternative zur Brettposition (Phalakasana)

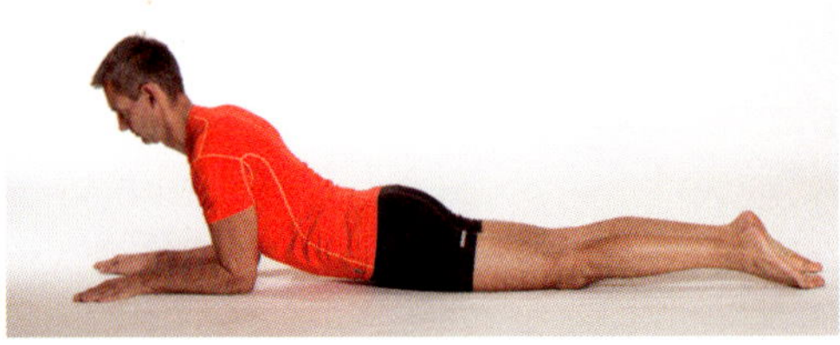

Sphinx auf den Unterarmen statt Kobra (Bhujangasana)

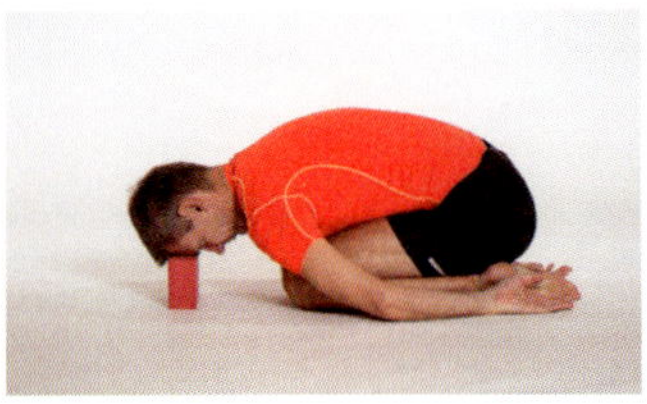

Stellung des Kindes (Balasana)

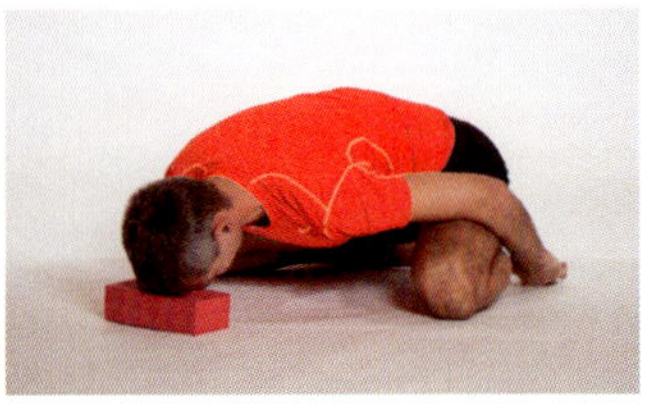

Frosch (Bhekasana)

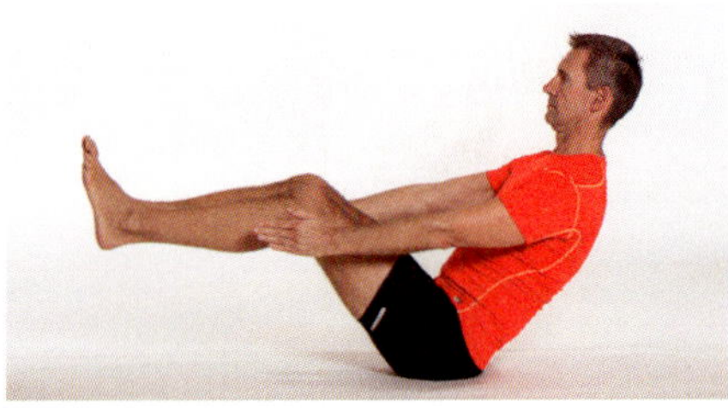

Boot (Navasana)

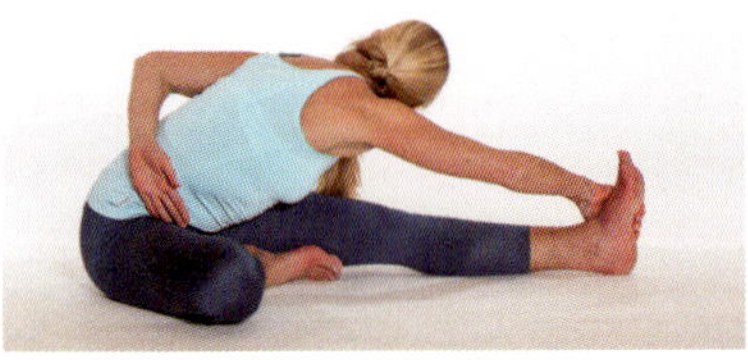

Kopf-Knie-Haltung (Janu Shirsasana)

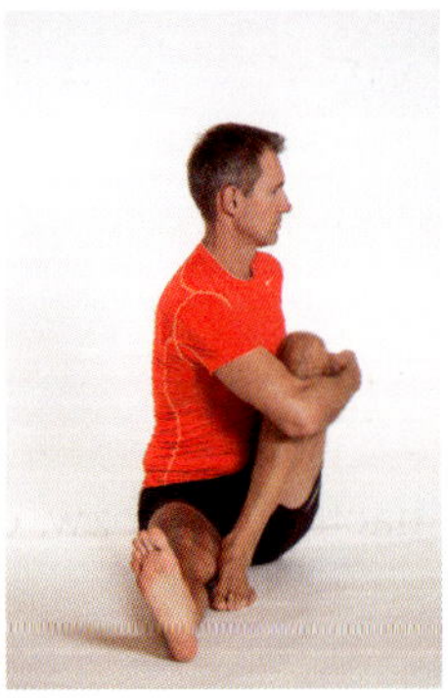

Drehsitz (Ardha Matsyendrasana)

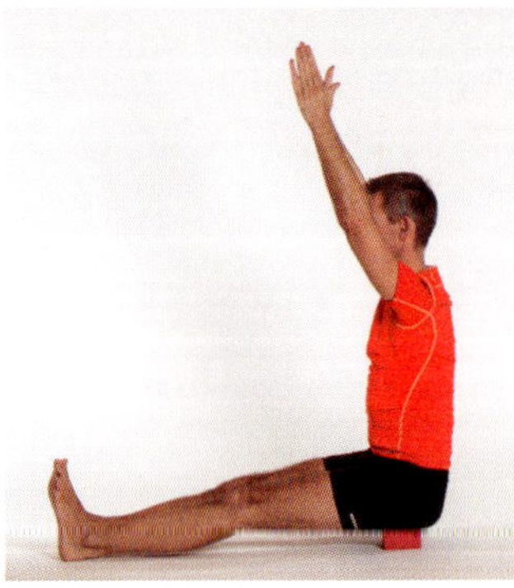

Einfache Stockhaltung (Dandasana)

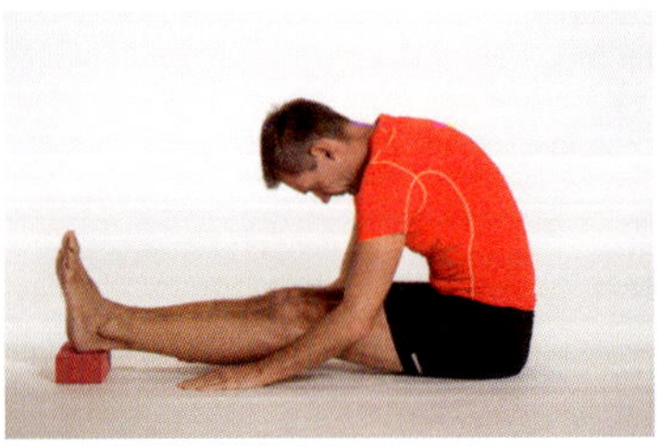

Vorbeuge sitzend (Paschimottanasana) ****

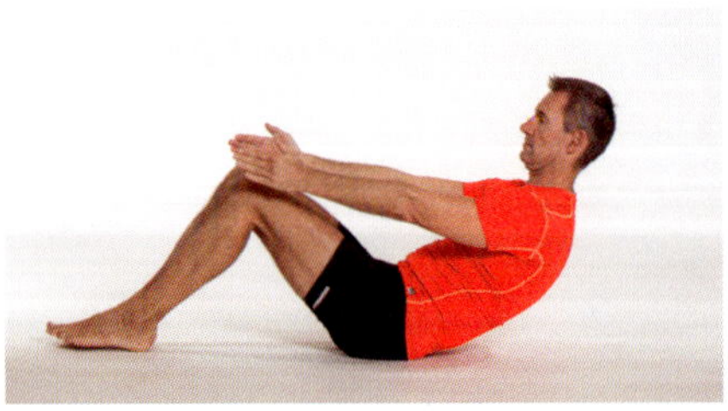

Roll up and down

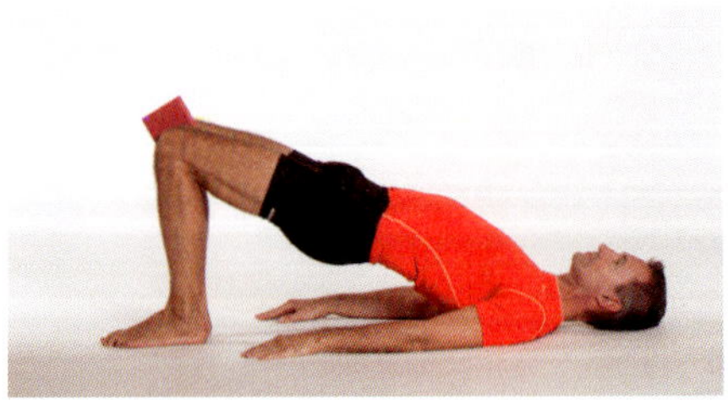

Schulterbrücke (Dvi Pada Pitham)

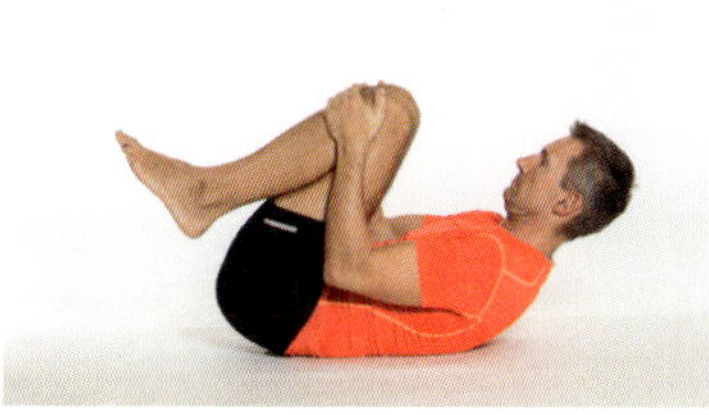

„Kraftkugel"

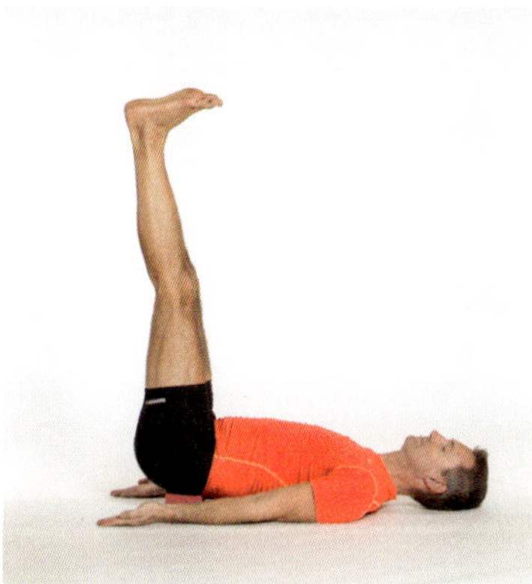

Großes „L" / Pumpe (Shalamba Prasarita Padasana)

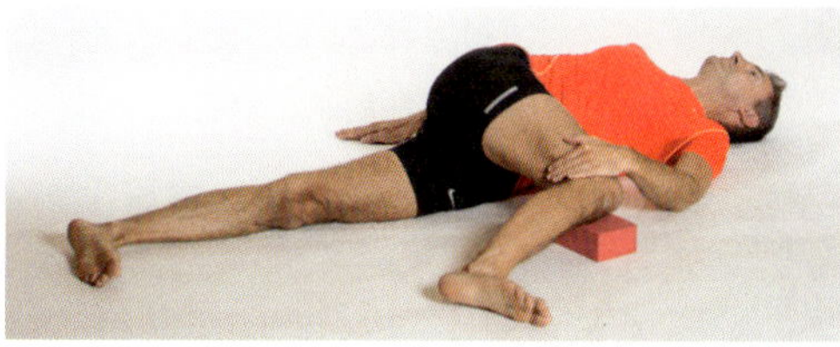

Bauchdrehung „Krokodil" (Jathara Parivrtta)

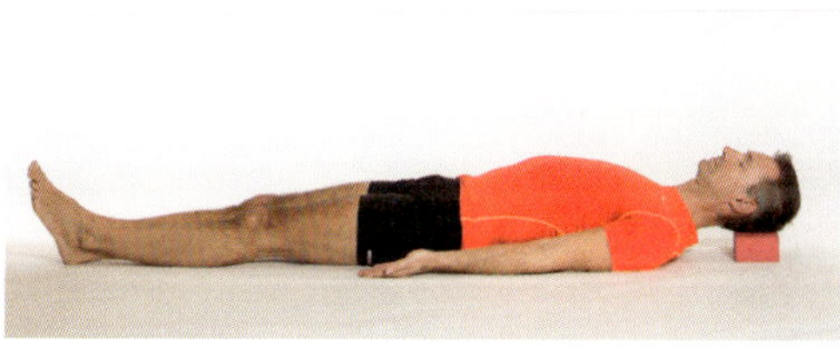

Totenstellung (Shavasana)

19 Yogahaltungen und Variationen zur Verbesserung der Beweglichkeit

Die Fotos zu den nachfolgenden Asanas zeigen die Grundhaltung mit Variationen. Diese können individuell ausgewählt werden. Vorrang hat dabei stets die physiologische Ausrichtung. Die Intensität sollte zunächst durch kleine Bewegungen des Beckens verstärkt werden, bevor die Hebel vergrößert werden.

Übungen zur Dehnung der Beinrückseite

Die nachfolgend angeführten und abgebildeten Haltungen können bei falscher Ausführung zu einer erhöhten Kompression der Bandscheiben im Bereich der Lendenwirbelsäule führen. Daher empfiehlt es sich, zunächst mit gebeugten Beinen die Länge im unteren Rücken zu erarbeiten und zu kontrollieren und die Streckung der Beine nur so weit auszuführen, wie es nicht zu Lasten der Wirbelsäule geht. Die Dehnung kann bereits durch eine leichte Beckenkippung verstärkt werden, indem die Sitzbeinhöcker weiter nach hinten bzw. oben gerichtet werden.

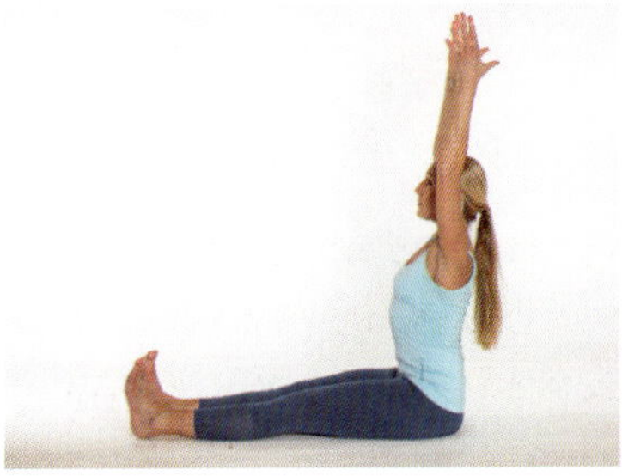

Einfache Stockhaltung im Sitzen (Dandasana)

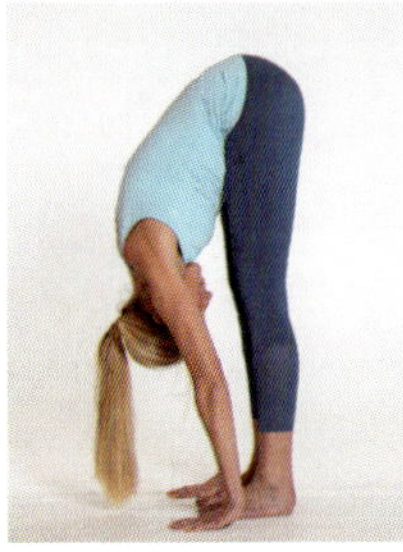

Vorbeuge stehend (Uttanasana)

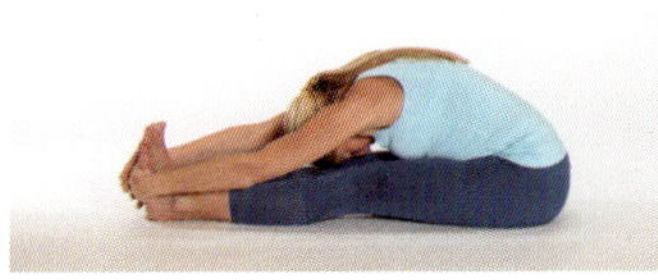

Vorbeuge sitzend (Paschimottanasana)

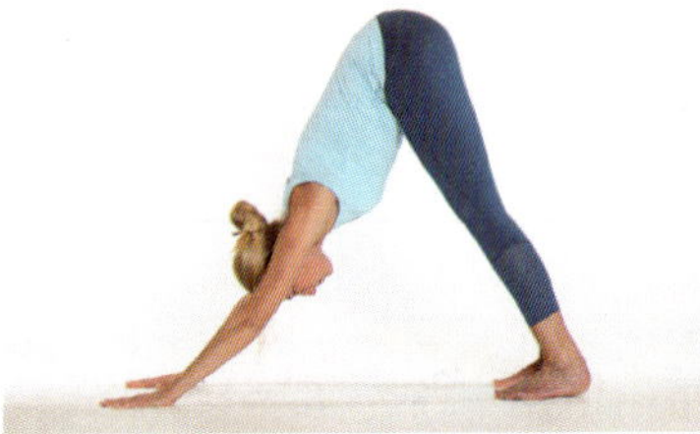

Herabschauender Hund (Adho Mukha Svanasana)

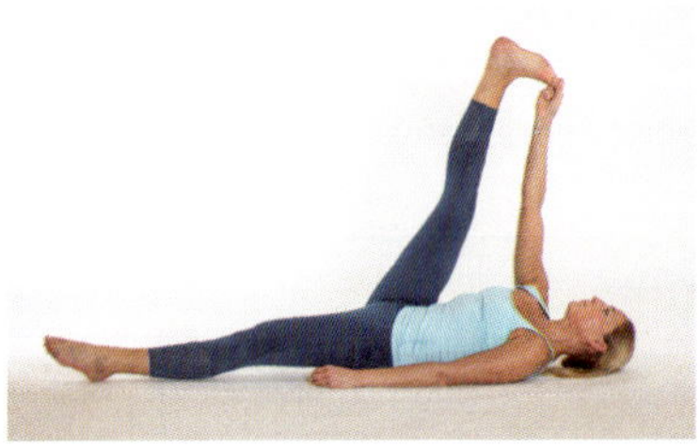

Liegend einen Fuß oder das Bein greifen und gestreckt halten (Supta Padangusthasana)

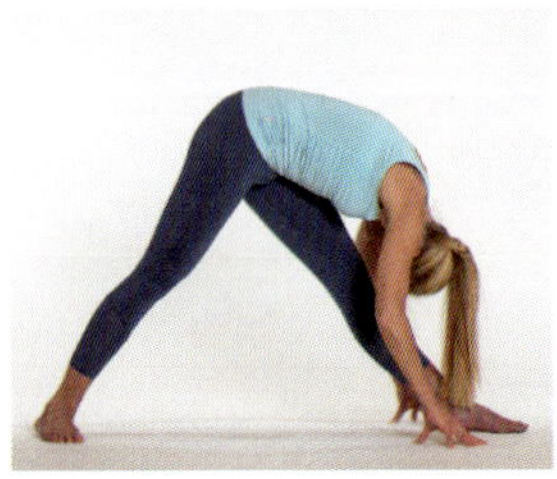

Intensive Flankendehnung (Parsvottanasana)

Übungen zur Dehnung des Hüftbeugers und der Beinvorderseite

Bei den Übungen zur Dehnung des Hüftbeugers und der Oberschenkelvorderseite kann bereits eine geringe Beckenaufrichtung (=Schambein in Richtung Brustbein ziehen) die Intensität deutlich erhöhen und gleichzeitig dem unteren Rücken mehr Länge und Schutz für die Wirbelgelenke geben.

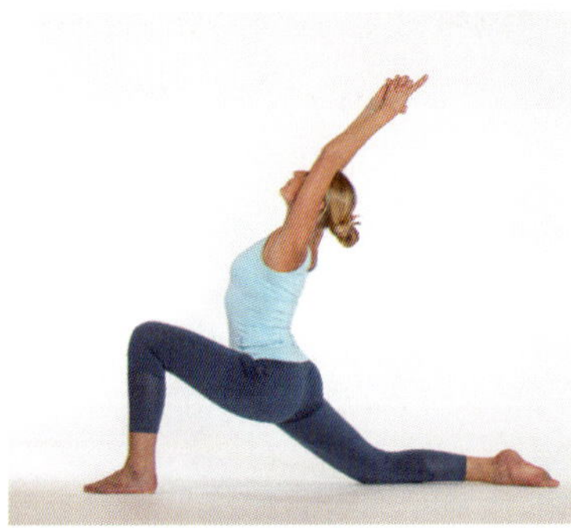

Reiterstellung (Ashva Sanchalanasana)

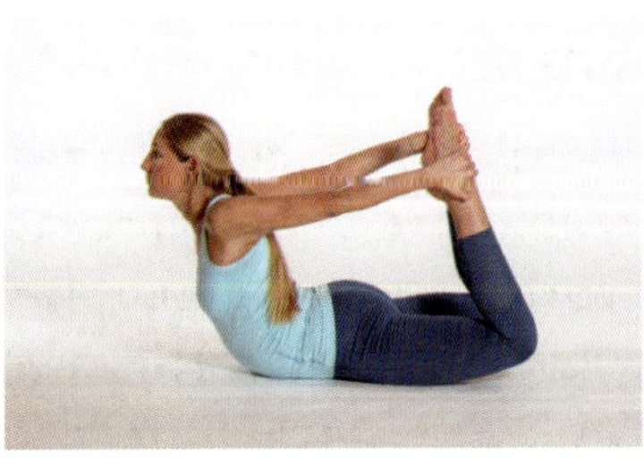

Bogen (Dhanurasana)

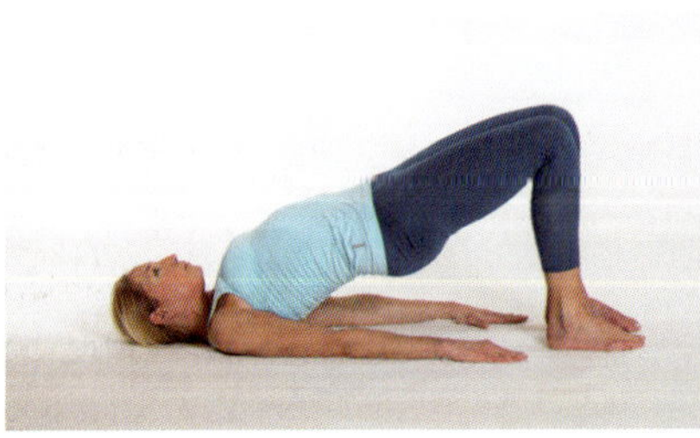

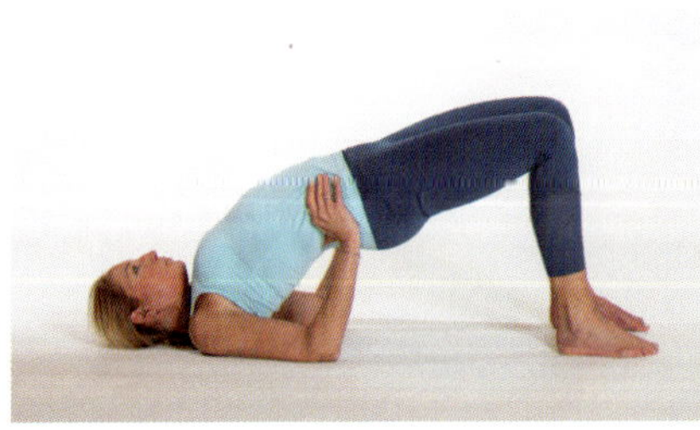

Schulterbrücke (Dvi Pada Pitham / Setu Bandhasana)

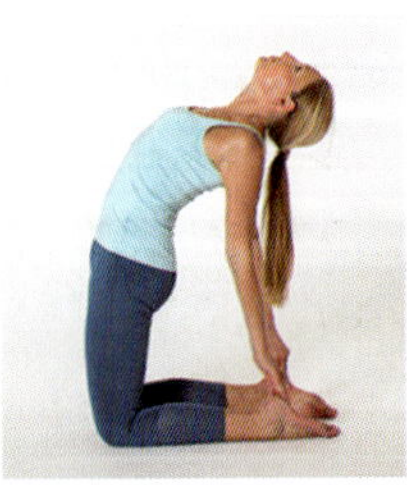

Kamel (Ustrasana)

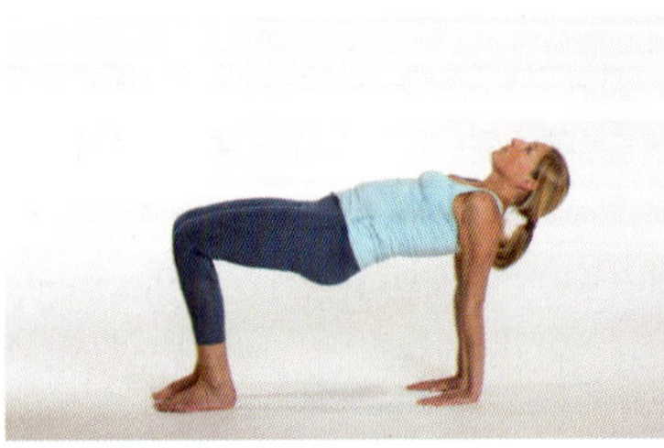

Tisch (Chatus Pada Pitham)

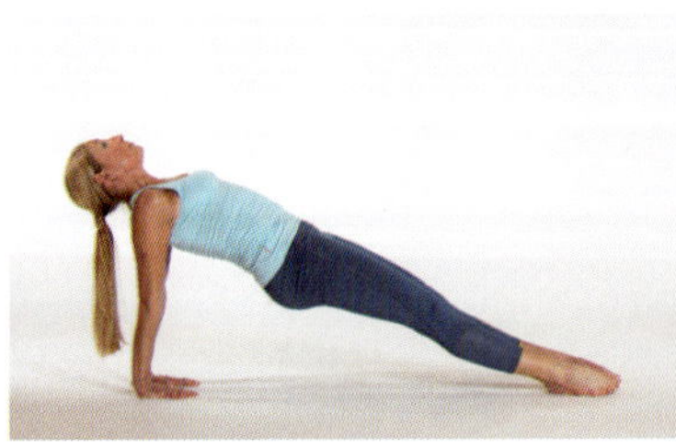

Umgekehrtes Brett (Purvottanasana)

Übungen zur Dehnung der Beininnenseite

Zur Dehnung der Beininnenseite ist die Kontrolle über die korrekte Ausrichtung der Knie wichtig, um einer Fehlbelastung vorzubeugen. Bei der weiten Vorbeuge gilt es bei guter Dehnfähigkeit zudem, die Oberschenkelvorderseite bewusst anzuspannen, um eine Überdehnung im Bereich der Sitzbeinhöcker zu vermeiden.

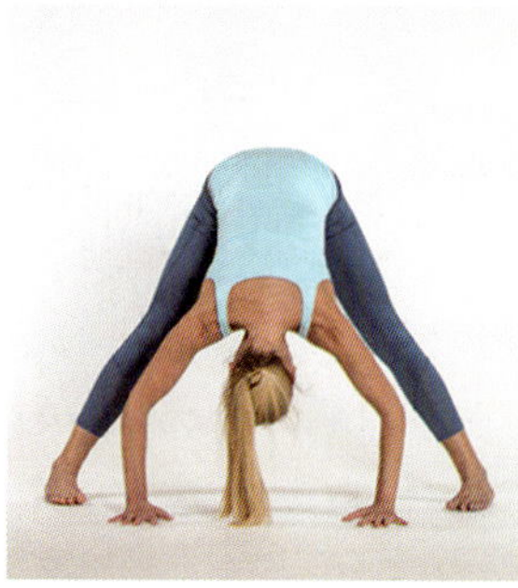

Weite Vorbeuge /Winkelhaltung stehend (Prasarita Padottanasana)

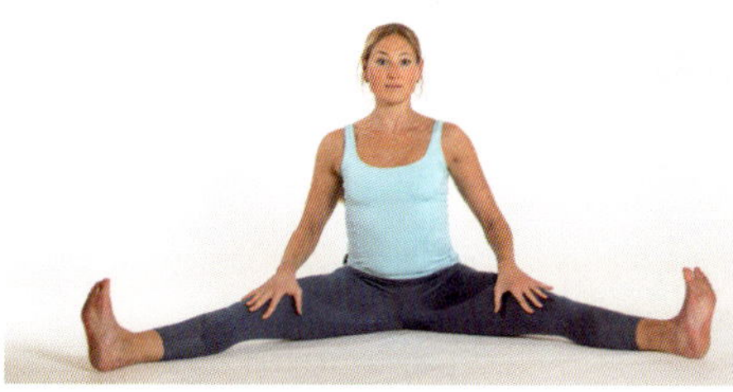

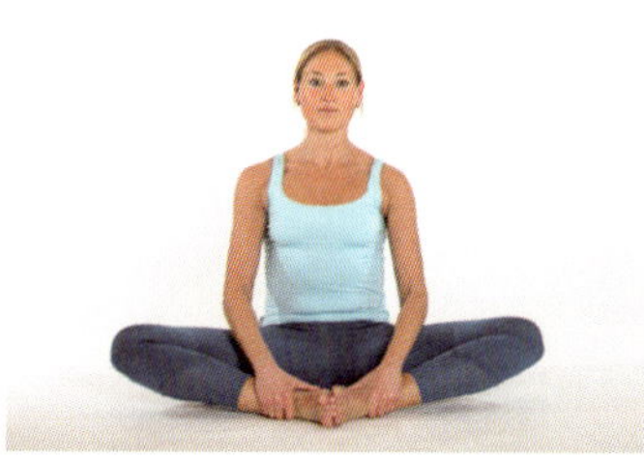

Gebundene Winkelhaltung / Schmetterling sitzend (Baddha Konasana)

Weite Vorbeuge / Grätsche sitzend (Upavisha Konasana)
In dieser Haltung wird der M. gracilis in die Dehnung integriert, da er der einzige Muskel der Adduktorengruppe ist, der seitlich über das Kniegelenk zieht.

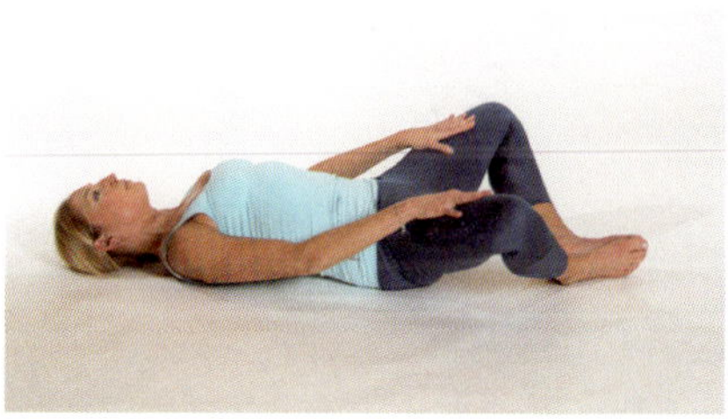

Gebundene Winkelhaltung (Schmetterling) liegend (Baddha Konasana

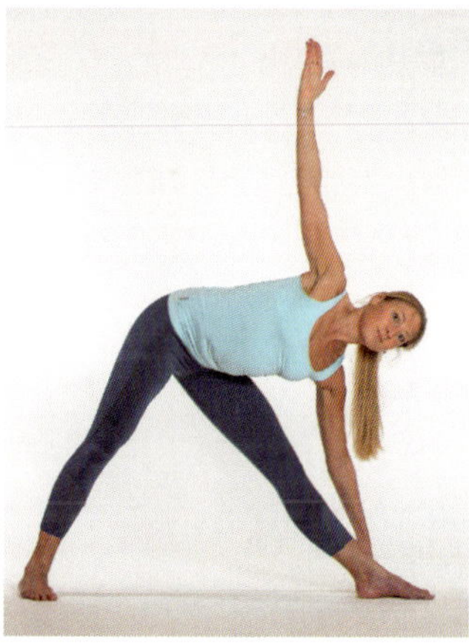

Dreieck (Utthita Trikonasana)

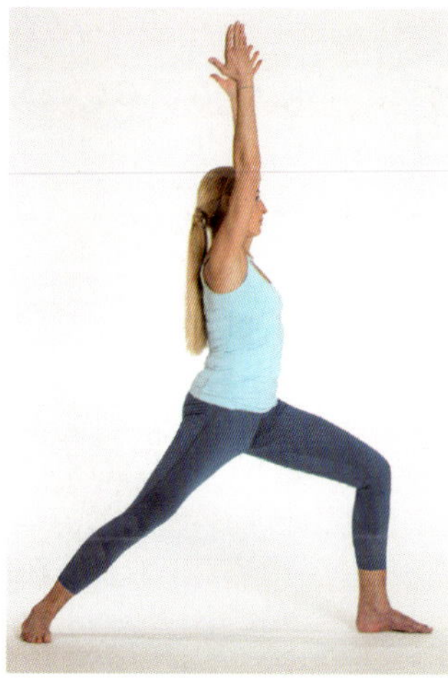

Kriegerhaltungen (Virabhadrasana): Krieger I

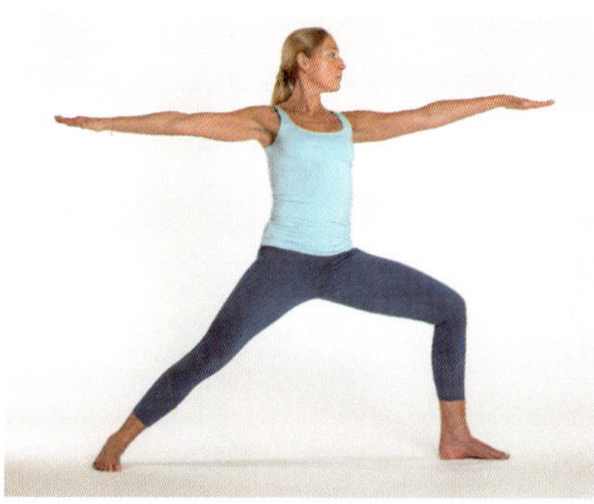

Kriegerhaltungen (Virabhadrasana): Krieger II

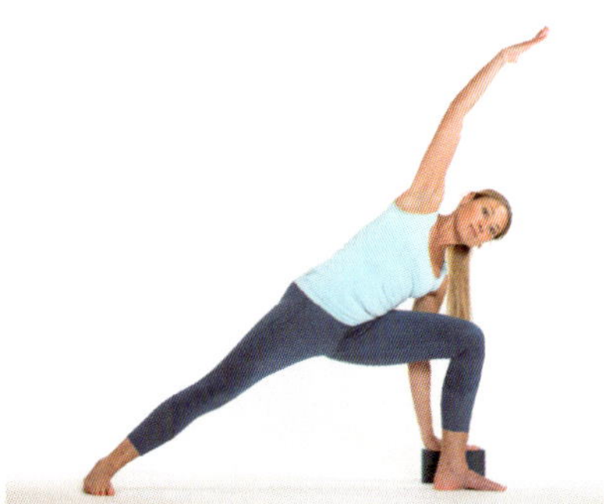

Seitliche Winkelhaltung (Parsvakonasana)

Übungen zur Dehnung der Wirbelsäule

Eine Dehnung der Wirbelsäule ist entsprechend der verschiedenen Krümmungen in allen Abschnitten unterschiedlich. Die Brustwirbelsäule erfährt eine Dehnung in der Rückbeuge und bei Aufrichtung des Brustbeins. Die Dehnung der Lendenwirbelsäule hängt stark von der Anspannung der tiefliegenden Bauchmuskulatur ab. Je weiter der Bauchnabel nach innen und oben gezogen wird, umso intensiver ist die Dehnung der Rückseite.

So empfiehlt es sich bei der Katze den Fokus auf die Dehnung des unteren Rückens zu legen und bei der „Kuh“ die Öffnung der Brustwirbelsäule zu forcieren, indem das Brustbein angehoben wird, gleichzeitig aber die Bauchdecke dennoch ein wenig Anspannung zum Schutz der Lendenwirbelsäule behält.

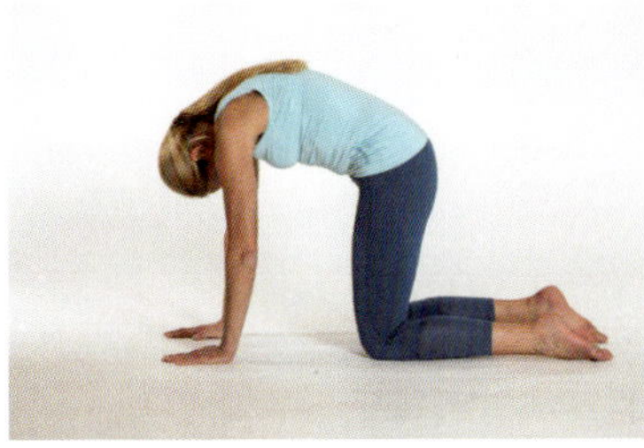

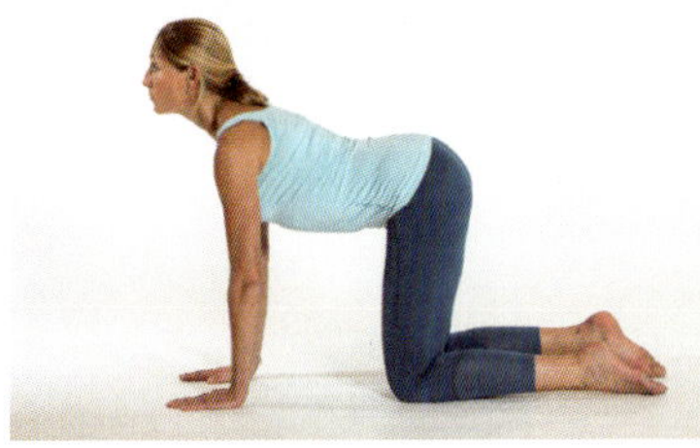

Katze (Marjaryasana) und Kuh (Bidalasana) aus dem Vierfüßlerstand

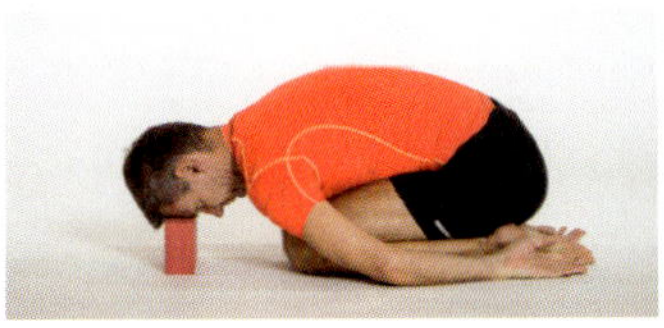

Kindshaltung (Balasana)

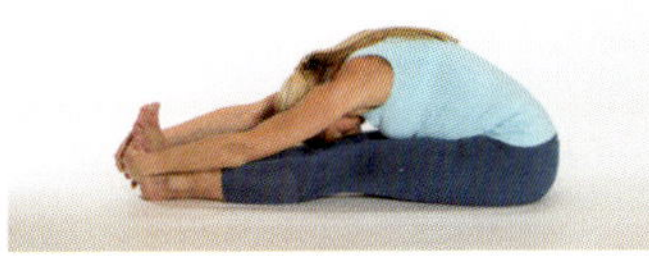

Vorbeuge sitzend (Paschimottanasana)

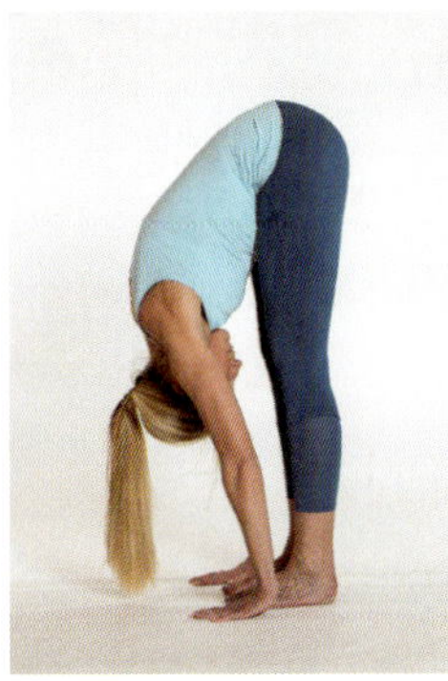

Vorbeuge stehend (Uttanasana)

Übungen zur Öffnung der Brustwirbelsäule

Eine Öffnung der Brustwirbelsäule sollten sämtliche Rückbeugen bewirken.
Bei einer Rückbeuge ist es wichtig, die Bauchdecke geschlossen zu halten und gleichzeitig die Beckenboden- und tiefliegende Bauchmuskulatur zu aktivieren.

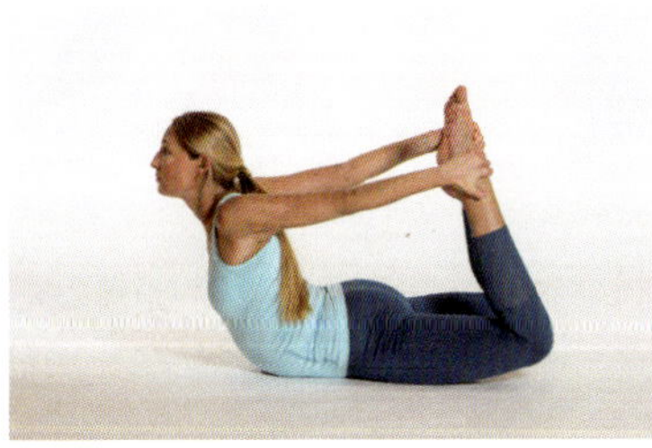

Bogen (Dhanurasana)

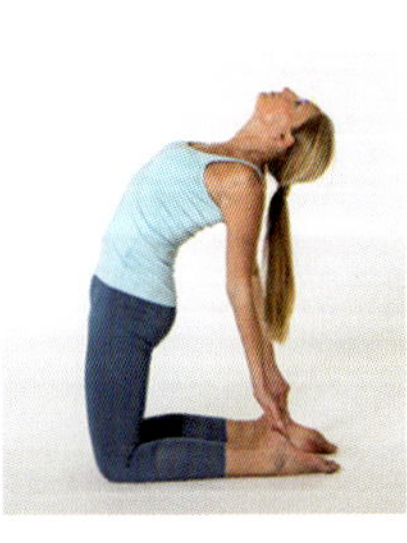

Kamel (Ustrasana)

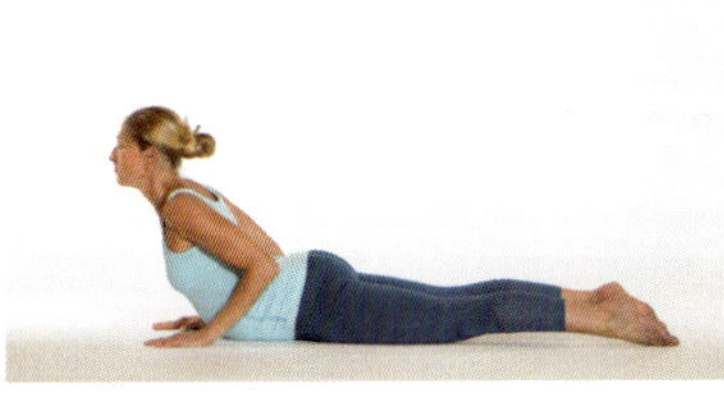

Kobra (Bhujangasana)

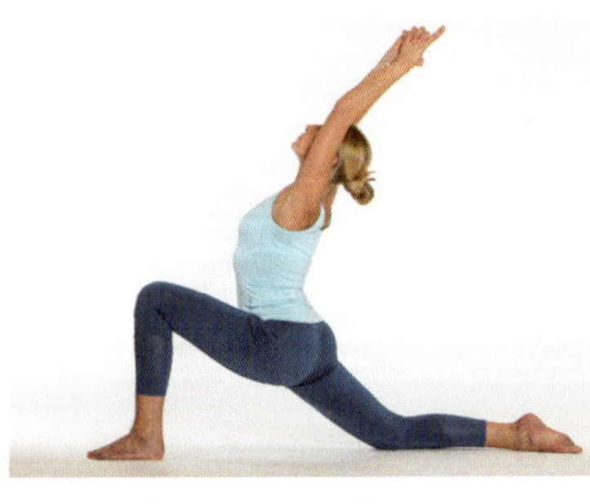

Reiterstellung mit Rückbeuge (Ashva Sanchalanasana)

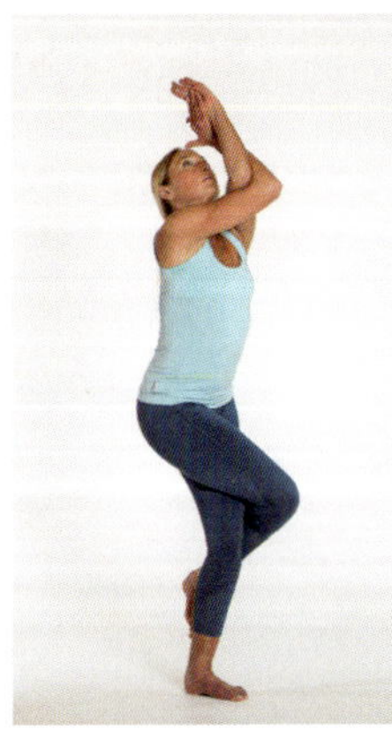

Adler (Garudasana)

Übungen zur Dehnung der Bauch/Brustmuskulatur

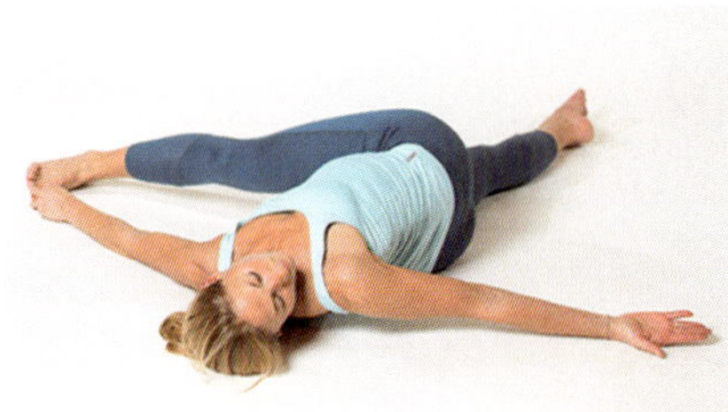
Bauchdehnung /-drehung in Rückenlage, Krokodil (Jathara Parivrtta)

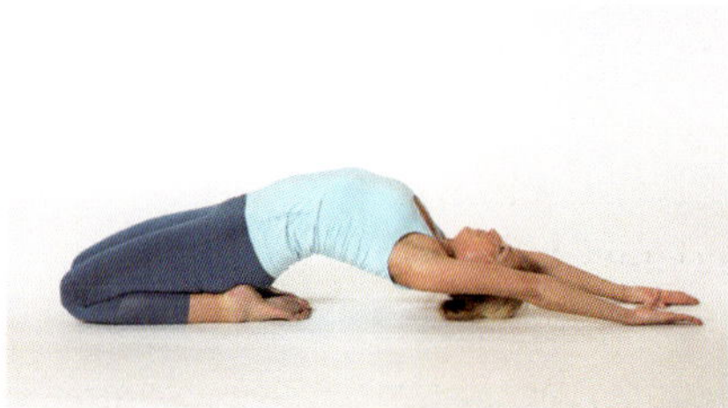
Liegender Held (Supta Virasana)

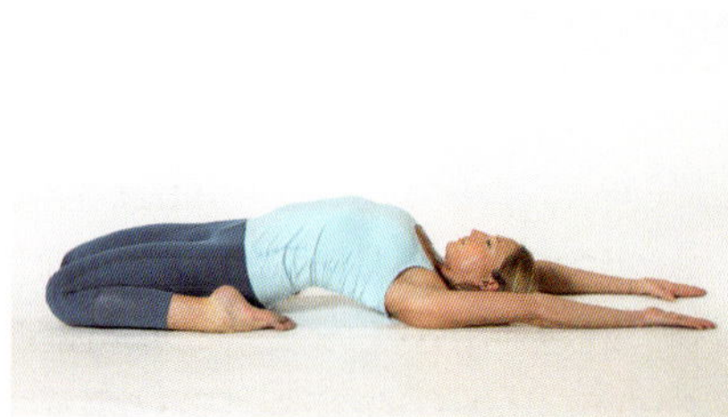
Diamant (Vajrasana)

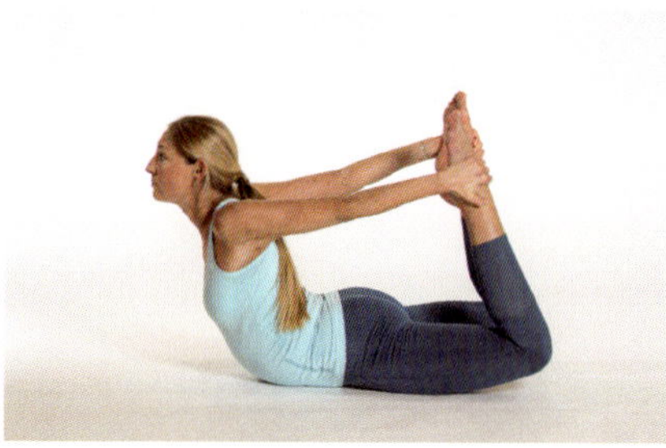
Bogen (Dhanurasana)

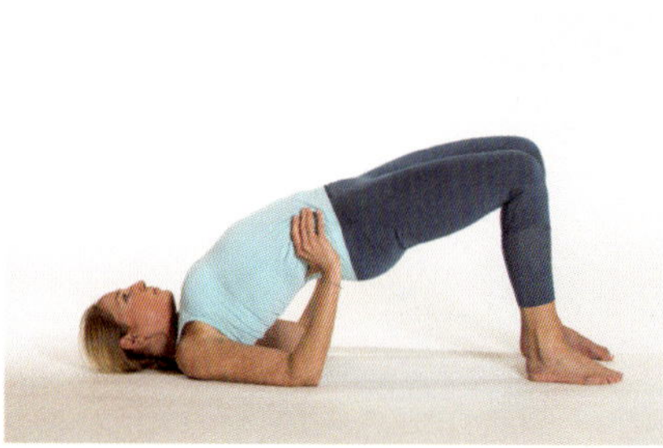
Schulterbrücke (Dvi Pada Pitham/Setu Bandhasana)

Übungen zur Dehnung der Rumpfseite

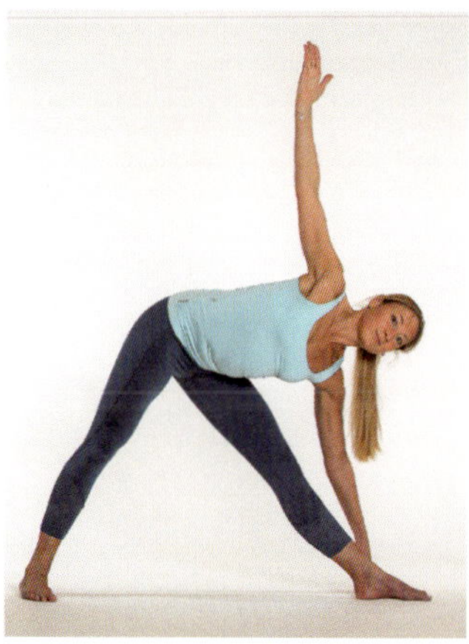
Dreieck (Trikonasana)

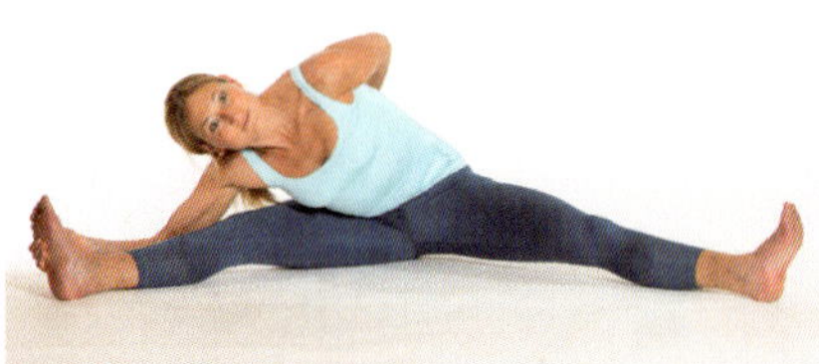
Grätsche mit Seitneigung (Upavistha Konasana)

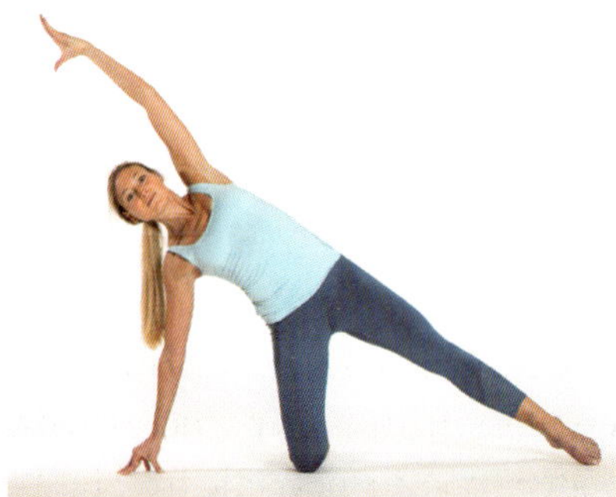
Torhaltung, Querbalken (Parighasana)

Übungen zur Öffnung der Hüften

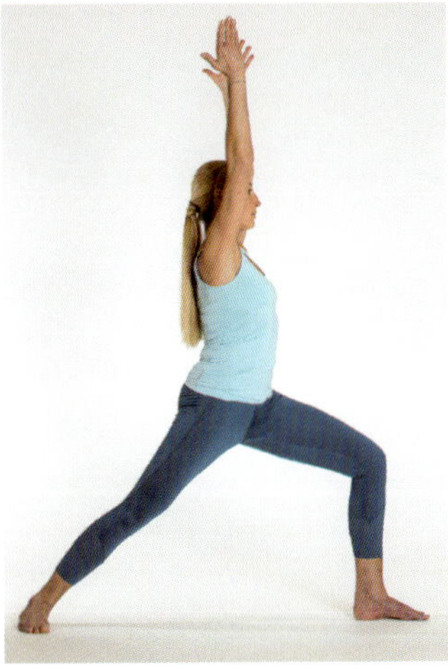

Kriegerhaltung I (Virabhadrasana)

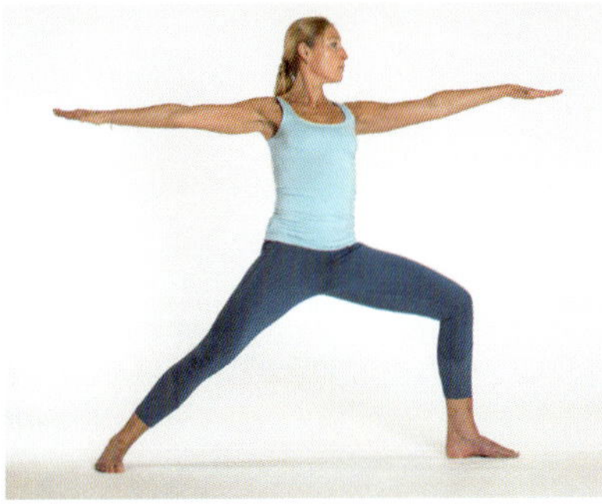

Kriegerhaltung II (Virabhadrasana)

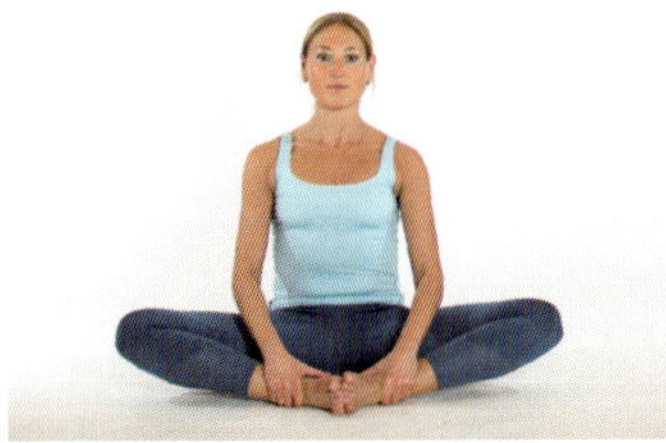

Gebundene Winkelhaltung (Baddha Konasana)

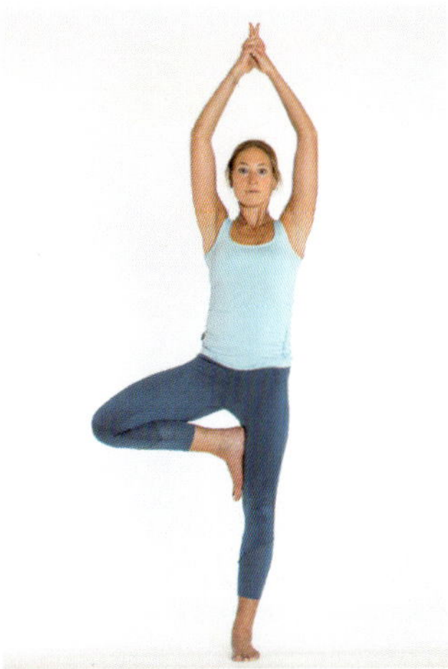

Baum (Vrksasana)

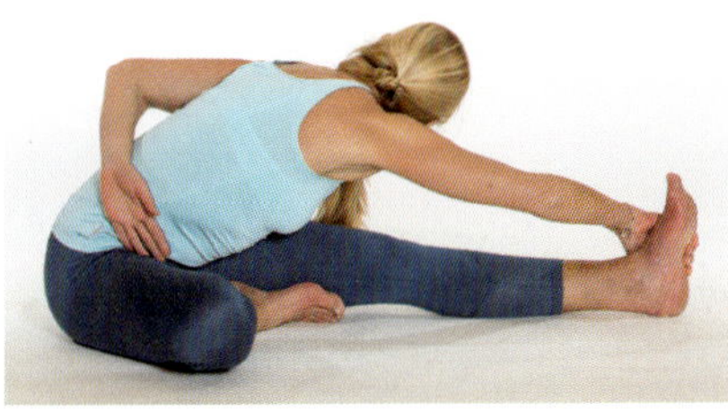

Kopf-zum- Knie-Stellung (Janu Shirsasana)

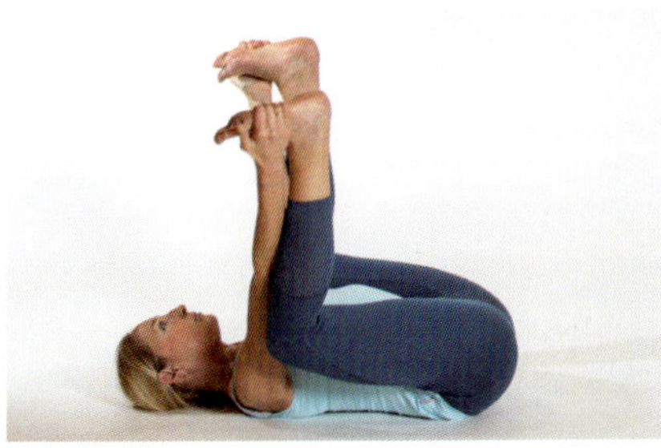

Happy-Baby-Pose (Ananda Balasana)

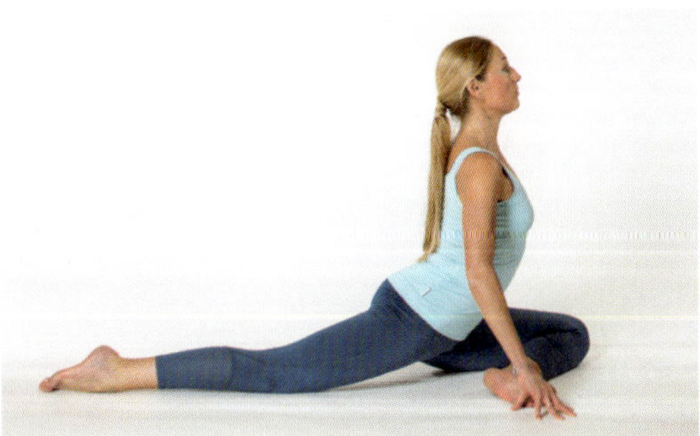

Taube (Kapotanasana)

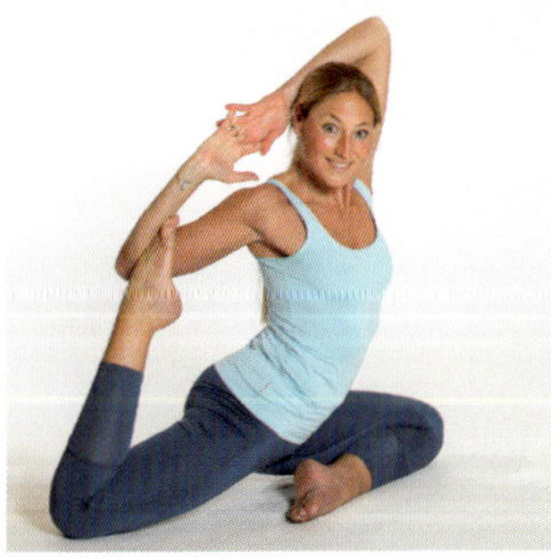

Einbeinige Königstaube (Eka Pada Raja Kapotanasana)

Die Haltung der Taube kann bei entsprechender Ausführung die Dehnung der Hüftmuskulatur, der Beinvorderseite, des Lenden-Darmbeinmuskels (Iliopsoas) sowie eine Öffnung der Brustwirbelsäule und zugleich die Dehnung der Beinrückseite vereinen.

20

Übungen zur Schulung des Gleichgewichtsinns

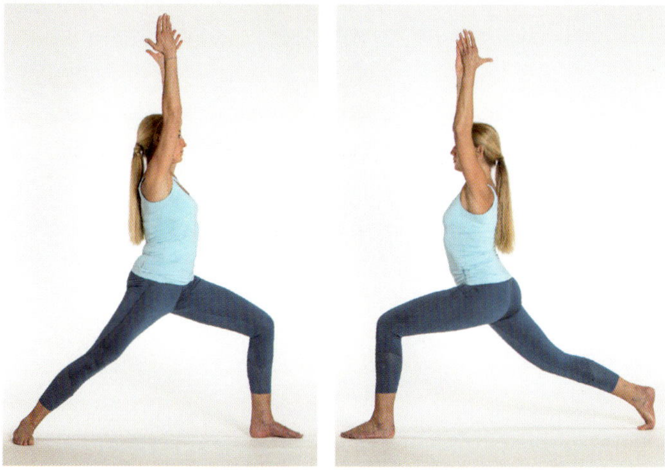

Krieger I (Virabhadrasana I)

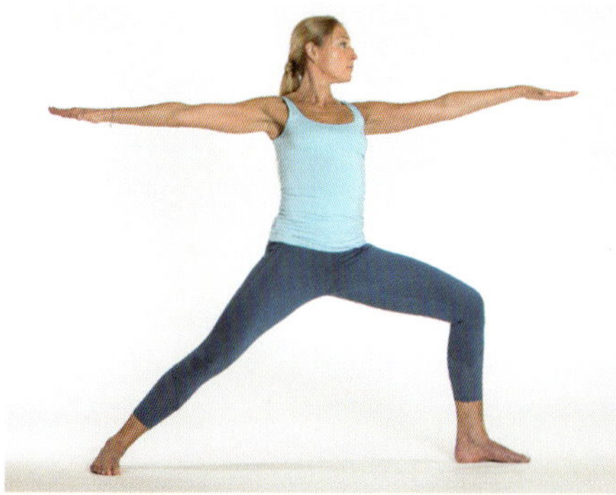

Krieger II (Virabhadrasana II)

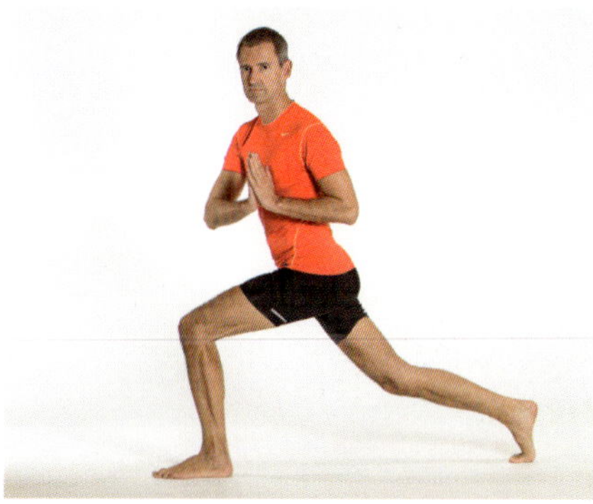

Ausfallschritt mit Oberkörperrotation

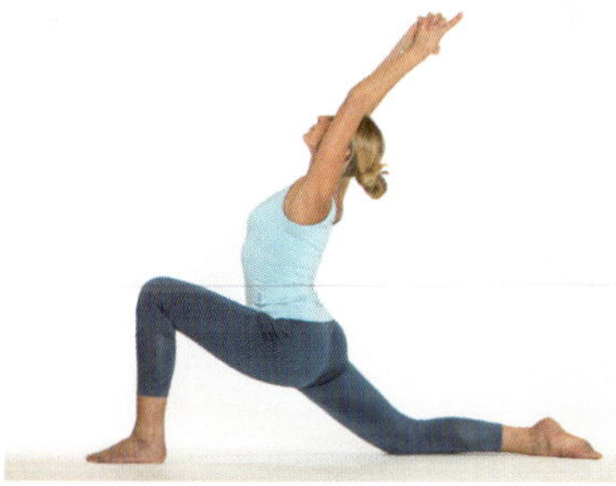

Reiterstellung (Ashva Sanchalasana)

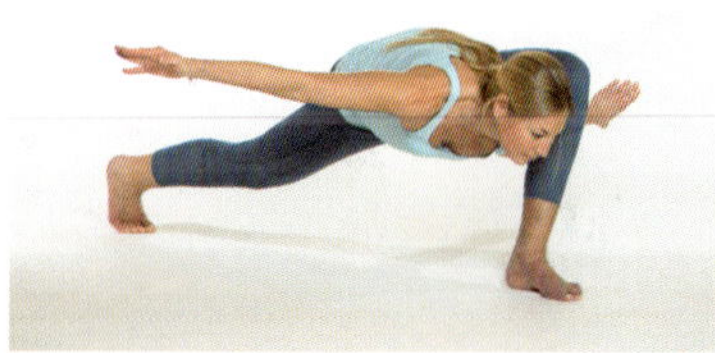

„Fliegender Drache" (Anjaneyasana)

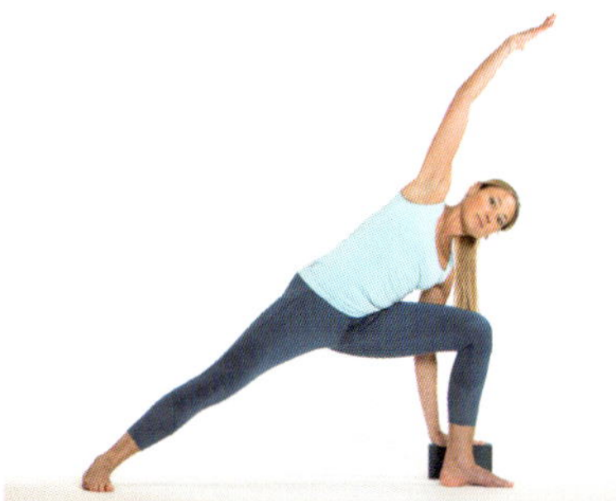

Seitliche Winkelhaltung (Parsvakonasana)

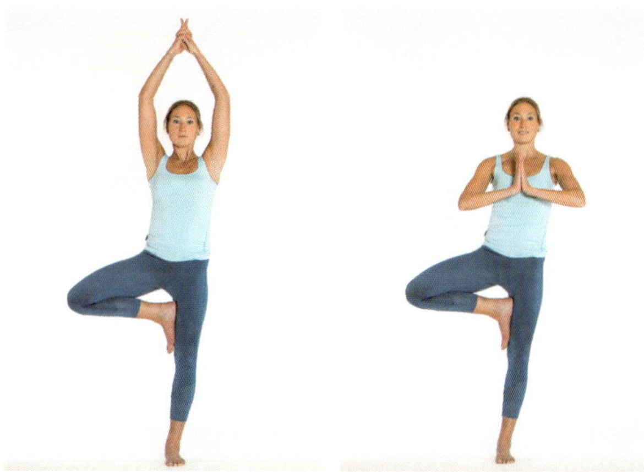

Baum (Vrksasana)

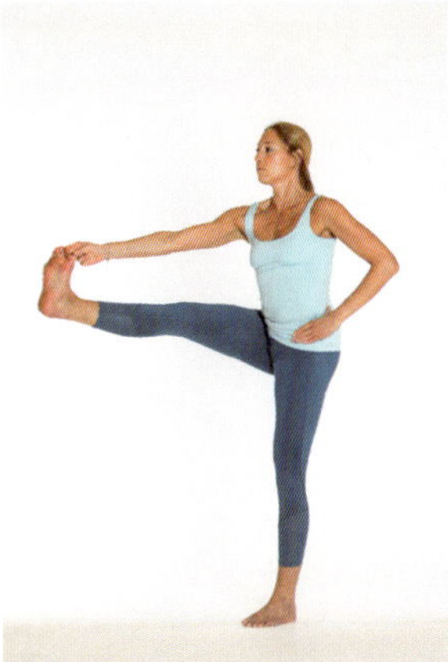
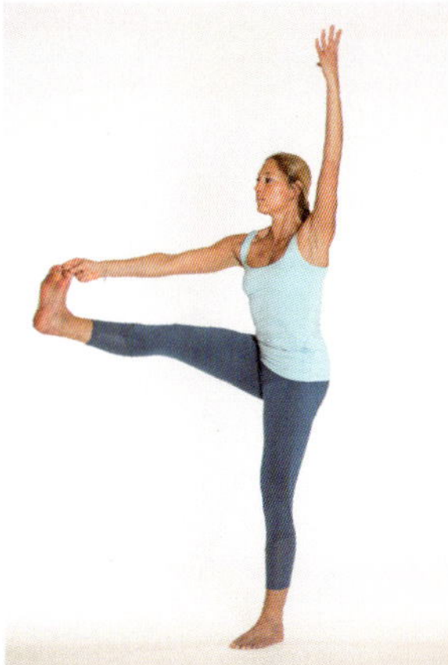

Hand-Fuß-Stellung (Hasta Padangusthasana)

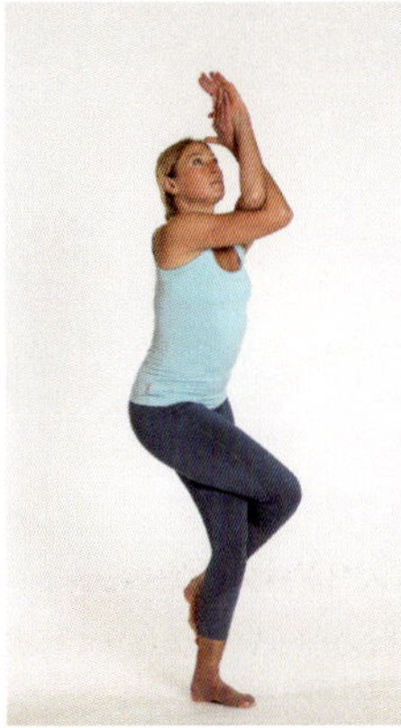

Adler (Garudasana)

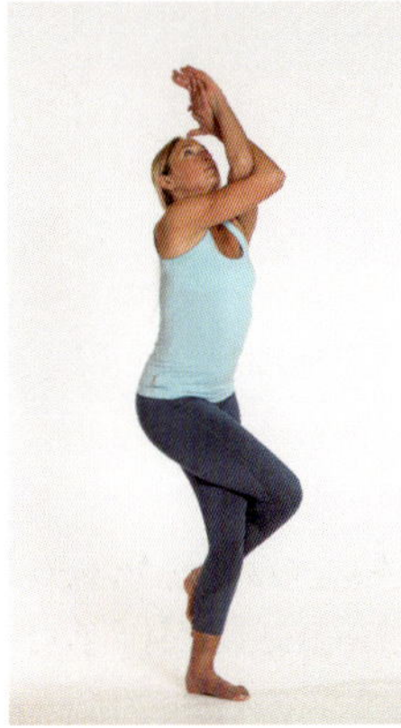

Adler (Garudasana) mit Rückbeuge

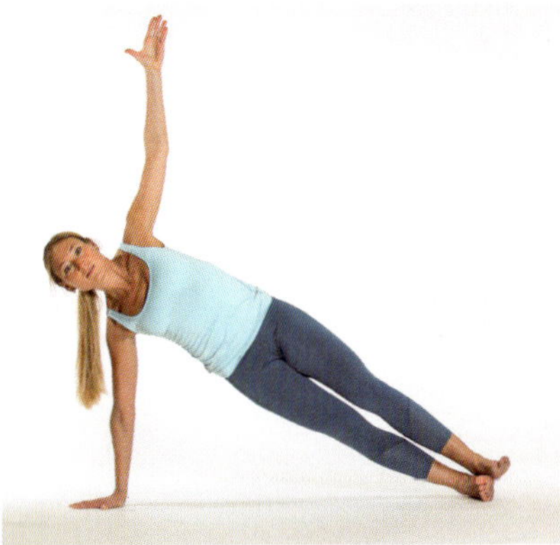

Seitstütz (Vashishthasana)

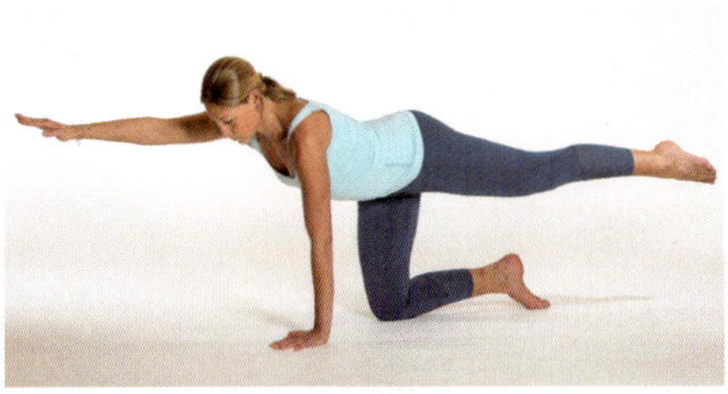

Diagonales Arm- und Beinheben aus dem Vierfüßlerstand

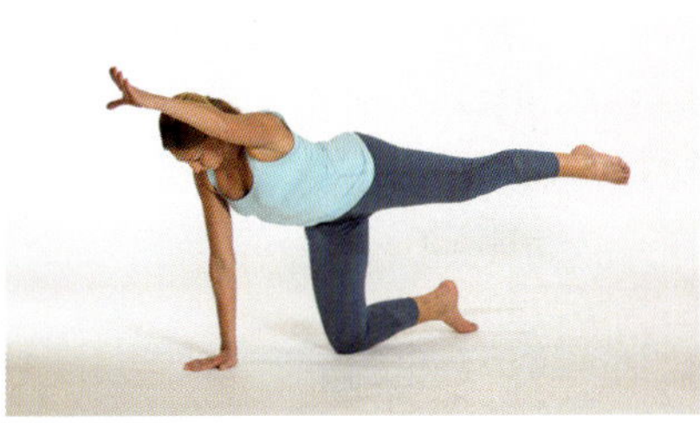
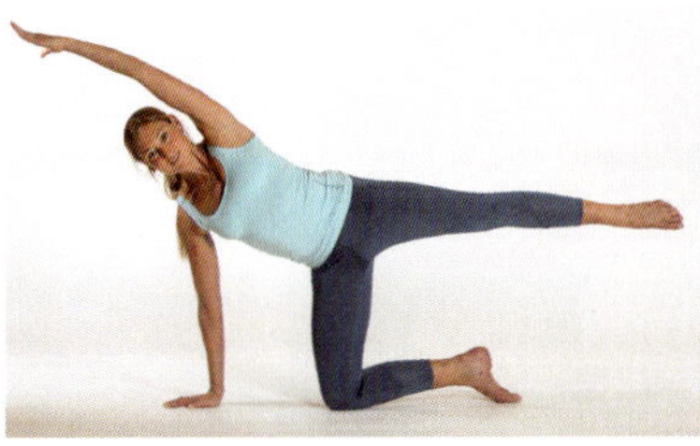

Seitlicher Stab
Auf der gleichen Seite werden zunächst das Bein und anschließend der Arm abgehoben und lang gestreckt, anschließend wird das Becken senkrecht ausgerichtet

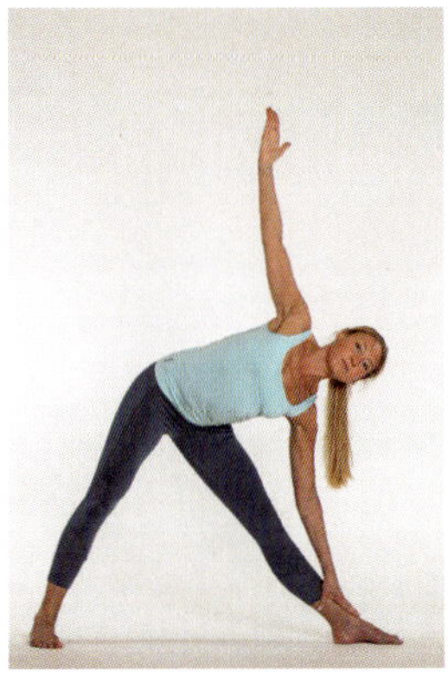

Dreieckshaltung (Utthita Trikonasana)

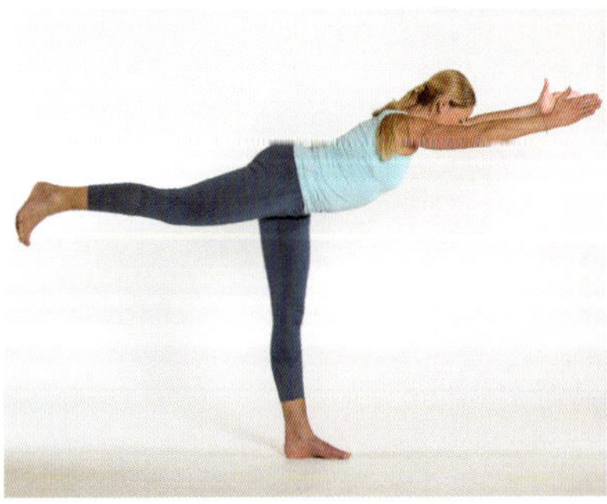
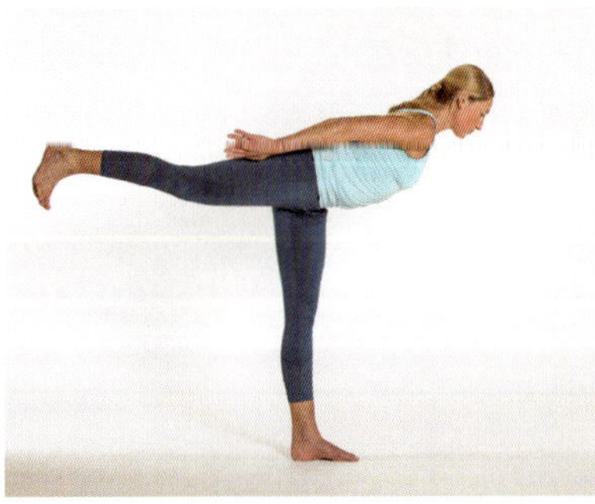

Krieger III (Virabhadrasana III)
Die Arme können nach vorne ausgestreckt oder zur Seite ausgestreckt sowie nach hinten geführt werden.

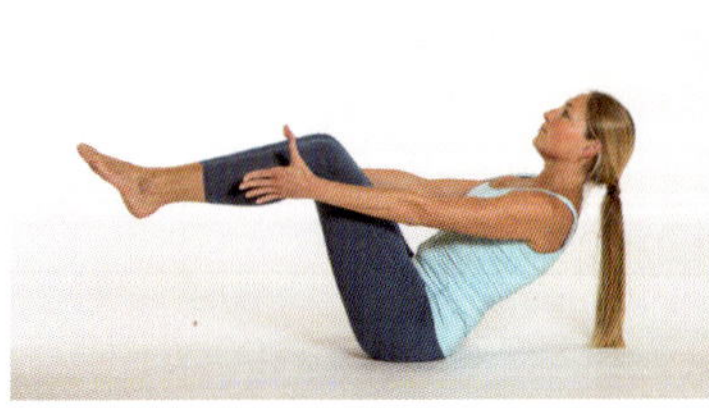

Boot (Navasana)

21

Yoga ohne intensive Rückbeugen bei Wirbelgelenksbeschwerden

Die kritischen Asanas bei Wirbelgelenksbeschwerden sind Rückbeugen aller Art: stehend, sitzend und liegend, insbesondere, wenn sie ohne Einsatz der Bandhas, der tiefliegenden Muskulatur, und der Anspannung des Beckenbodens ausgeführt werden.

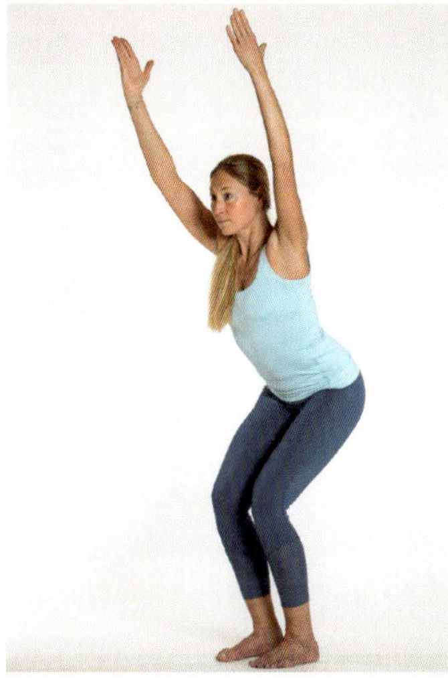

Verringerung der Aufrichtung bei der Stuhlhaltung (Utkatasana)

Diese Haltungen sollten bei Wirbelgelenksbeschwerden gemieden oder modifiziert werden:

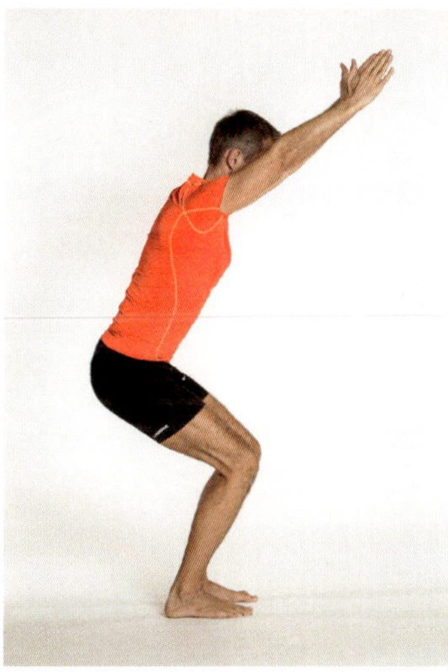

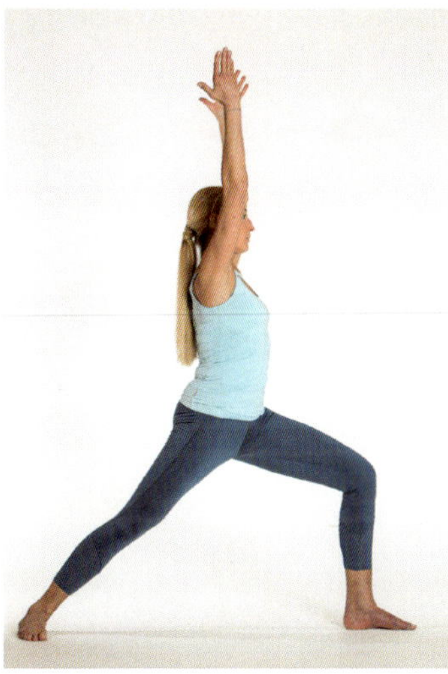

Krieger I (Virabhadrasana I) mit Länge im unteren Rücken

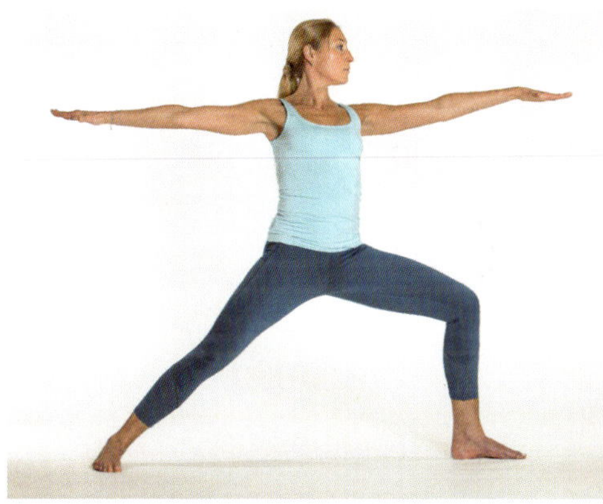

Krieger II (Virabhadrasana II) mit Länge im unteren Rücken

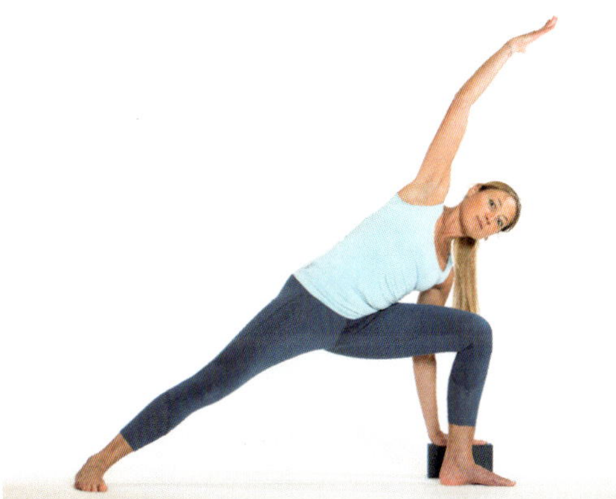

Seitlicher Winkel (Parshvakonasana)

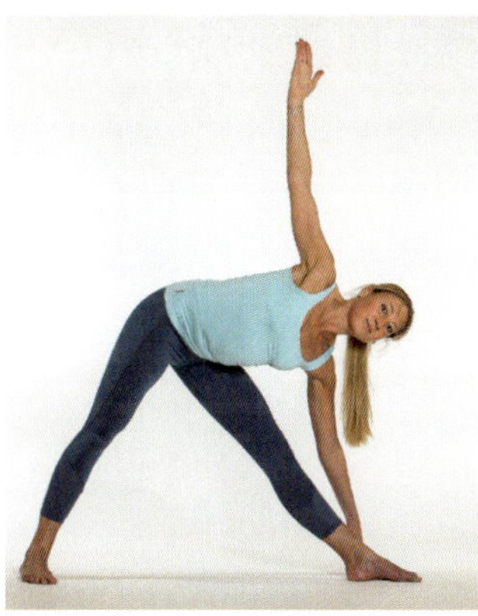

Dreieckshaltung (Trikonasana) mit verringerter Schrittlänge und Länge im unteren Rücken

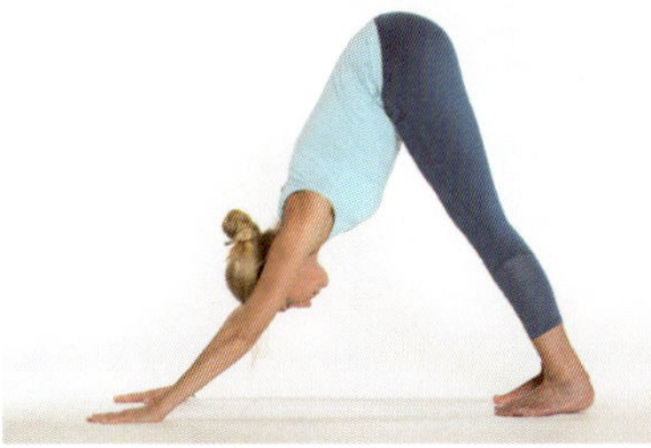

Herabschauender Hund (Adho Mukha Svanasana) mit verringertem Abstand der Füße zu den Händen und Einsatz der Bauchkraft!

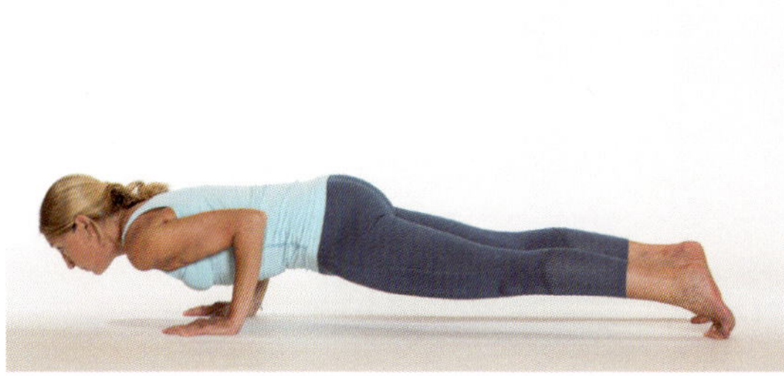

Brettposition / Viergliedrige Stockhaltung (Chaturanga Dandasana) mit langem Rücken und Anspannung der Bauchmuskulatur

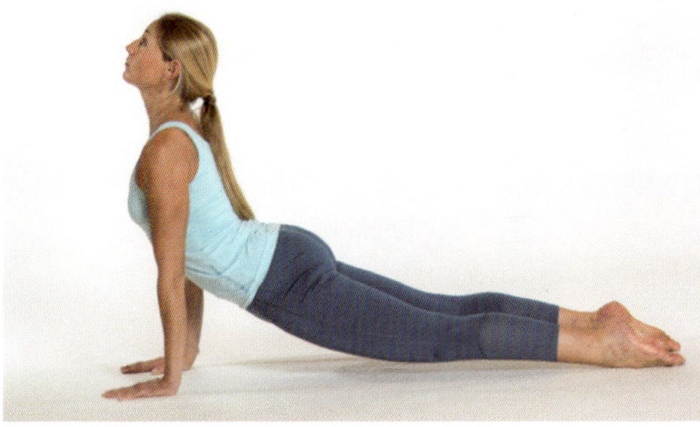

Heraufschauender Hund (Urdhva Mukha Svanasana)

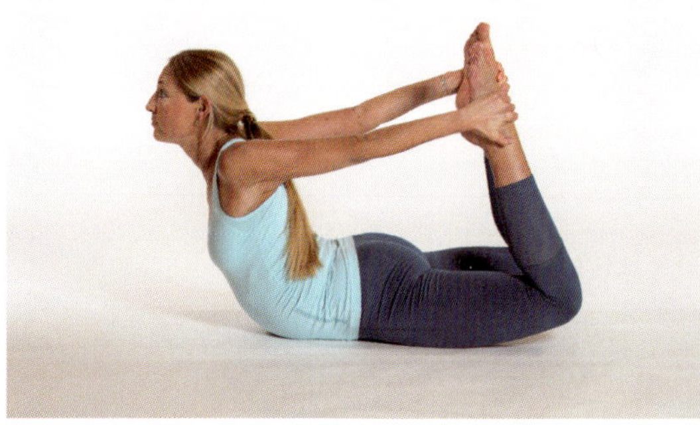

Bogenhaltung (Dhanurasana)

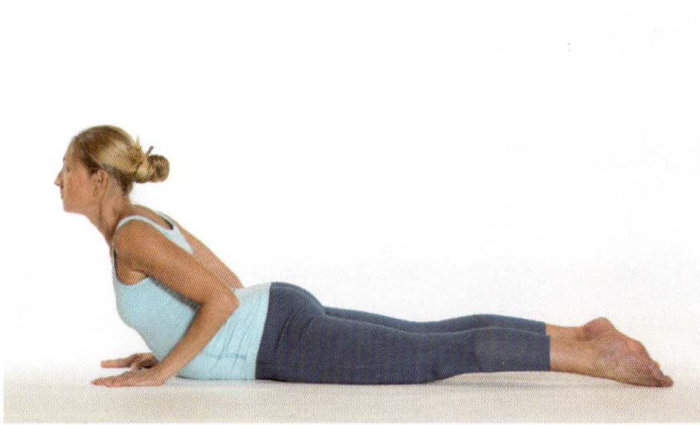

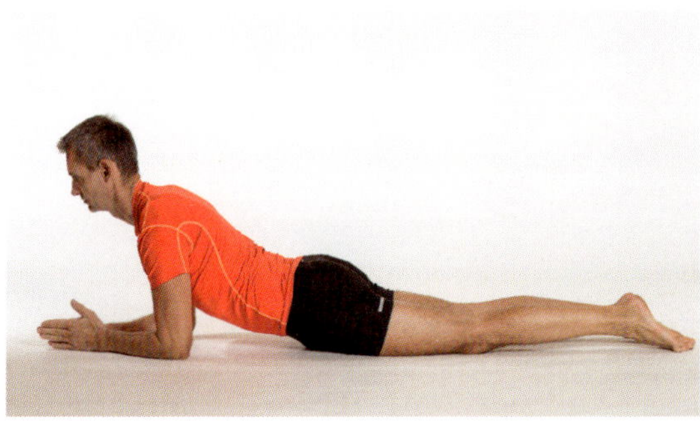

Kobra oder Sphinx nur in die Länge arbeiten

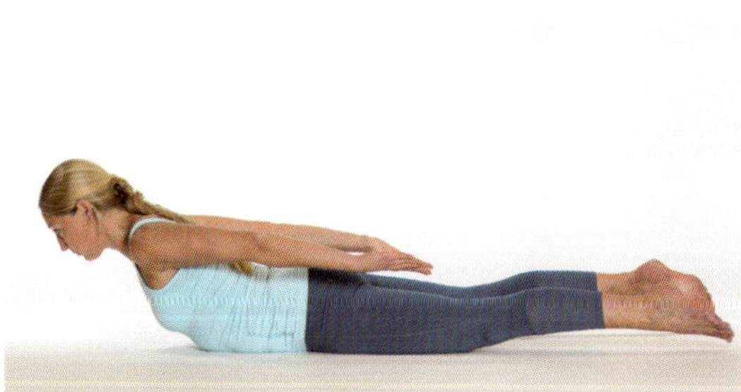

Heuschrecke nur in die Länge arbeiten

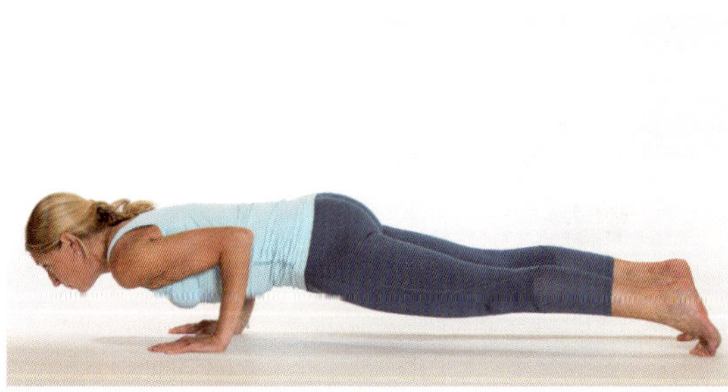

Brettposition in der Intensität anpassen. Optional die Knie ablegen, um den Hebel zu verringern oder

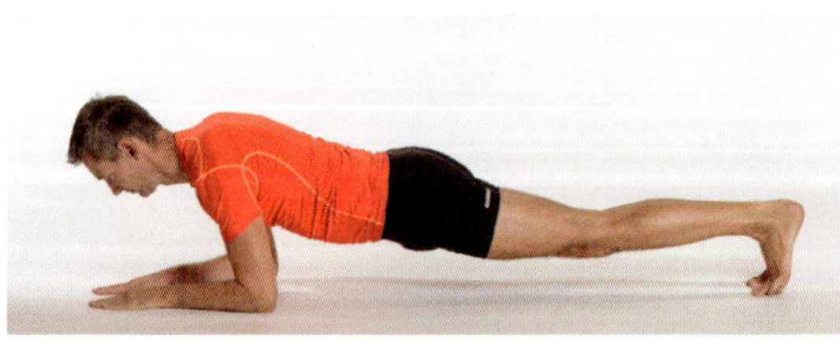

Alternativ den Unterarmstütz ausführen

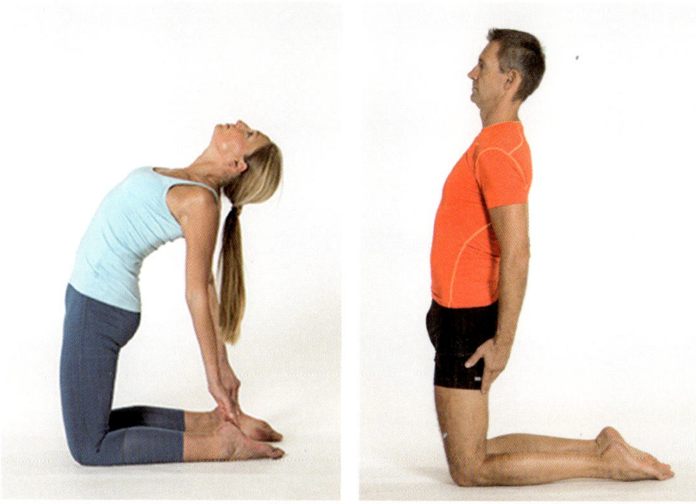

Die Kamel-Position (Ustrasana) optional ohne Rückbeuge in der Wirbelsäule ausführen, nur die Öffnung der Hüfte

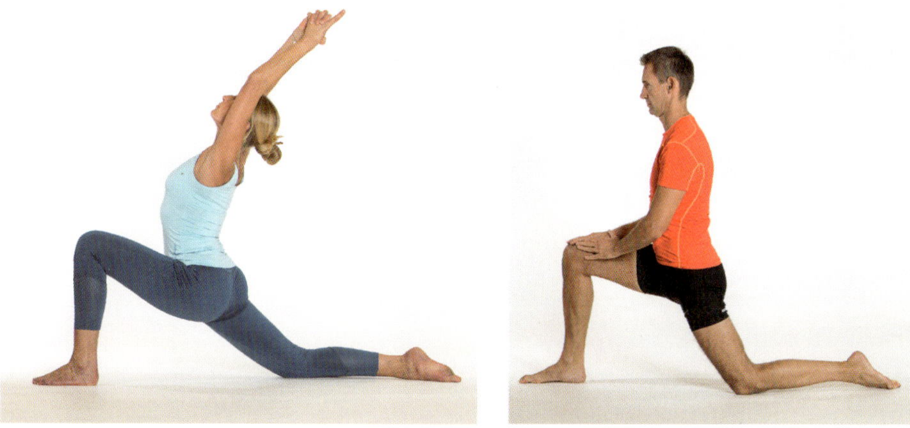

Die Reiterstellung (Ashva Sanchalasana) ohne Rückbeuge ausführen

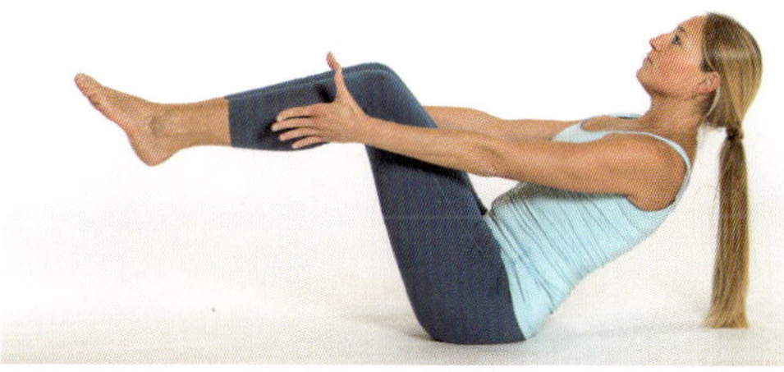

Das Boot (Navasana) achtsam ausführen, zu lange Hebel vermeiden und die Beine lieber angewinkelt halten

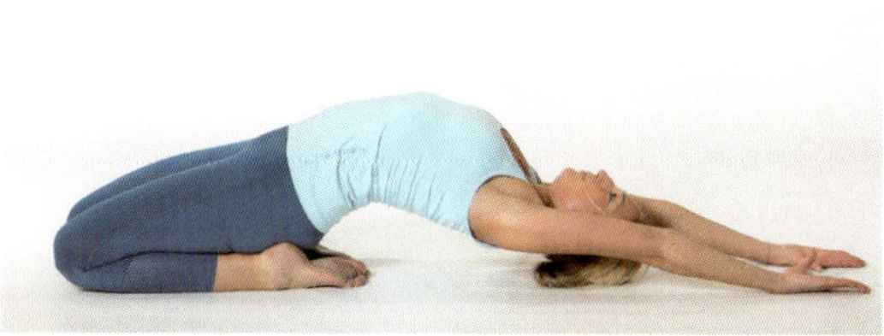

Anstelle vom "Liegenden Held (Supta Virasana)"

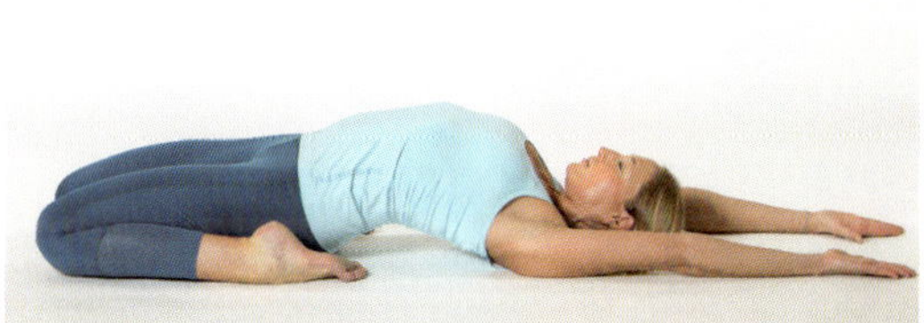

=> besser den Sattel (Supta Vajarasana) ausführen

Unkritisch und gleichzeitig hilfreich zur Dehnung der Lendenwirbelsäule sind folgende Haltungen:

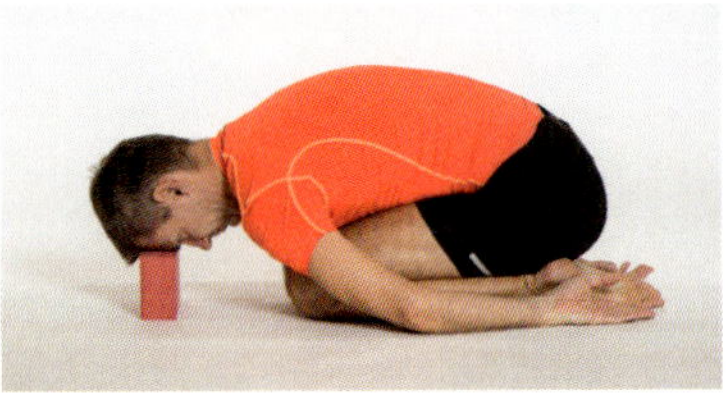

Stellung des Kindes (Balasana)

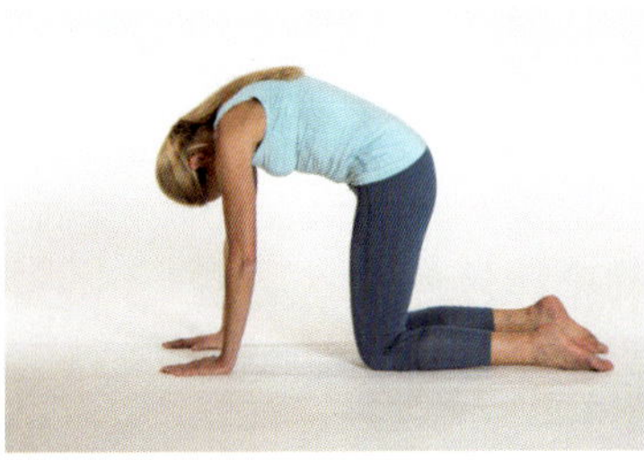

Vierfüßler-Stand mit Runden der WBS / Katze (Marjaryasana)

Den modifizierten Sonnengruß ohne intensive Rückbeugen praktizieren

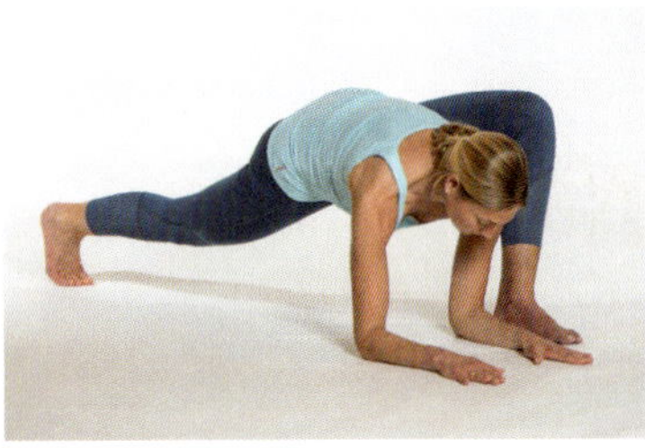

Drache (Anjaneyasana)

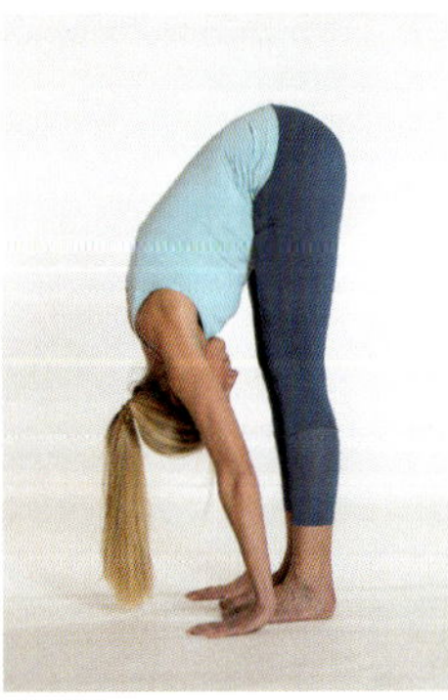

Vorbeuge stehend (Uttanasana)

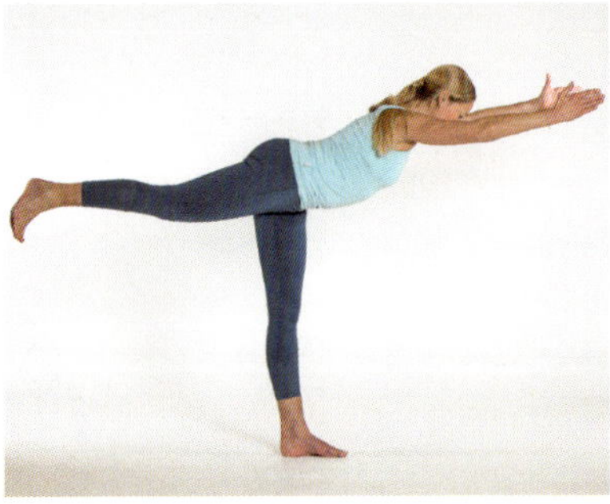

Krieger III

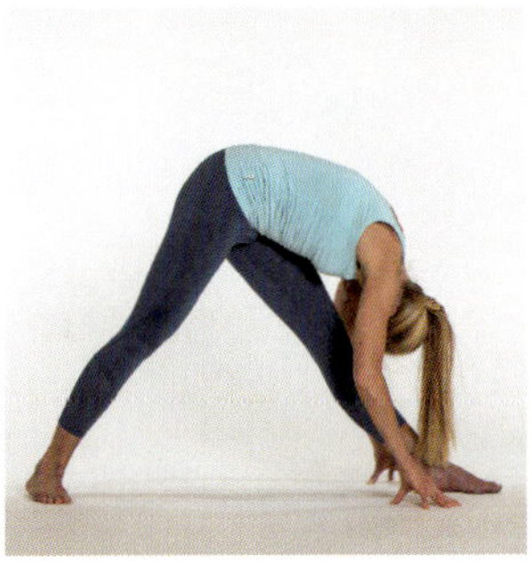

Intensive Flankendehnung (Parshvottanasana)

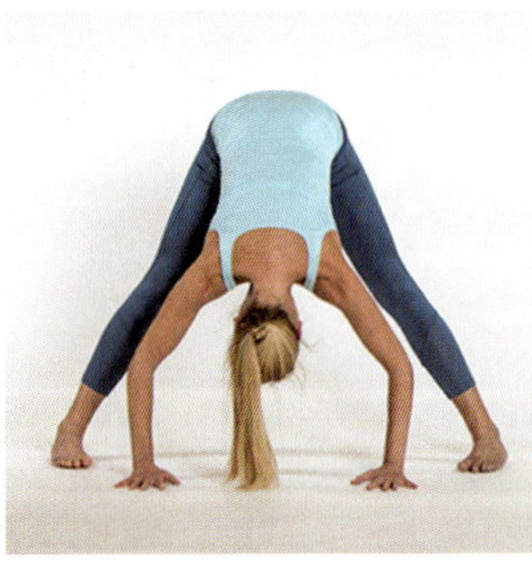

Weite Vorbeuge aus dem Stand (Prasarita Padottanasana)

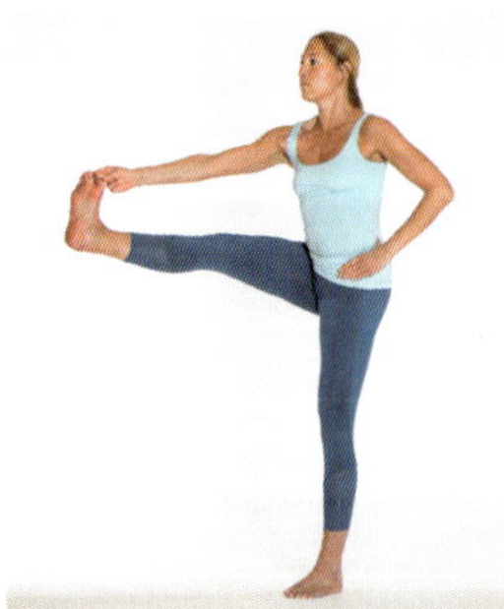

Hand-Zeh-Haltung im Stand (Hasta Padangusthasana)

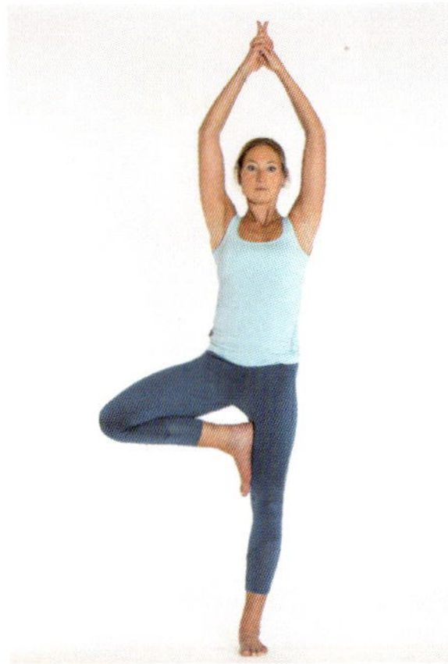

Baum (Vrksasana)

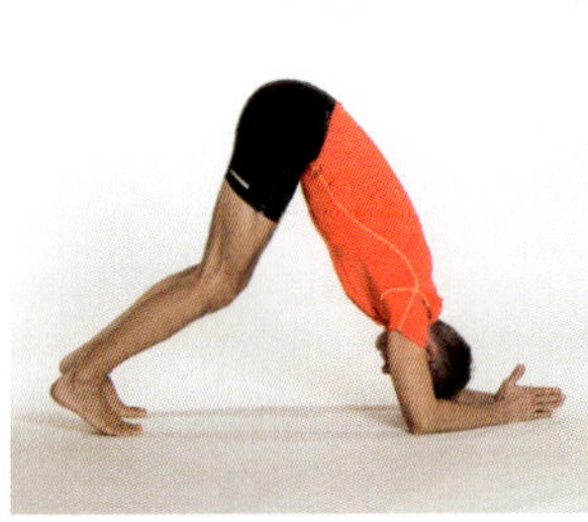

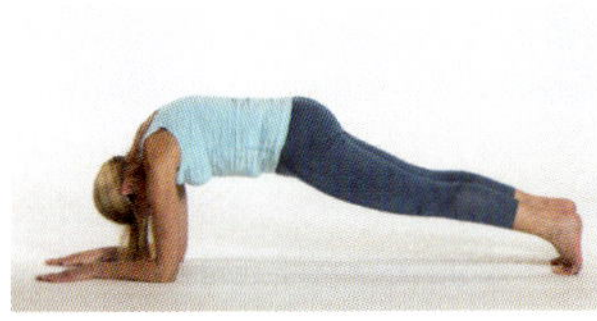

Delphin (Makarasana)

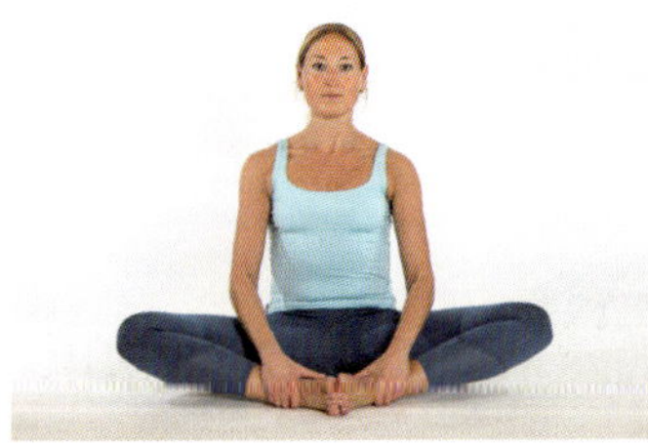

Gebundene Winkelhaltung sitzend (Baddha Konasana)

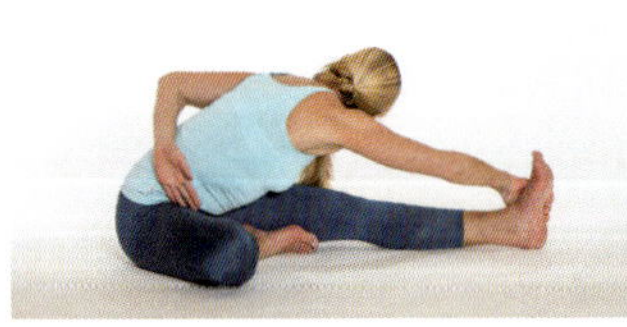

Kopf-Knie-Stellung (Janu Shirsasana)

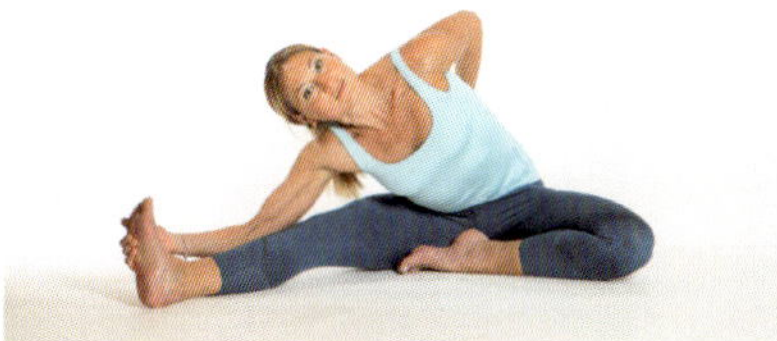

Weite Grätsche mit Seitneigung (Upavistha Konasana)

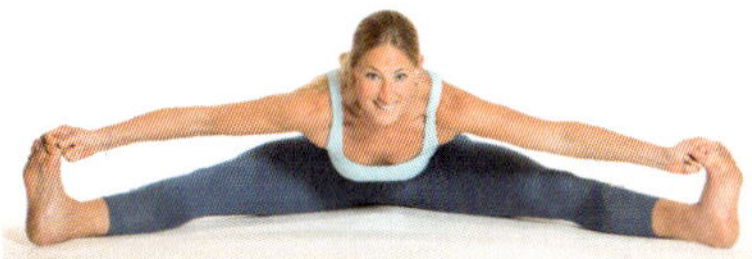

Weite Grätsche mit Vorbeuge (Upavistha Konasana)

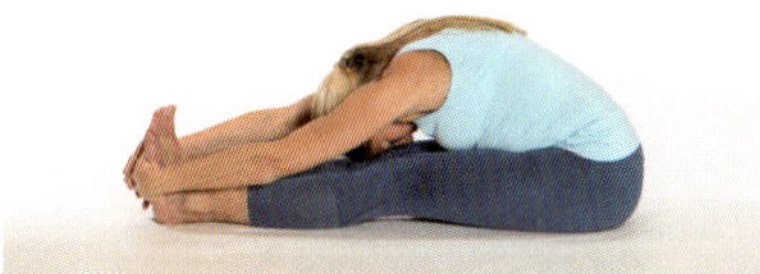

Vorbeuge sitzend (Paschimottanasana)

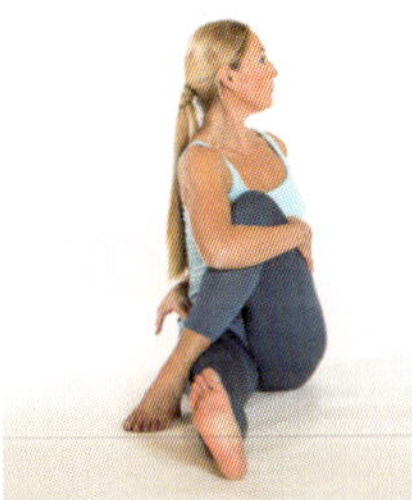

Drehsitz (Ardha Matsyendrasana)

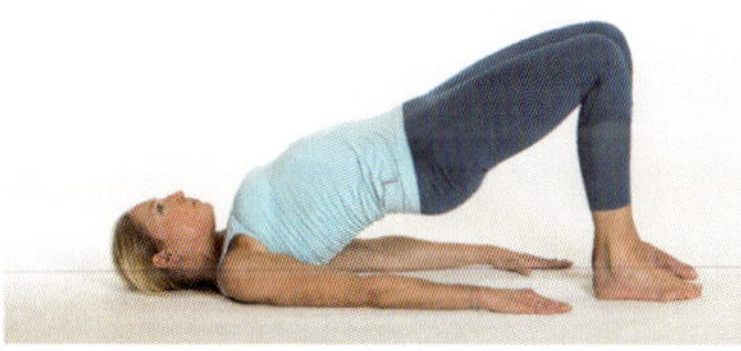

Schulterbrücke (Dvi Pada Pitham)

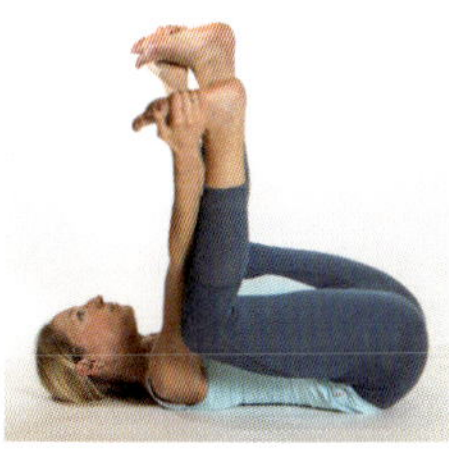

Happy-Baby-Pose (Ananda Balasana)

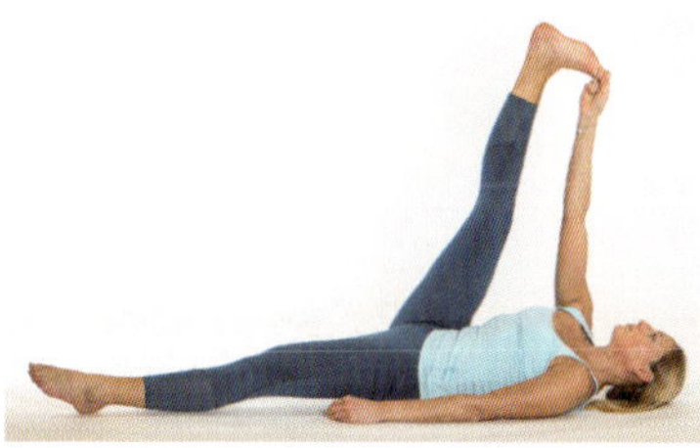

Hand-Zeh-Haltung im Liegen (optional beide Füße fassen)

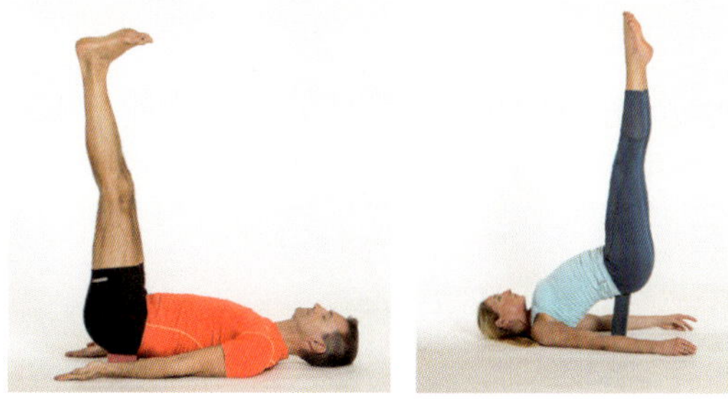

Halbe Kerze / „ruhender See" **mit geringer Erhöhung** (Viparita Karani)

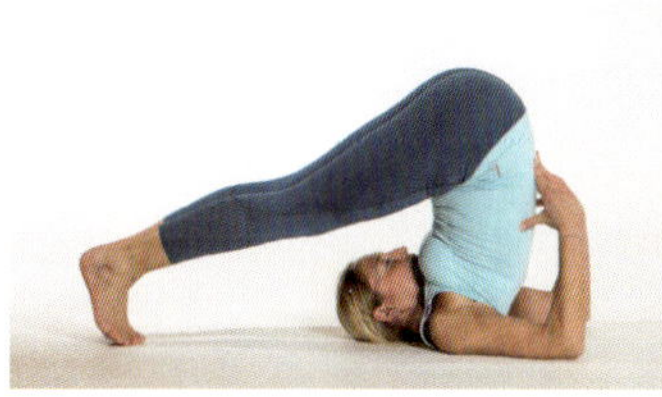

Pflug (Halasana)

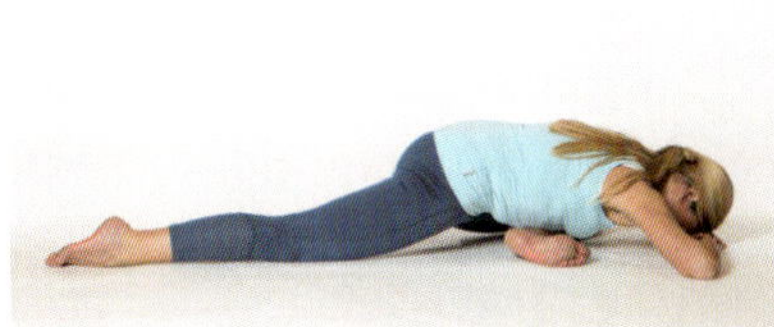

Schlafende Taube (Kapotanasana)

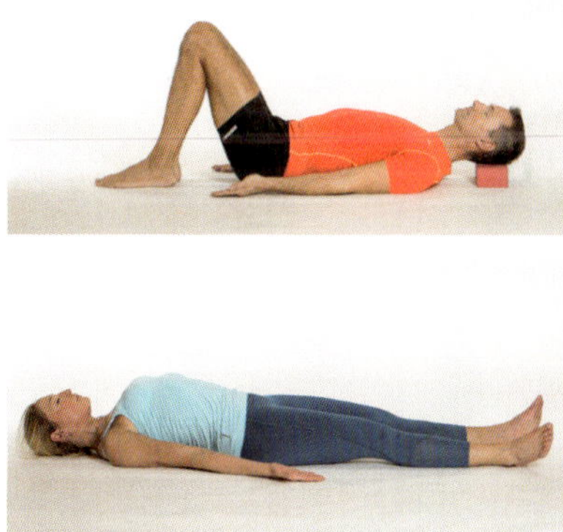

Totenstellung (Shavasana) mit aufgestellten Beinen

22

Yoga mit reduzierter Hebelwirkung bei den Vorbeugen

Vorbeugen können eine erhebliche Belastung für die Bandscheiben darstellen, wenn sie nicht korrekt ausgeführt werden. Es gilt immer, zunächst Länge und Aufrichtung in der Wirbelsäule zu erarbeiten, bevor die kontrollierte und durch die Anspannung der Bauchkraft geführte Vorbeuge eingeleitet wird.

Die Varianten eignen sich insbesondere bei bestehenden Bandscheibenproblemen und / oder verminderter Dehnfähigkeit, die in der Folge die Belastung der Bandscheiben erhöht.

Diese Asanas sollten bei Bandscheibenproblemen sehr achtsam ausgeführt werden:

Die Druckbelastung in der Lendenwirbelsäule kann oft durch Beugung der Knie spürbar reduziert werden.

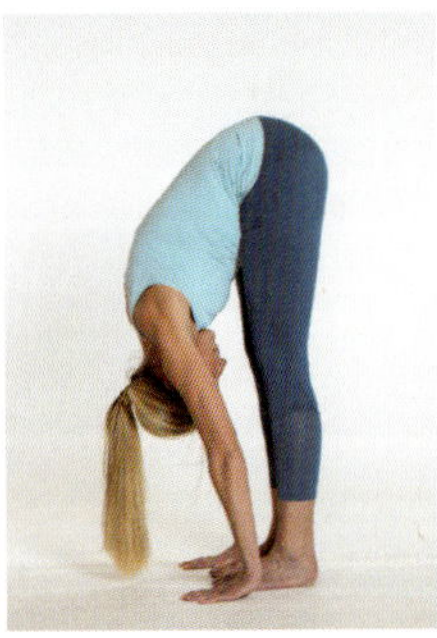

Vorbeuge aus dem Stand (Uttanasana)

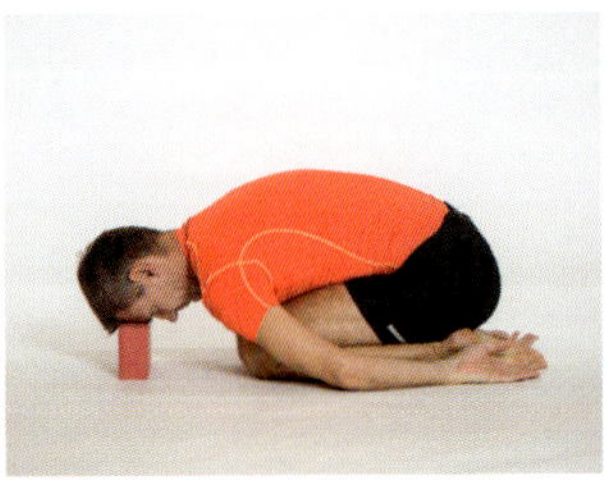

Stellung des Kindes (Balasana)

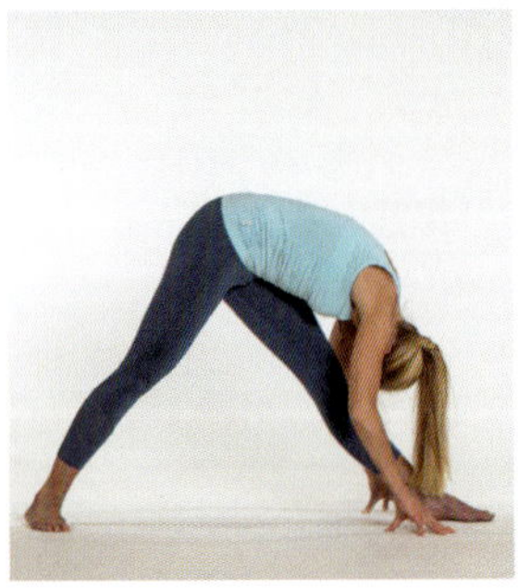

Intensive Flankendehnung (Parshvottanasana)

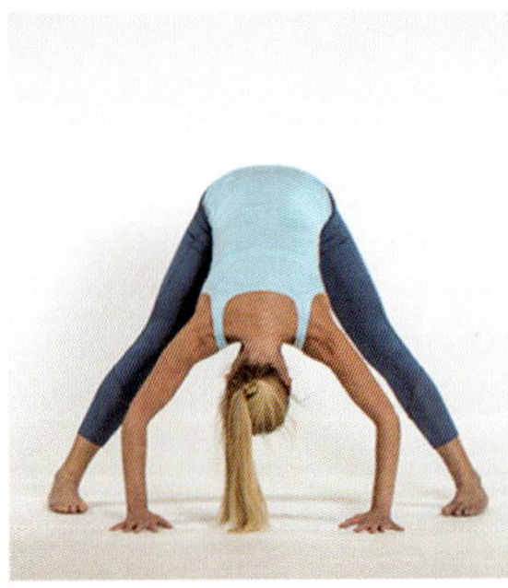

Weite Vorbeuge aus dem Stand (Prasarita Padottanasana)

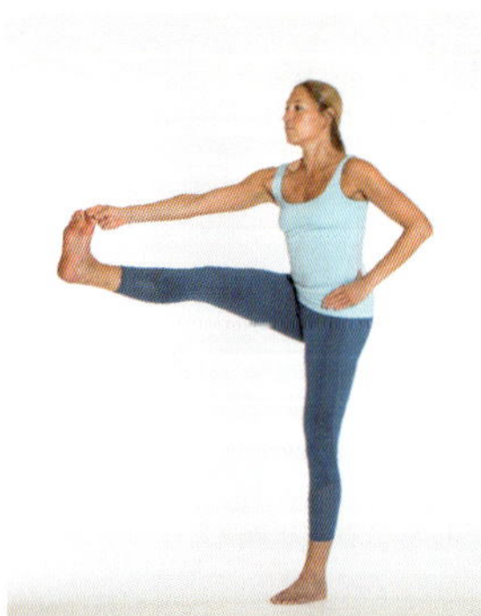

Hand-Zeh-Haltung im Stand (Hasta Padangusthasana)

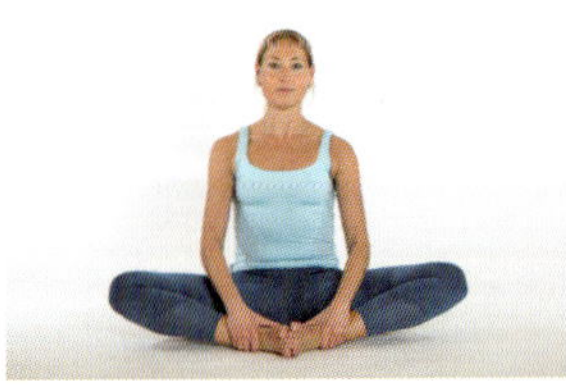

Gebundene Winkelhaltung sitzend (Baddha Konasana)

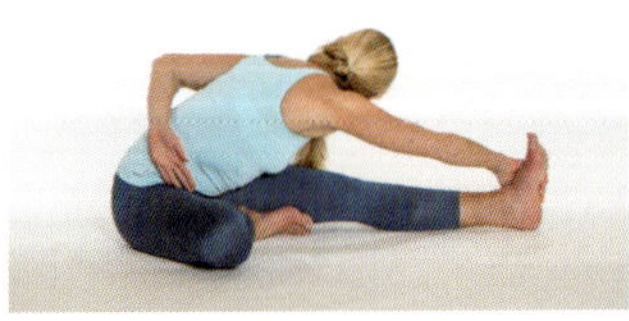

Kopf-Knie-Stellung (Janu Shirsasana)

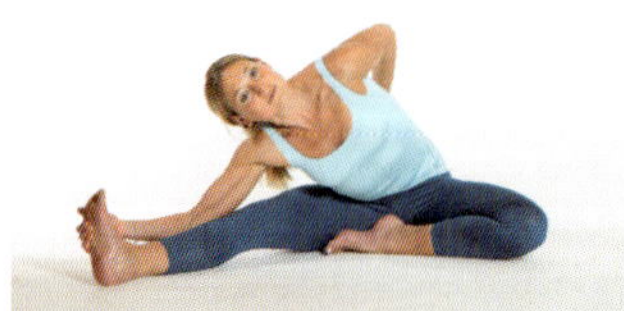

Weite Grätsche mit Seitneigung (Upavistha Konasana)

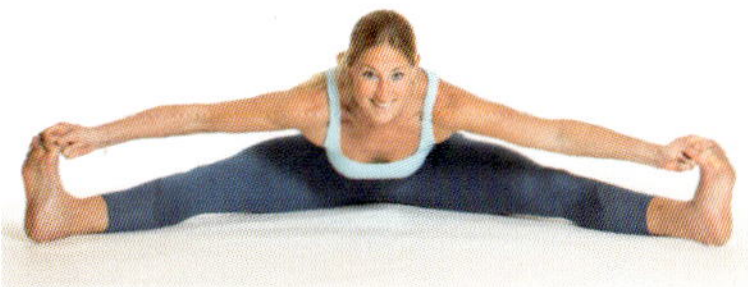

Weite Grätsche mit Vorbeuge (Upavistha Konasana)

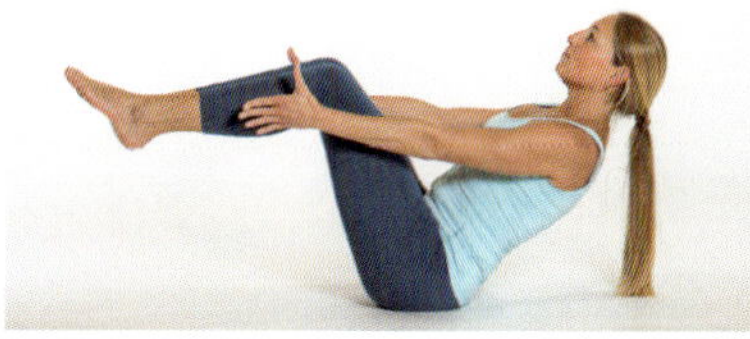

Das Boot (Navasana)

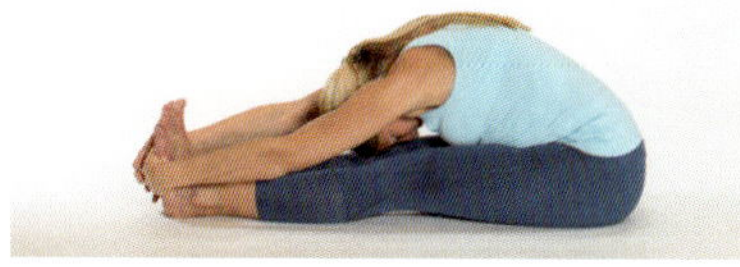

Vorbeuge sitzend (Paschimottanasana)

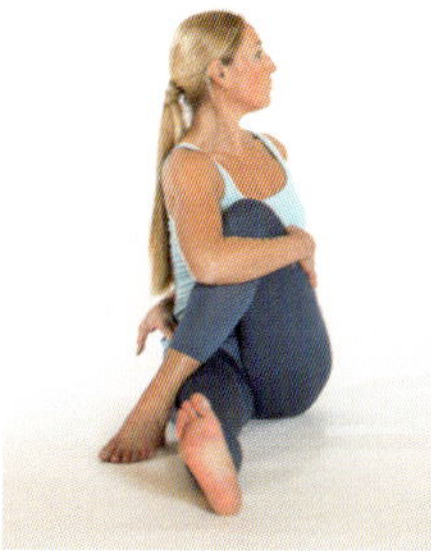

Drehsitz (Ardha Matsyendrasana)

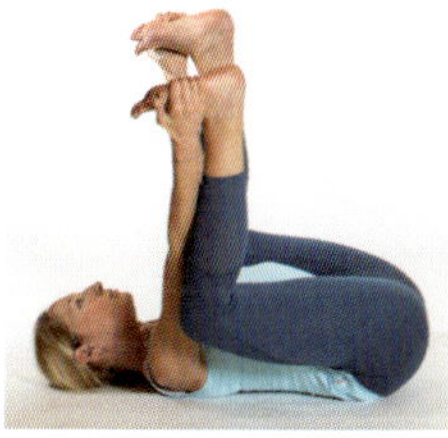

Happy-Baby-Pose (Ananda Balasana)

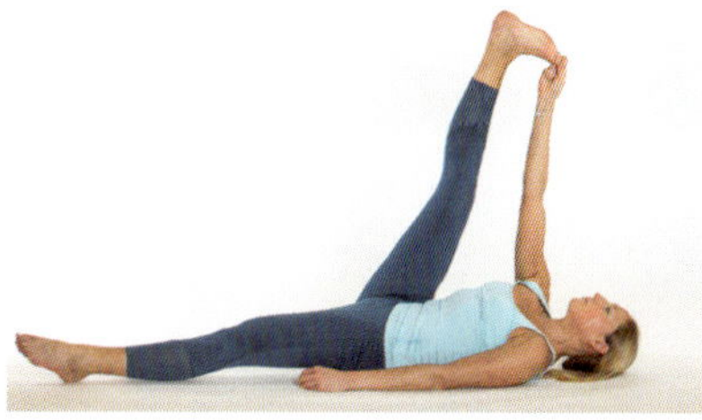

Hand-Zeh-Haltung im Liegen (optional beide Füße fassen)

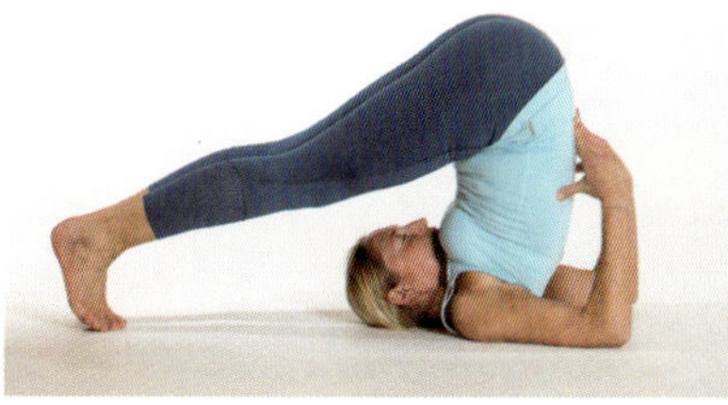

Pflug (Halasana)

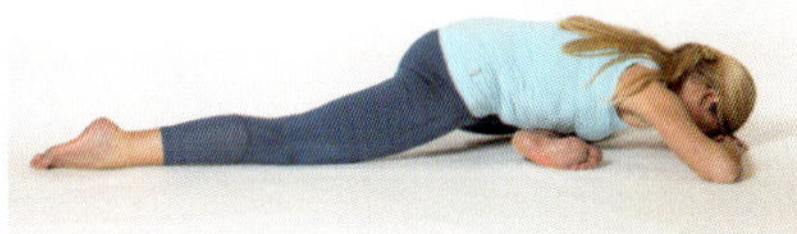

Schlafende Taube (Kapotanasana)

Wohltuende und unkritische Haltungen bei Bandscheibenproblemen:

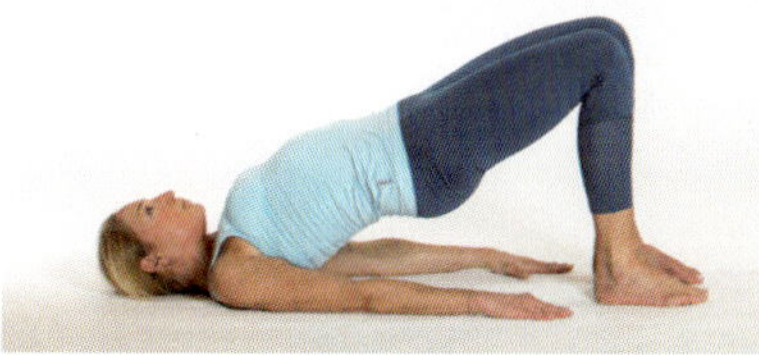

Schulterbrücke (Dvi Pada Pitham)

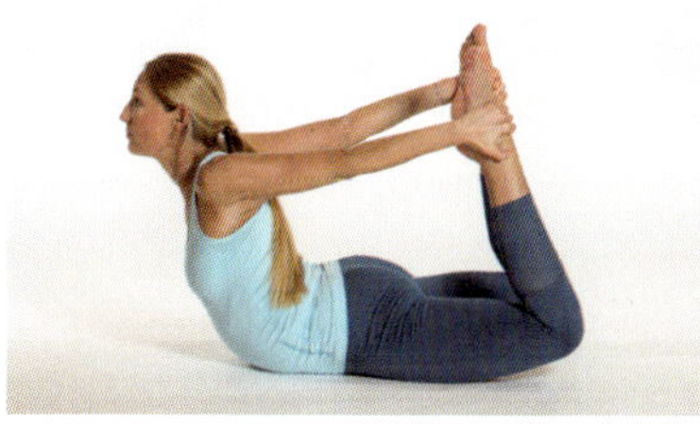

Bogenhaltung (Dhanurasana) mit achtsamer Rückbeuge

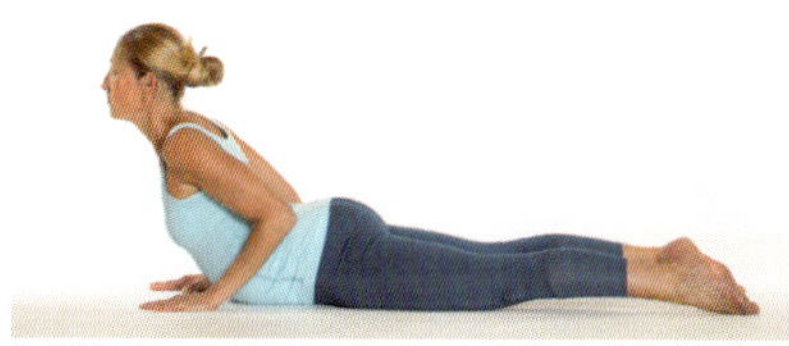

Die Kobra (Bhujangasana) vor allem in die Länge arbeiten

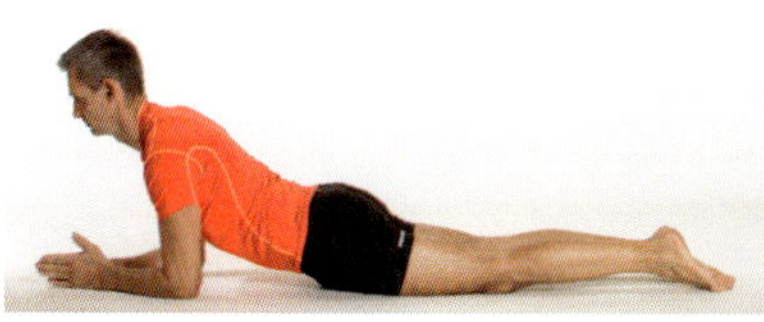

Die „Sphinx" als Variation der Kobra (Bhujangasana) ausführen

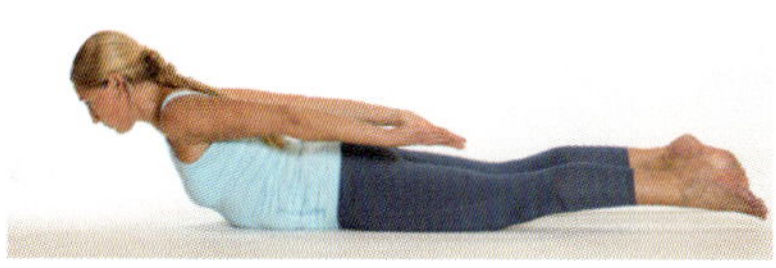

Heuschrecke (Shalabasana) vor allem in die Länge arbeiten"

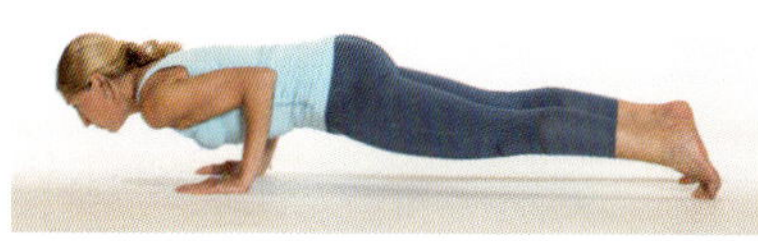

Die „Viergliedrige Stockhaltung (Chaturanga Dandasana) anpassen und optional die Knie ablegen

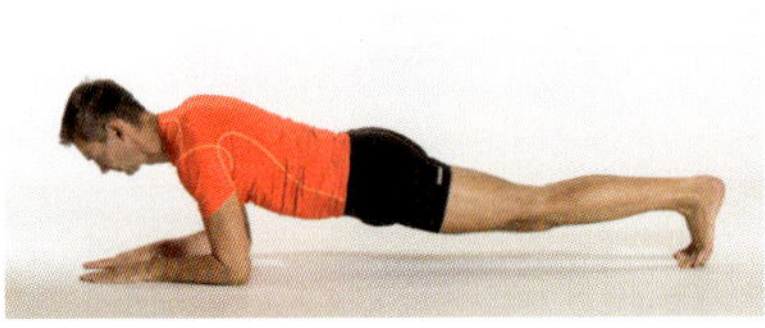

Die Brettposition anpassen und optional die Knie ablegen

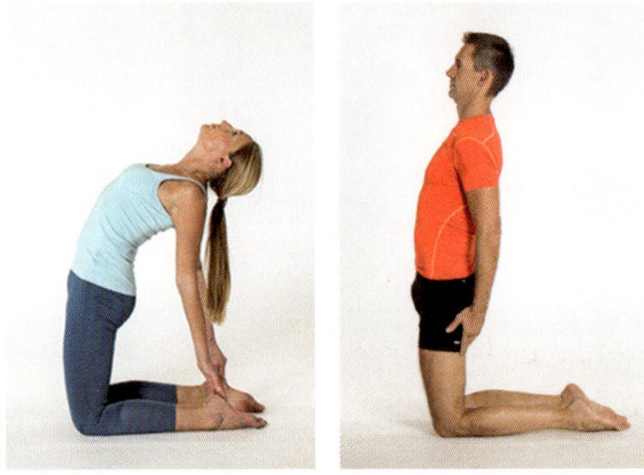

Das Kamel (Ustrasana) mit geringer Rückbeuge in der Wirbelsäule, verstärkt die Öffnung der Hüfte ausführen

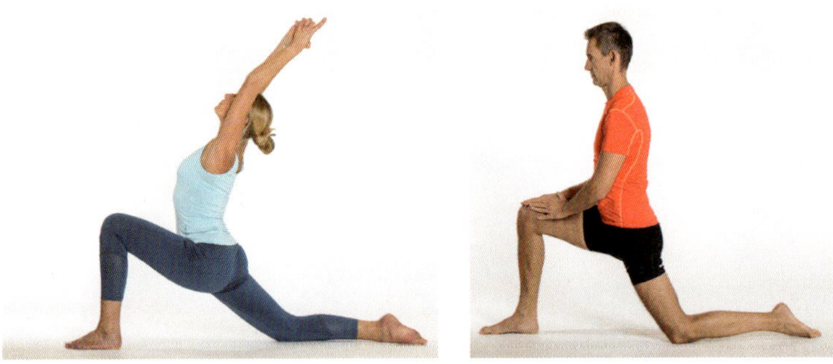

Reiterstellung (Ashva Sanchalasana)

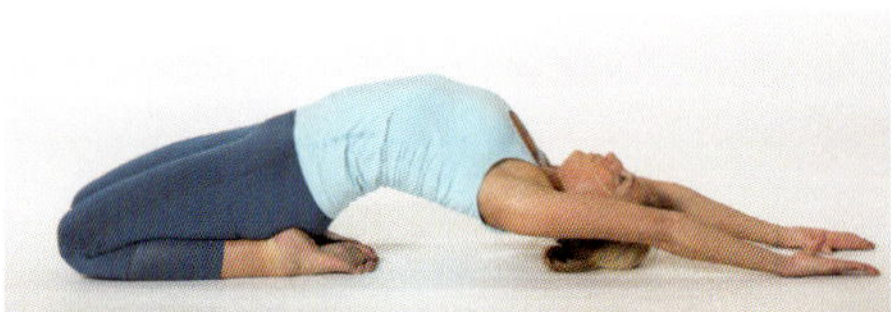

Liegender Held (Supta Virasana)

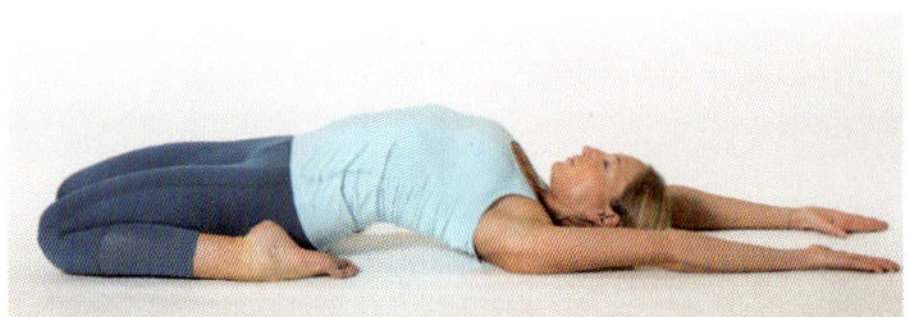

Sattel (Supta Vajarasana)

23

Asanas zur Kräftigung verschiedener Muskelgruppen

Die Intensität kann bei den nachfolgenden Asanas beliebig durch die Wiederholung und die Haltedauer gesteigert werden. (Die jeweiligen Alternativen sind im Teil I erklärt und abgebildet.)

Sonnengruß (Surya Namaskar) in mehreren Runden zum Aufwärmen der Muskulatur (siehe Kapitel 16)

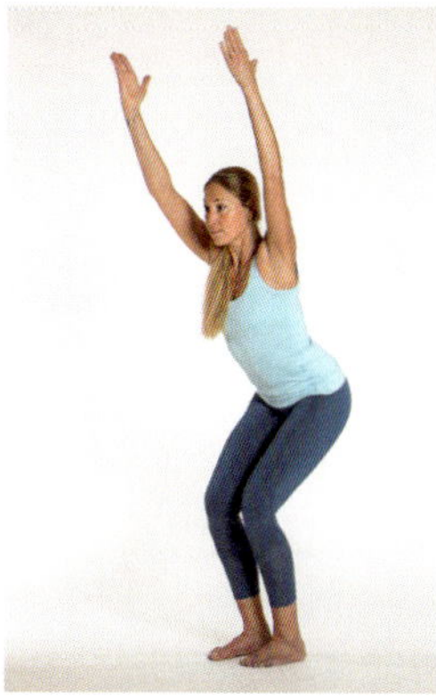

Stuhlhaltung (Utkatasana) Zur Kräftigung der Bein-, Schulter- und der Rückenmuskulatur

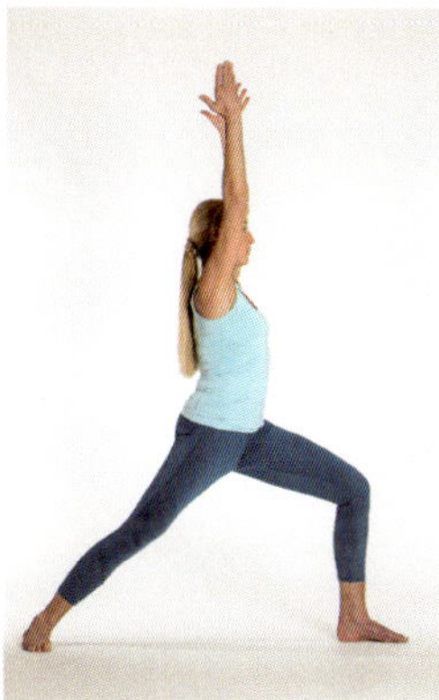

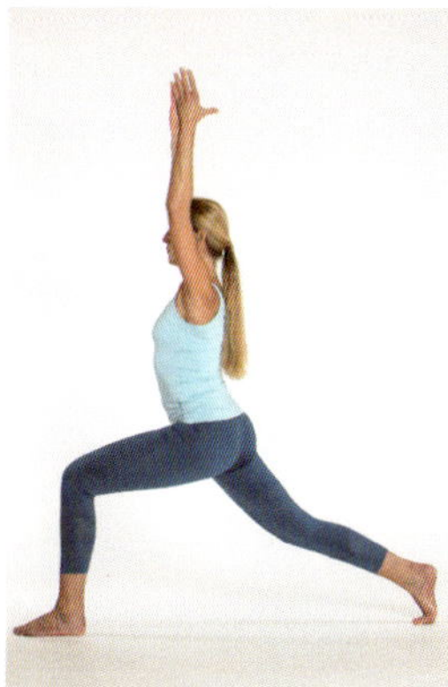

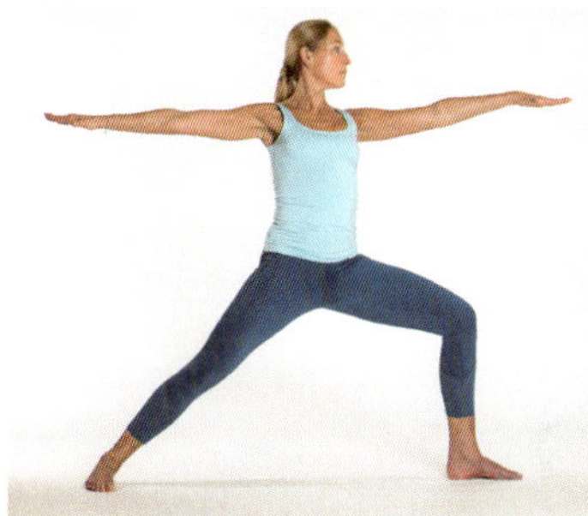

Kriegerhaltungen: Krieger I und II (Virabhadrasana I und II): Zur Kräftigung der Bein-, Hüft-, Schulter- und der Rückenmuskulatur

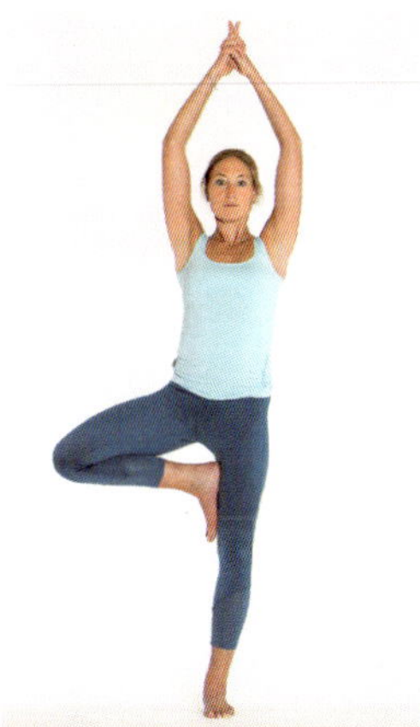

Baum (Vrksasana): Zur Kräftigung der Bein- und Rumpfmuskulatur

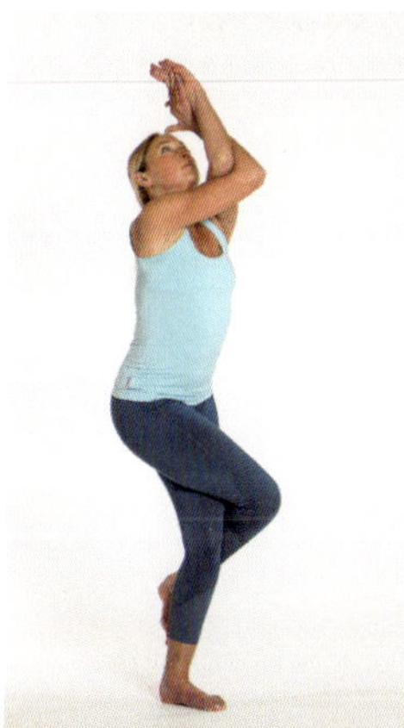

Adler (Garudasana): Zur Kräftigung der Bein- und Rückenmuskulatur

Viergliedrige Stockhaltung (Chaturanga Dandasana): Zur Kräftigung der Brust-, Schulter-, Bauch- und der Rückenmuskulatur

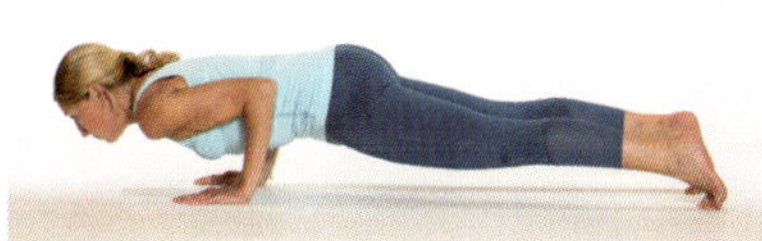

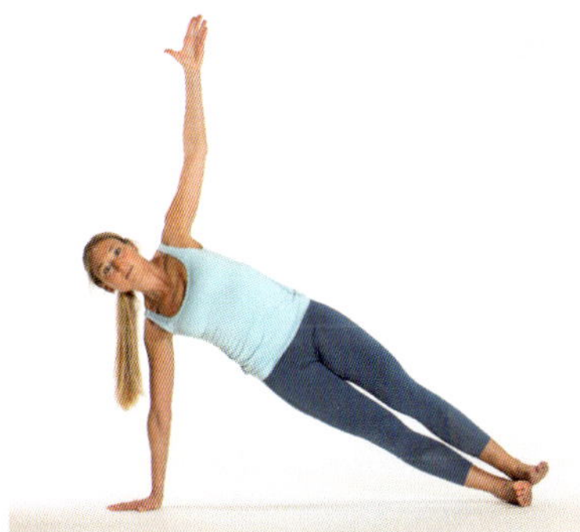

Seitstütz (Vashishthasana): Zur Kräftigung der gesamten Rumpfmuskulatur

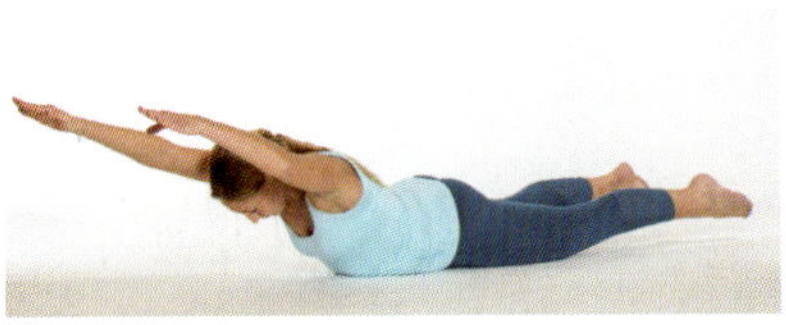

Heuschrecke (Shalabhasana): Zur Kräftigung der Gesäß- und der Rückenmuskulatur

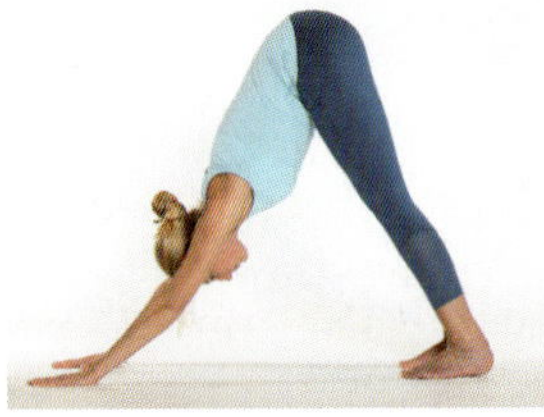

Herabschauender Hund (Adho Mukha Svanasana): Zur Kräftigung der Schulter- und der Rückenmuskulatur

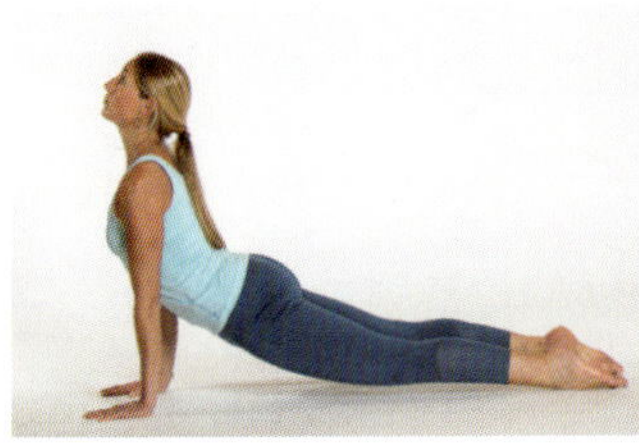

Heraufschauender Hund (Urdhva Mukha Svanasana): Zur Kräftigung der Gesäß-, Schulter- und der Rückenmuskulatur

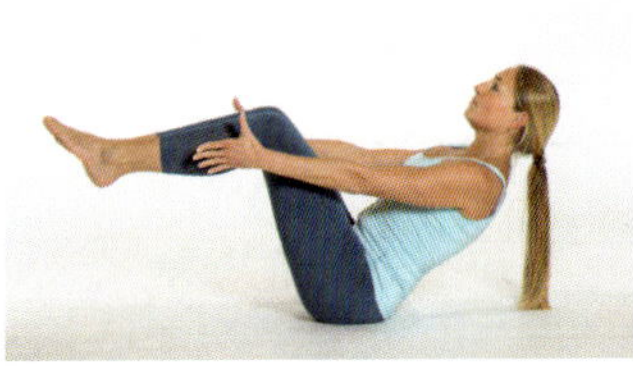

Boot (Navasana): Zur Kräftigung der Bauchmuskulatur

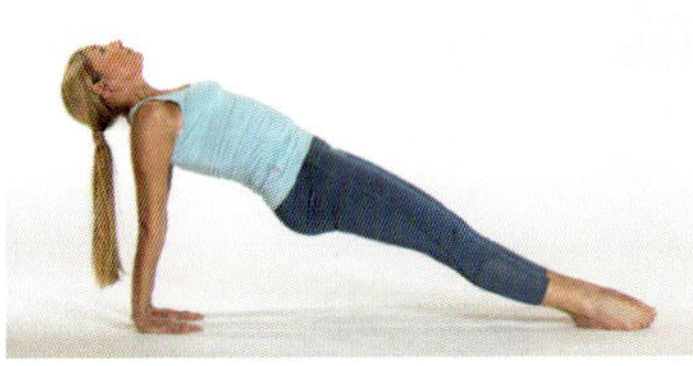

Umgekehrtes Brett (Purvottanasana): Zur Kräftigung der Beinrückseiten, Gesäß-, Schulter- und der Rumpfmuskulatur

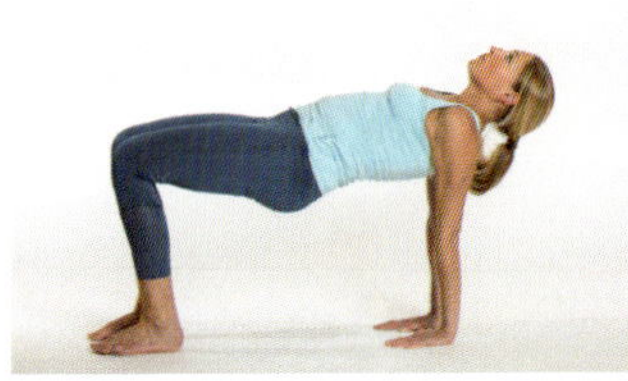

Tischhaltung (Chatus Pada Pitham): Zur Kräftigung der Beinrückseiten, Gesäß-, Schulter- und der Rumpfmuskulatur

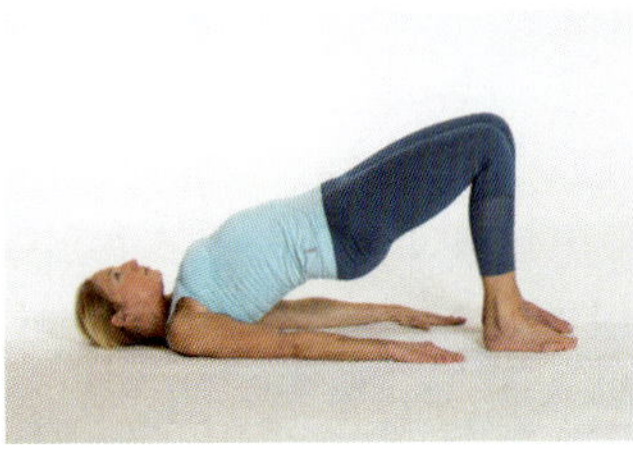

Schulterbrücke (Dvi Pada Pitham): Zur Kräftigung der Gesäß- und Rückenmuskulatur

24

Asanas und ergänzende Übungen zur Stärkung der tiefliegenden und stabilisierenden Bauch- und Rückenmuskulatur

Die folgenden Übungen können auf der Matte oder auf einem Balance Pad ausgeführt werden. Die Hebelwirkung kann durch die Erhöhung individuell vergrößert oder verkleinert werden und entsprechend kann die Intensität gesteuert werden.

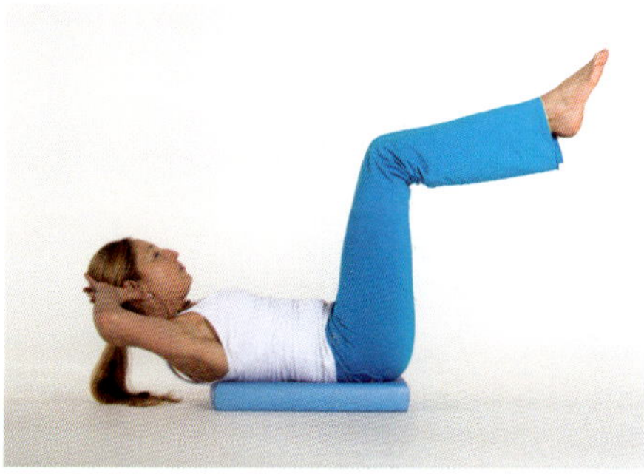

Aus der Rückenlage, Beine 90° abgewinkelt: Den abgehobenen Oberkörper halten und den Atem bewusst langsam fließen lassen

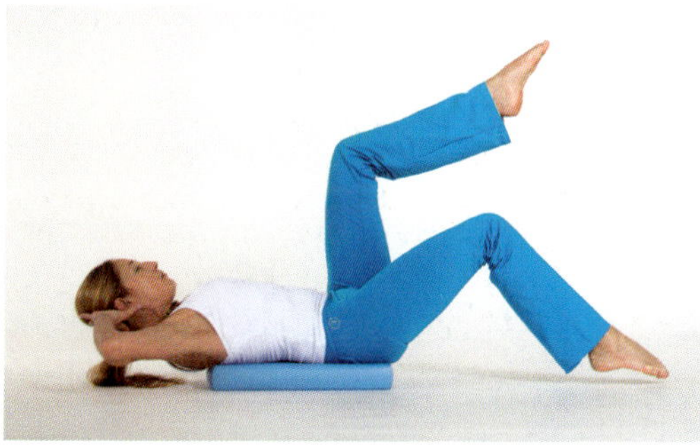

Zur Vereinfachung oder bei Problemen mit der Halswirbelsäule kann der Kopf auf eine Erhöhung abgelegt werden.
„Absenken der Beine aus dem 90°-Winkel"

Lumbale Stabilität und Kontrolle durch die tiefliegende Bauch- und Rückenmuskulatur zur Stabilisation!
Ausatmend wird ein Fuß in Richtung Boden geführt und einatmend wieder in die Ausgangsposition zurückgezogen. Der 90°-Winkel im Knie bleibt dabei immer erhalten.

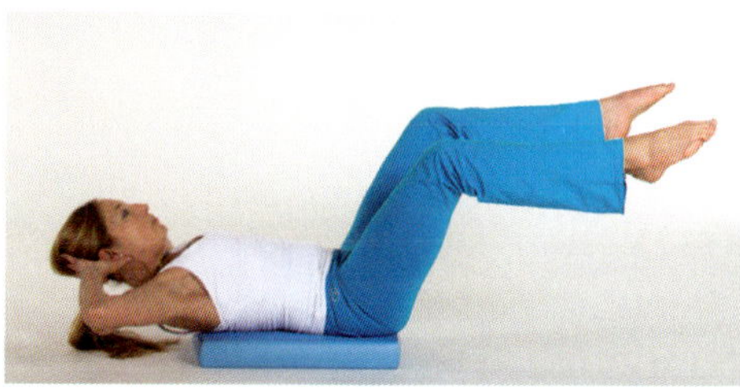

„Kniekreise": Lumbale Stabilität, Mobilisation der Hüftgelenke – Aktivierung der tiefliegenden Bauch- und Rückenmuskulatur zur Stabilisation: Ausatmend werden beide Knie in einer Kreisbewegung gleichzeitig nach außen geöffnet und einatmend wieder geschlossen

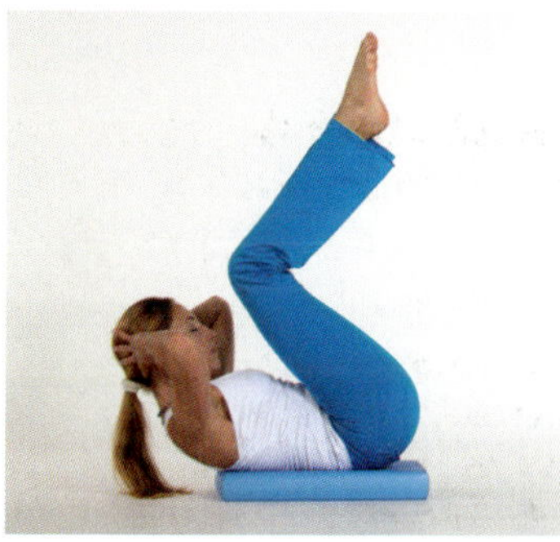

Zusammenrollen durch Aktivieren der geraden Bauchmuskulatur

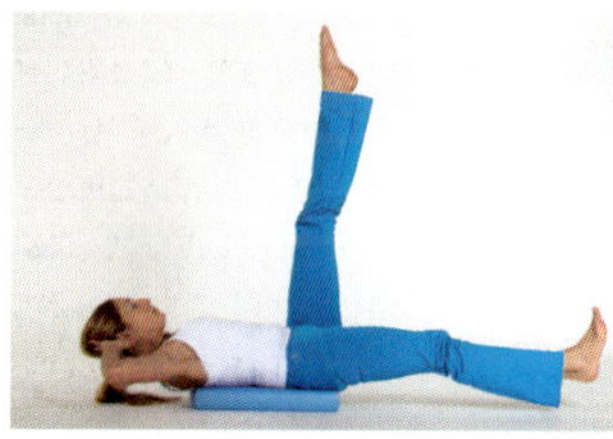

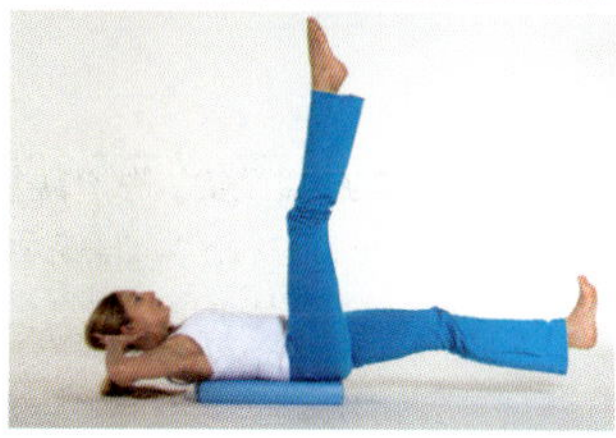

Langes Bein im Wechsel nach vorne absenken = Beinschere. Diese Übung kann in beliebiger Frequenz ausgeführt werden: Das Absenken erfolgt mit der Ausatmung, einatmend wird das Bein wieder nach oben gezogen. Zusätzlich kann die Venenpumpe aktiviert und der Fuß beim Absenken aktiv angezogen werden (Dorsalextension)

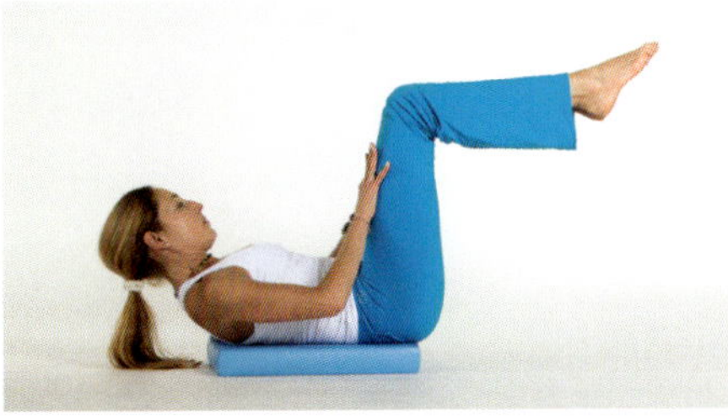

Isometrische Bauchspannung aufbauen und halten: Die Handflächen drücken gegen die Oberschenkelvorderseite, die Beine werden aktiv zu den Händen gezogen

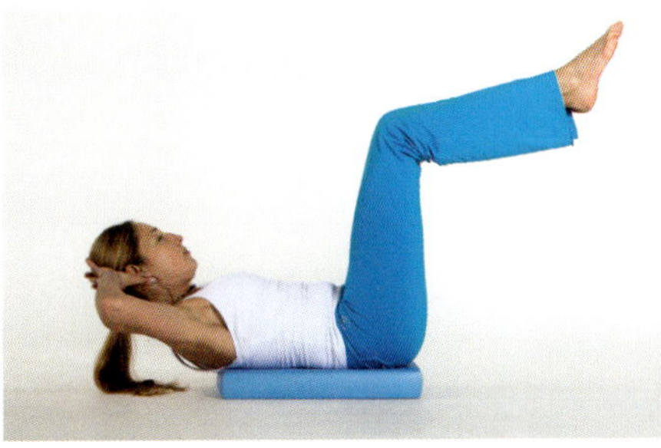

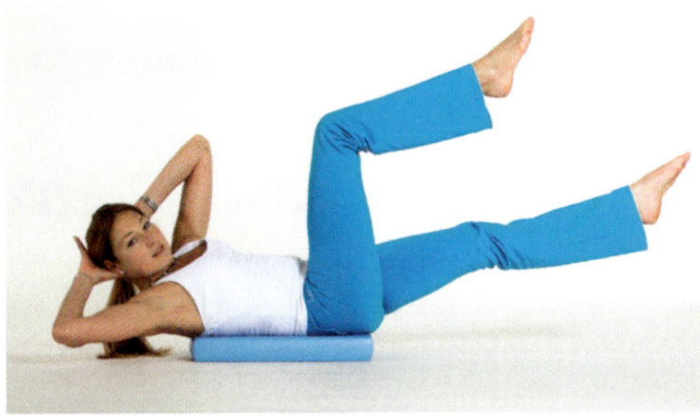

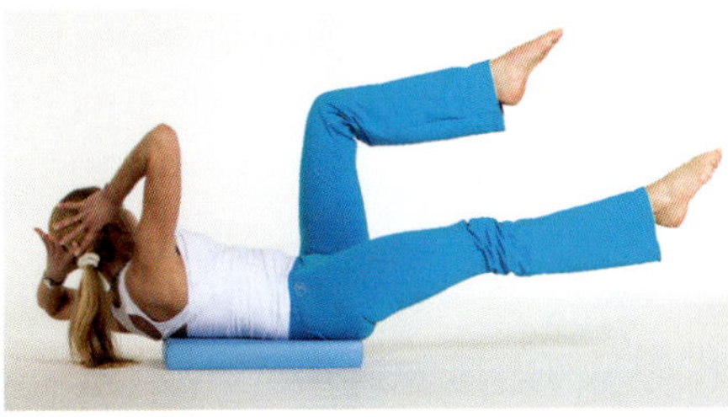

Rotation der Brustwirbelsäule aus der Bauchkraft: Ein Bein im 90°-Winkel gebeugt halten, das andere Bein lang nach vorne strecken. Dazu wird die schräge Bauchmuskulatur aktiviert und die Beinbewegung mit einer Rotation aus der Brustwirbelsäule kombiniert

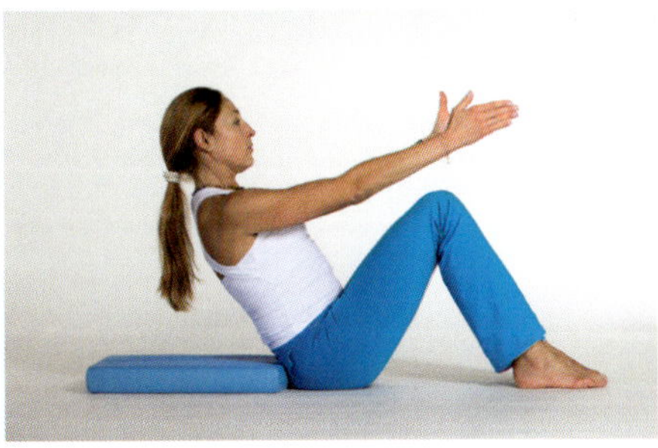

Auf- und Abrollen („Half Roll up and down") mit angewinkelten Beinen:
Segmentales Auf- und Abrollen des Oberkörpers mit bewusst langsam fließender Atmung und Kontrolle der Bauchkraft (Uddiyana Bandha): Ausatmend wird jeweils die Bewegung ausgeführt, die Einatmung erfolgt jeweils beim Richtungswechsel unten und oben.

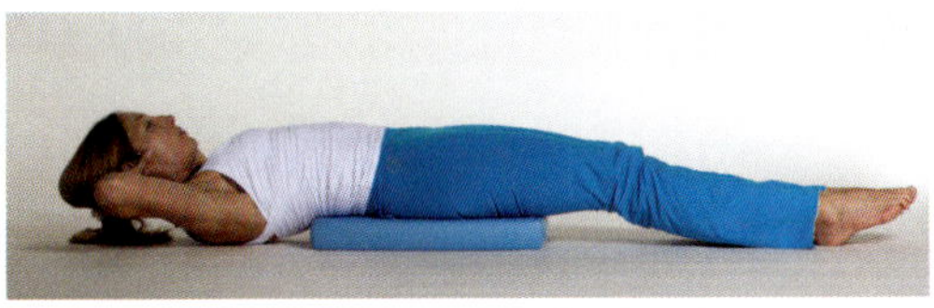

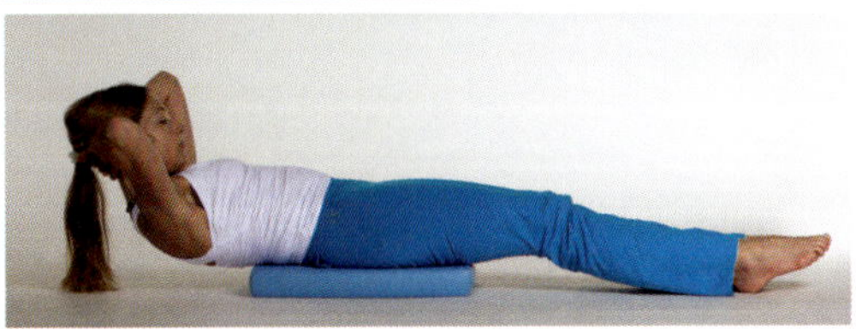

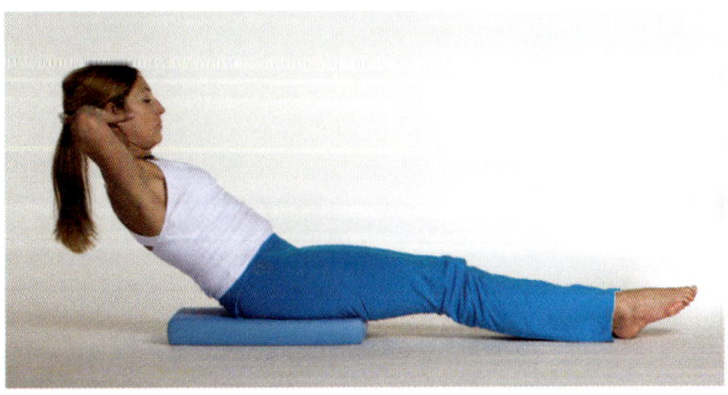

Auf- und Abrollen („Roll up and down") mit lang ausgestreckten Beinen

Pumpbewegung mit langen Armen neben dem Oberkörper und dazu eine gleichmäßig fließende Atmung. Einatmend werden die Handflächen nach oben gehoben, die Bauchkraft bei der Ausatmung wird durch die Bewegung der Arme unterstützt. Die Handflächen werden zum Boden gerichtet. Die Bauchdecke wird bewusst nach innen gezogen und Uddiyana Bandha aktiviert. Die Beine können senkrecht nach oben oder diagonal nach vorne gestreckt werden oder als Erleichterung die Knie im 90°-Winkel beugen und die Beine parallel halten:

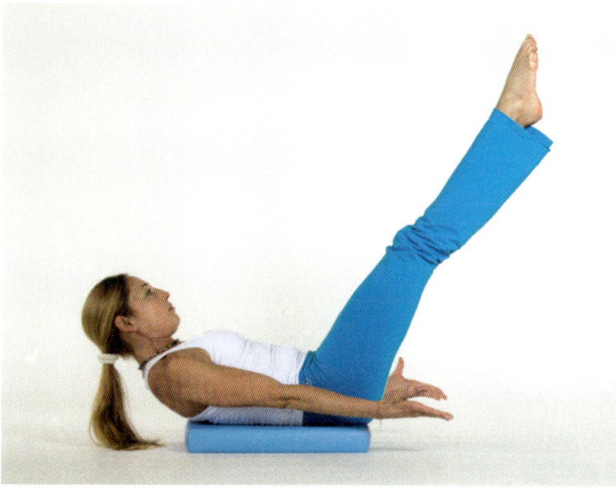

Einatmend

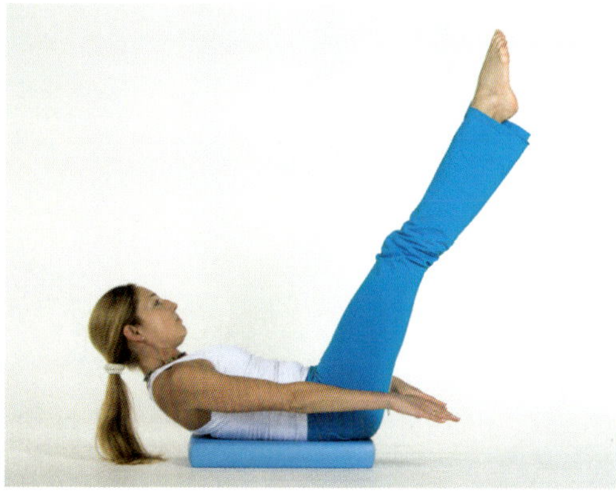

Ausatmend

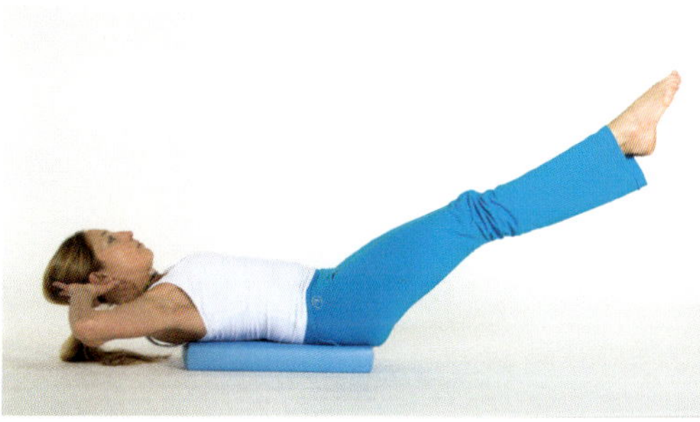

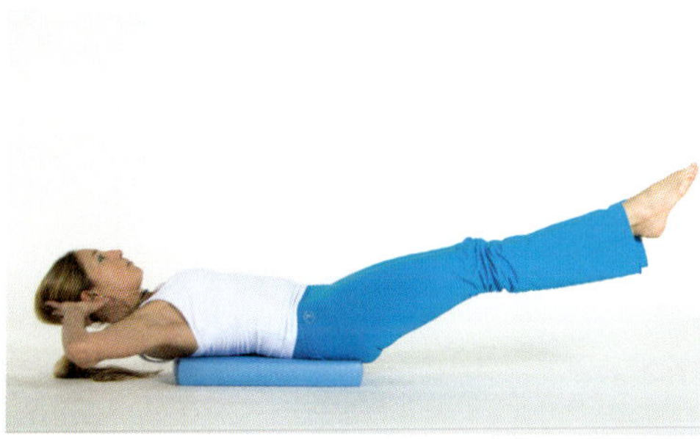

Streckhaltung mit Hebelvariationen: Wichtig ist bei der Wahl des ausführbaren Hebels die Kontrolle der Wirbelsäulenposition und die Länge im unteren Rücken

Navasana Variationen:

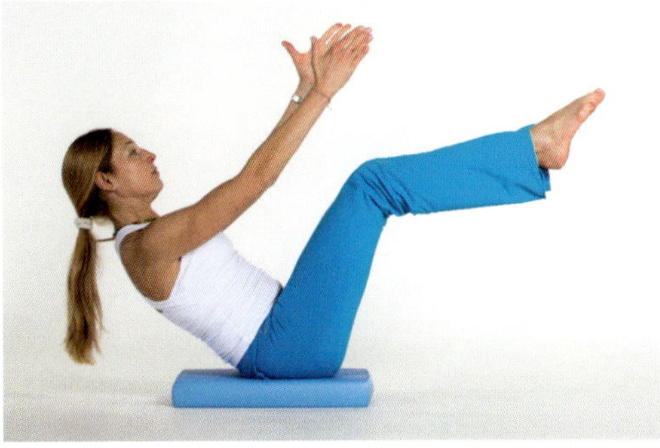

gerade Bauchmuskulatur

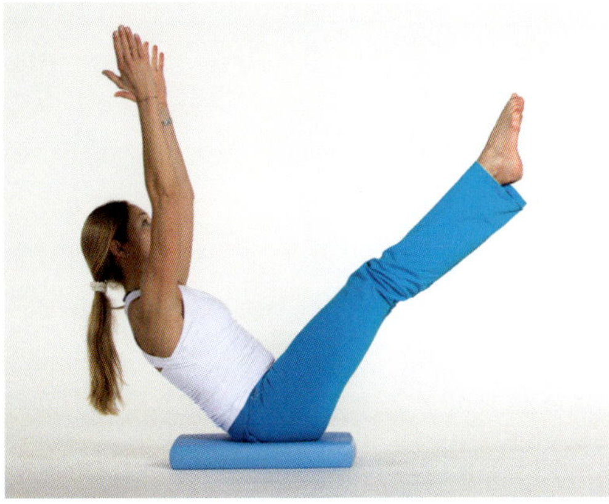

optional die Beine gestreckt halten

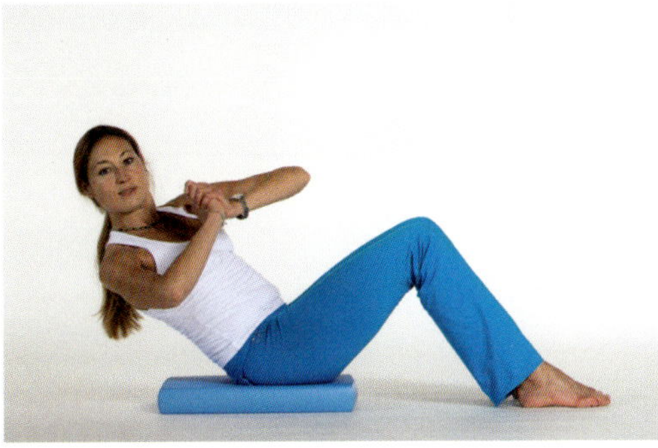

schräge Bauchmuskulatur: Rotation des Oberkörpers mit geschlossenen Handflächen

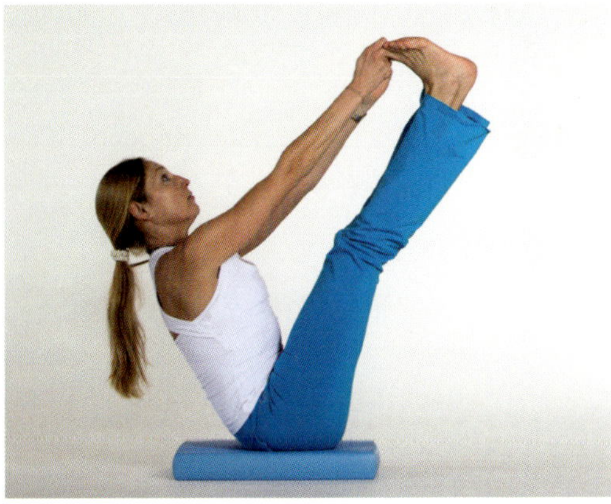

Stabilisation: Füße fassen: optional die gestreckten Beine öffnen und schließen

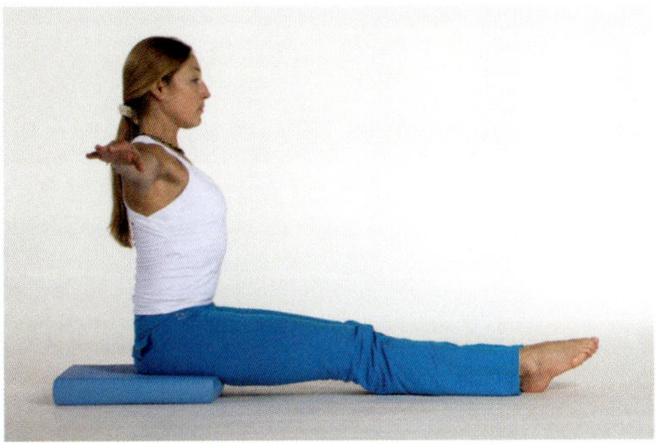

Aufrichtung der Wirbelsäule aus dem Langsitz

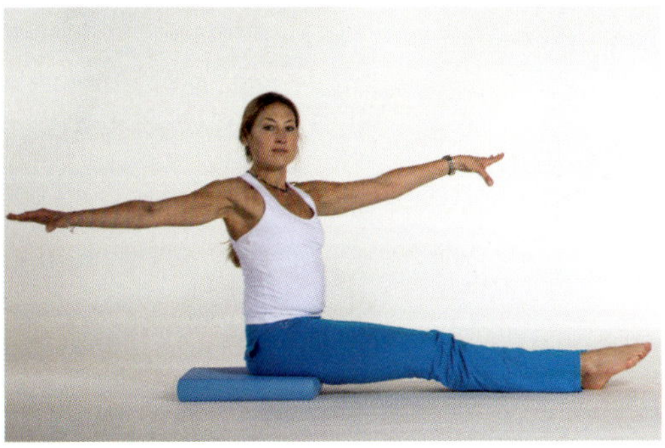

Drehung der Wirbelsäule aus dem Langsitz

Sonnengruß (siehe Kapitel 16), 4-6 Runden

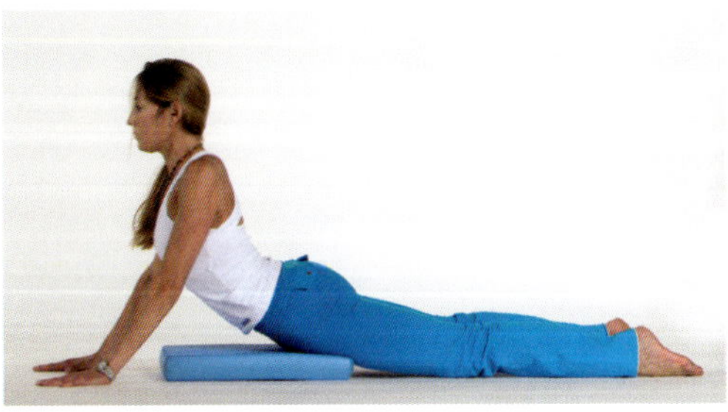

Kobra (Herzöffnung)

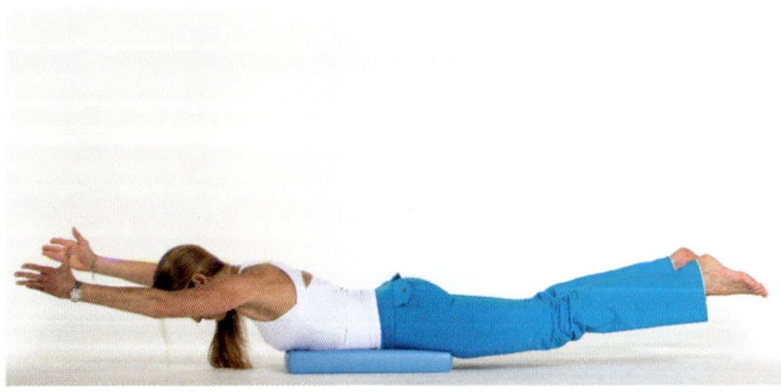

Heuschrecke (als Ausgleichshaltung): mit langem Armhebel

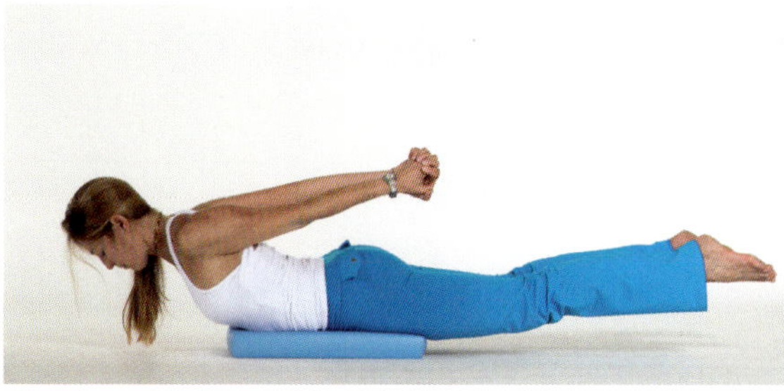

Heuschrecke mit zusätzlicher Öffnung der Brustwirbelsäule

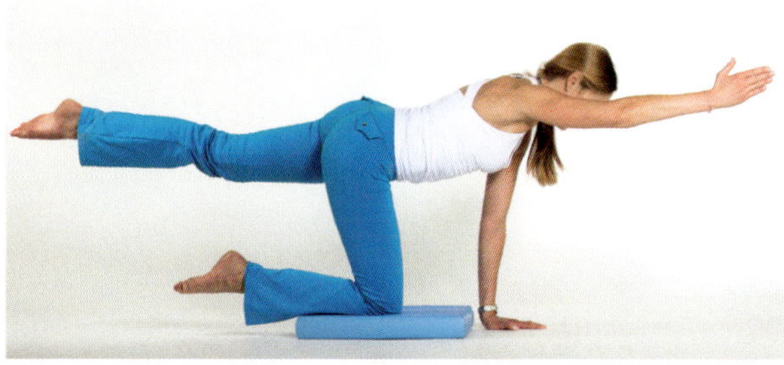

Diagonales Arm- und Beinheben

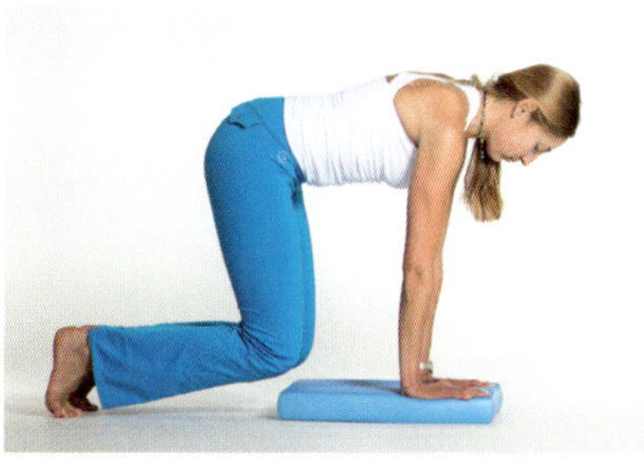

Stabilisation / Stützkraft mit wenig abgehobenen Knien

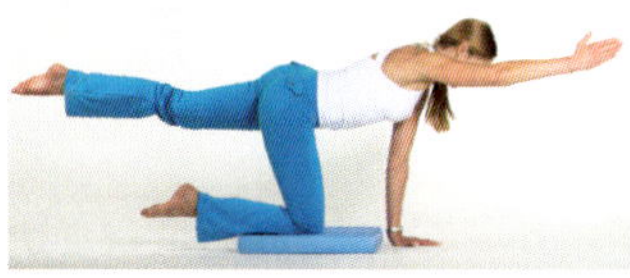

Diagonales Arm- und Beinheben aus dem Vierfüßlerstand

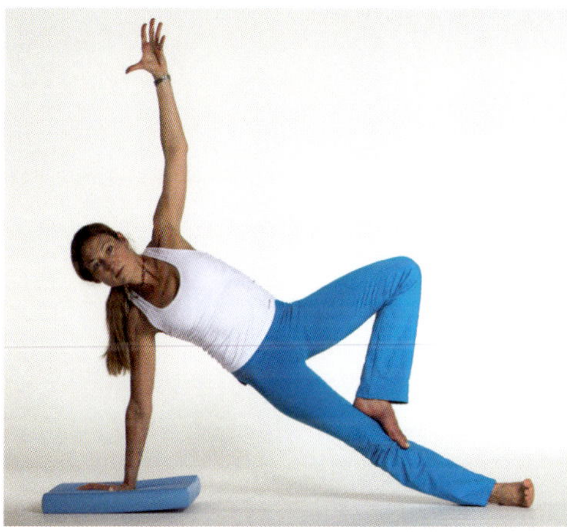

Seitstütz (Vashishthasana): optional mit Variation

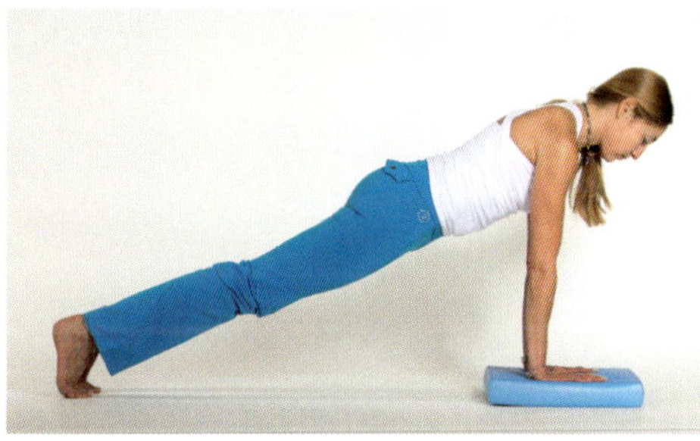

Brettposition (Phalakasana)

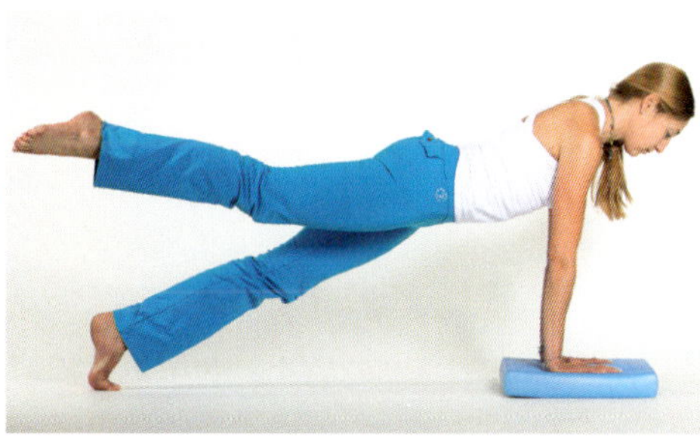

Abwechselnd ein Bein gestreckt abheben aus der Brettposition

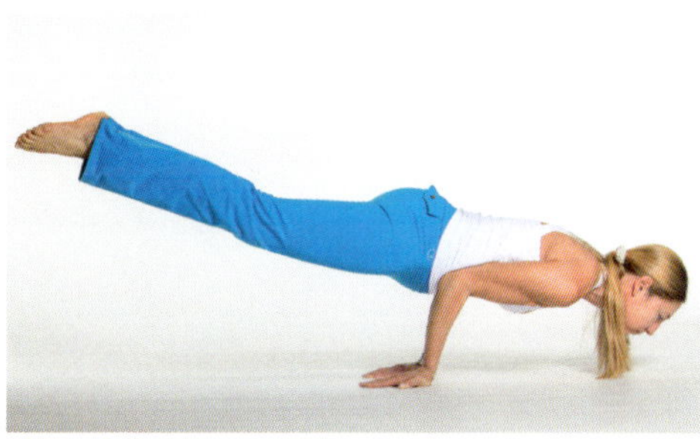

Für fortgeschrittene Praktizierende: Pfau (Mayurasana)

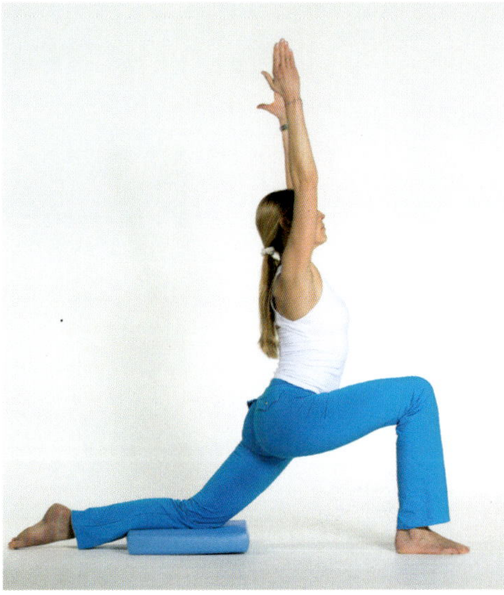

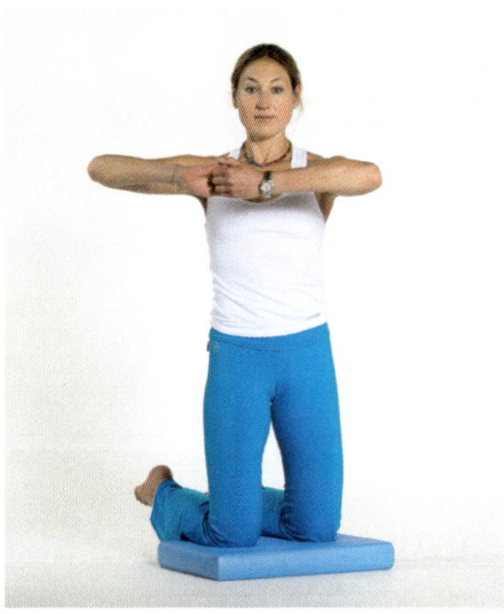

Schnelle Oberkörperrotation und gleichzeitig Stabilisation des Beckens mit ineinander gefassten Händen für jeweils ca. 30 Sekunden

Reiterstellung (Ashva Sanchalasana) als Ausgleichshaltung, zur Dehnung der Körpervorderseite

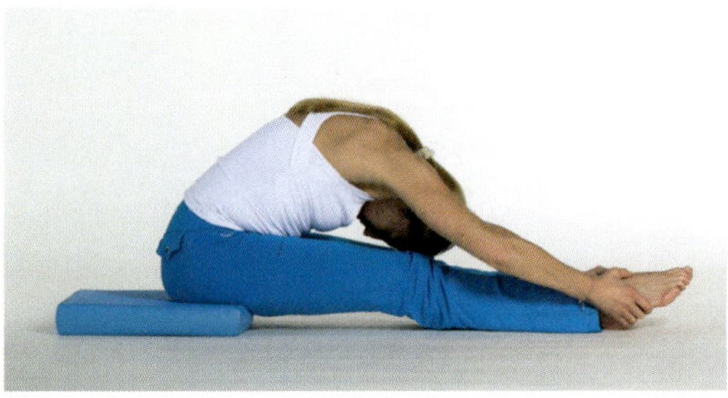

Vorwärtsbeuge sitzend (Massage der Bauchorgane)

Stellung des Kindes (ohne Abbildung)

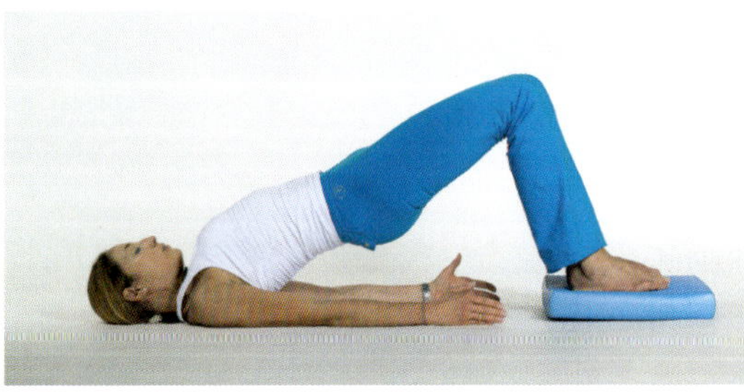

Schulterbrücke (Dvi Pada Pitham)

Shavasana (Entspannung in der Totenstellung): Vergangenes ablegen, Belastendes loslassen und für Neues öffnen (ohne Abbildung)

25

Yin-Yoga-Übungsreihe zur intensiven Dehnung und Aktivierung des Stoffwechsels in den bindegewebigen Schichten

Im Yin-Yoga werden die Positionen lange gehalten (mindestens 3 bis zu 10 Minuten), um eine nachhaltige Wirkung auf die bindegewebigen Schichten zu erzielen. Dabei ist die korrekte anatomische und physiologische Ausrichtung ganz besonders zu beachten, und der Einsatz von Hilfsmitteln ermöglicht jedem Praktizierenden die Positionen individuell zu gestalten.

Zum Beispiel kann eine falsch ausgeführte Vorbeuge, wie es bei verkürzten Beinrückseiten unvermeidbar ist, dazu führen, dass sich der Druck in den Bandscheiben erhöht, und damit wäre der Schaden größer als der Nutzen.

Damit sich die längere Verweildauer positiv auf die Haltung auswirkt, ist zu beachten, diese entsprechend der jeweiligen Ziele und Wirkung so einzunehmen, dass sie für jeden Einzelnen gut ausführbar ist und schrittweise zu einer Verbesserung führt.

Im Yin-Yoga können die Erkenntnisse der chinesischen Medizin einfließen und die Wirkung auf die Meridiane genutzt werden. Ebenfalls dient das Yin-Yoga zur bewussten Entspannung und Regeneration. Der Fokus ist auf die gleichmäßig fließende Atmung gerichtet.

Ich möchte im Folgenden nur einige Haltungen als Beispiel für eine Übungssequenz nennen. Im Yin-Yoga sind die Bezeichnungen der einzelnen Haltungen oft abweichend zum klassischen Hatha-Yoga.

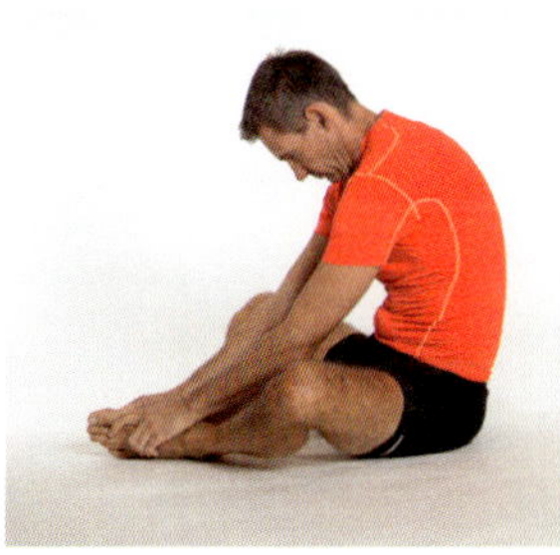
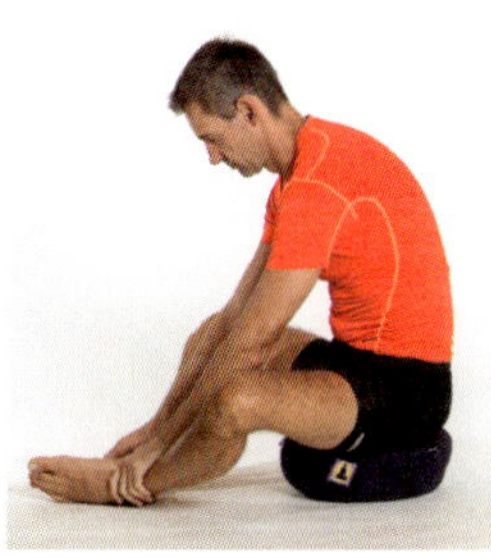

Schmetterling sitzend
Falsche Ausführung

Richtige Ausführung

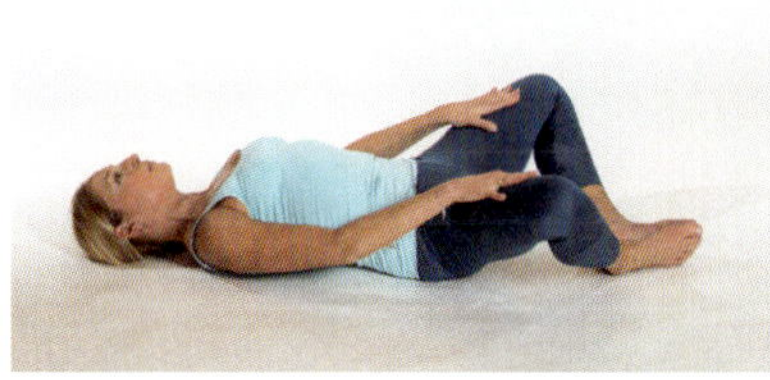

Schmetterling liegend

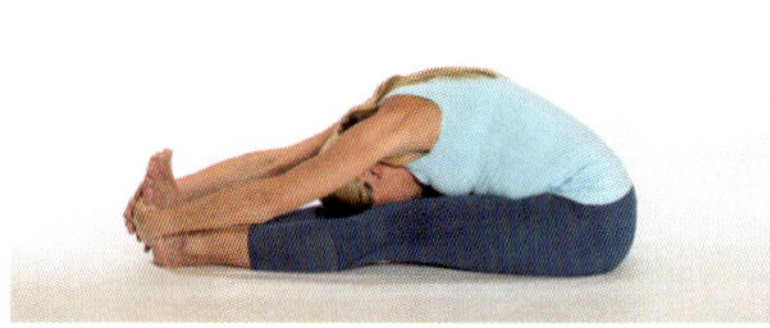
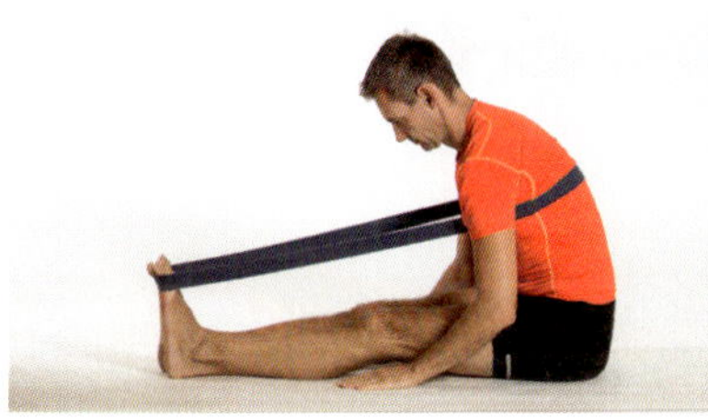

Zange

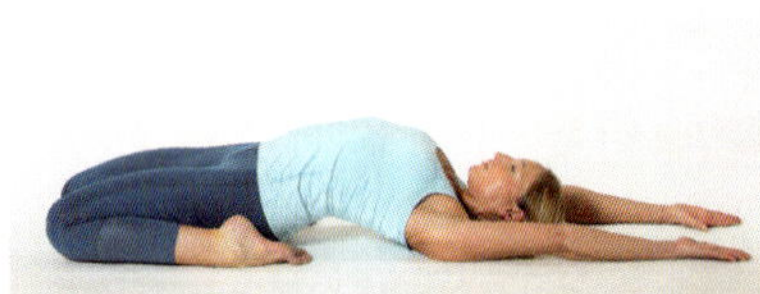

Sattel (Supta Virasana): Zwischen den Fersen sitzend in die Rückbeuge ablegen

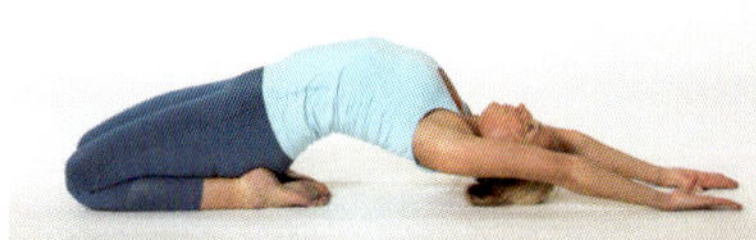

Diamant: Auf den Fersen sitzend in die Rückbeuge eintauchen

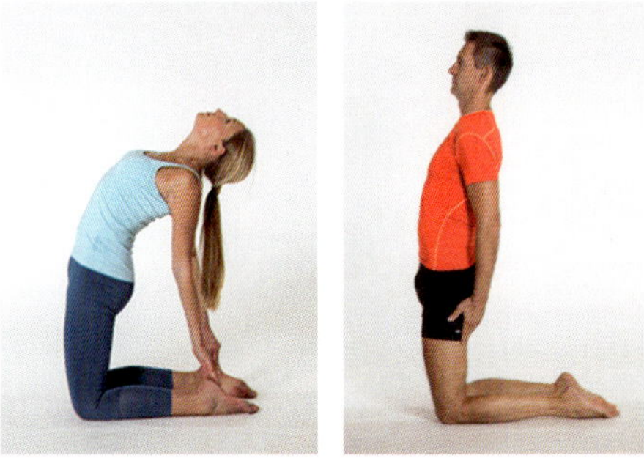

Vereinfachte Alternativen für den Sattel bzw. Diamant sind: Das Kamel (Ustrasana)

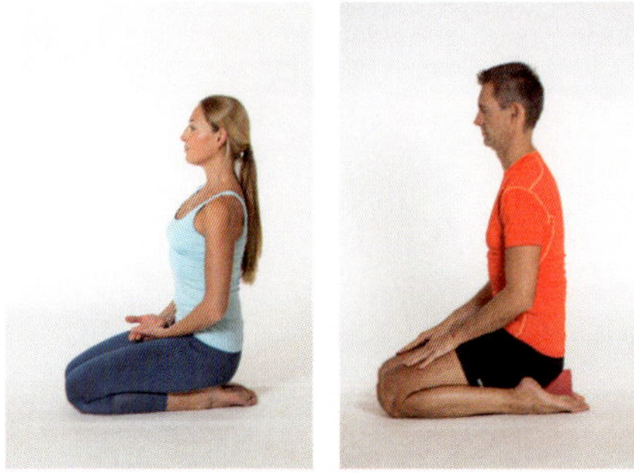

Der Fersensitz oder der Heldensitz ohne Rückbeuge und eventuell erhöht sitzend

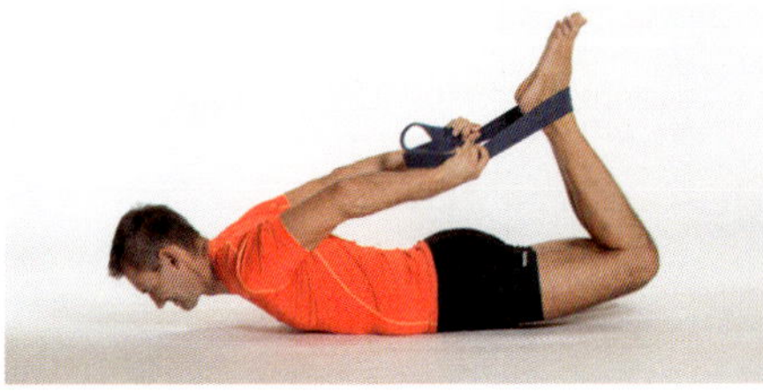

Falls diese Haltungen nicht möglich sind, könnte eine Dehnung der Beinvorderseite aus der Bauchlage ausgeführt werden.

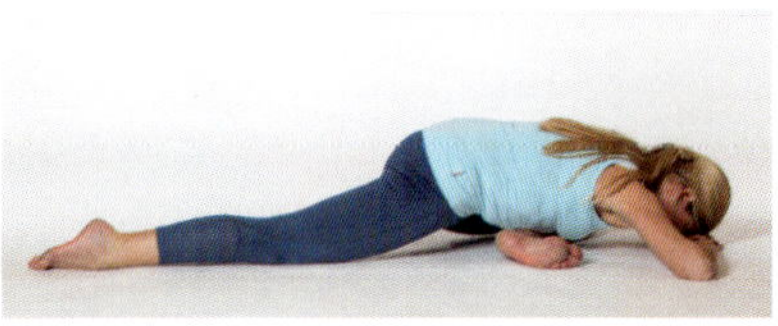

Schwan: schlafend

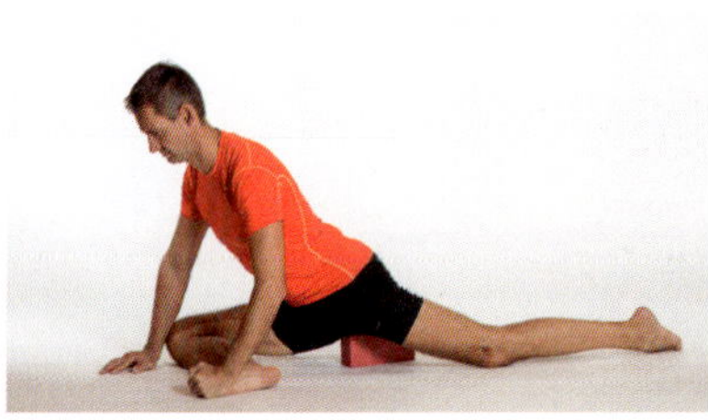

Schwan: aufgerichtet

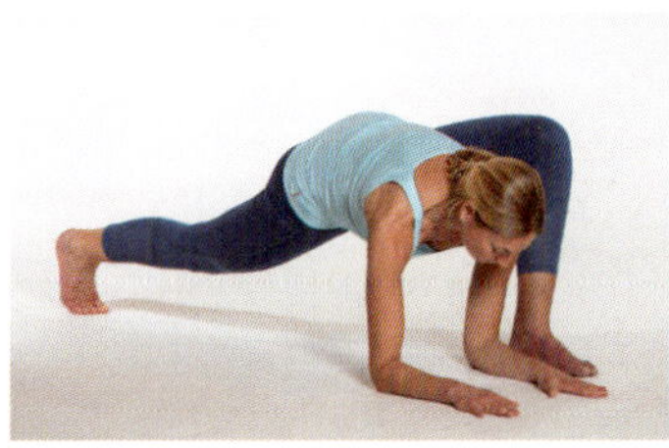

Drache

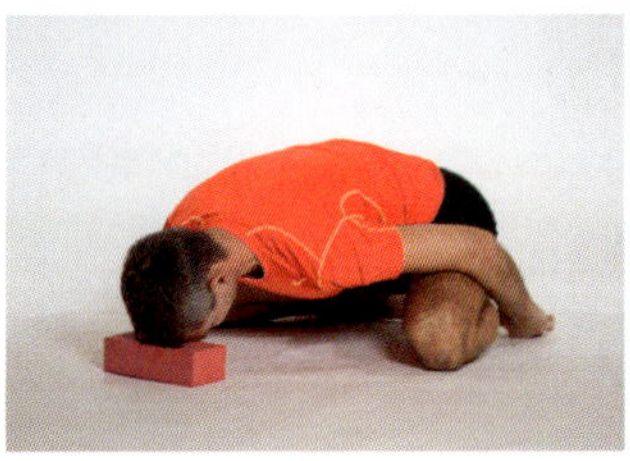

Frosch

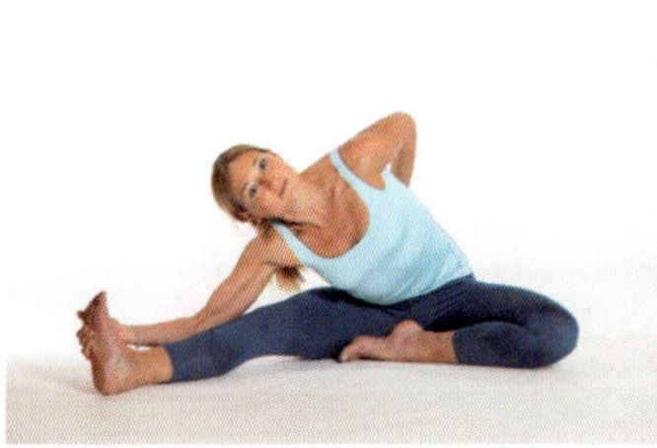

Libelle mit Seitneigung und Flankendehnung

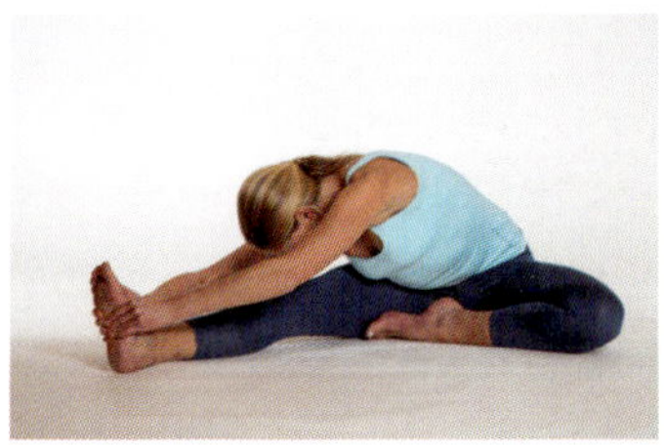

Libelle mit einseitiger Vorbeuge

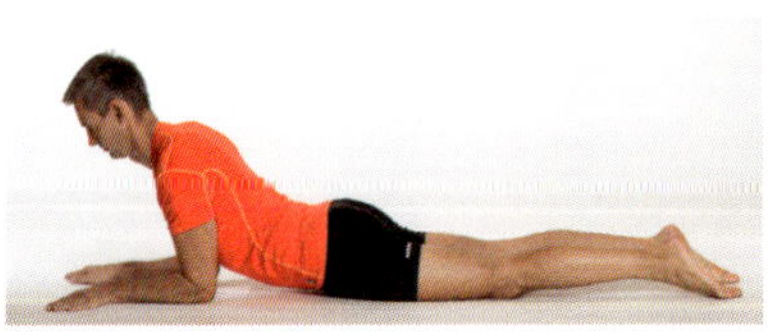

Sphinx

Je näher die Ellenbogen zum Oberkörper aufgesetzt werden, umso intensiver ist diese Haltung. Bei Facettengelenksbeschwerden sollte die Rückbeuge verringert werden.

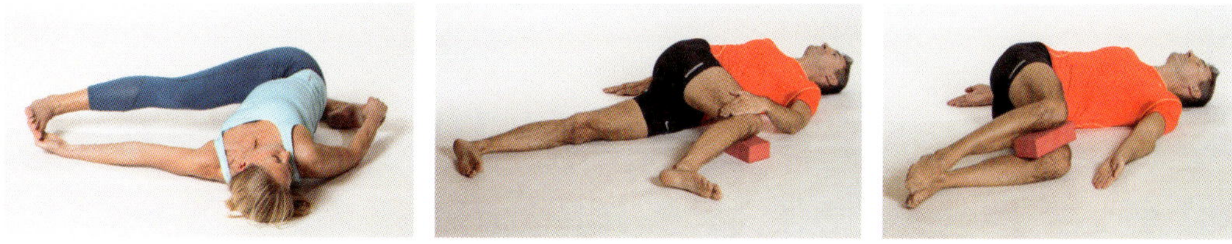

Krokodil

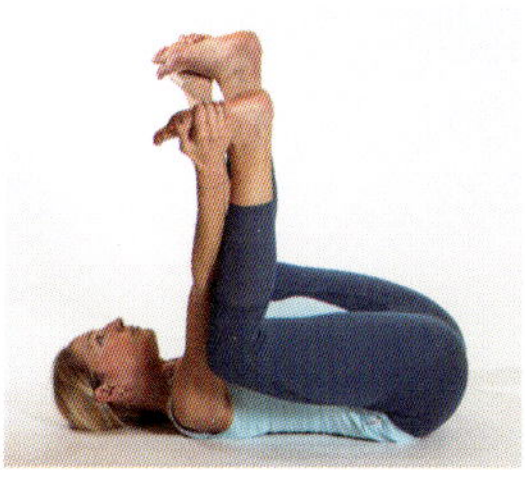

Happy-Baby-Pose

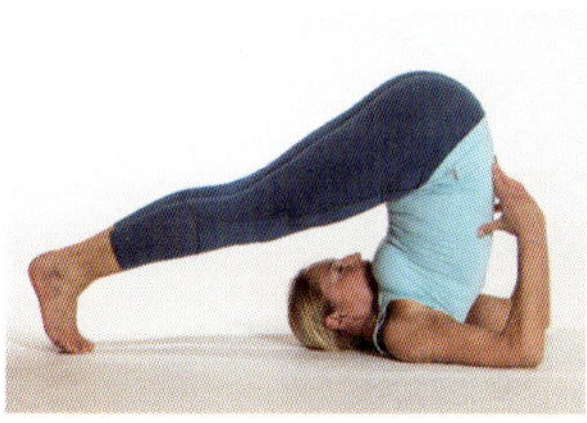

Pflug

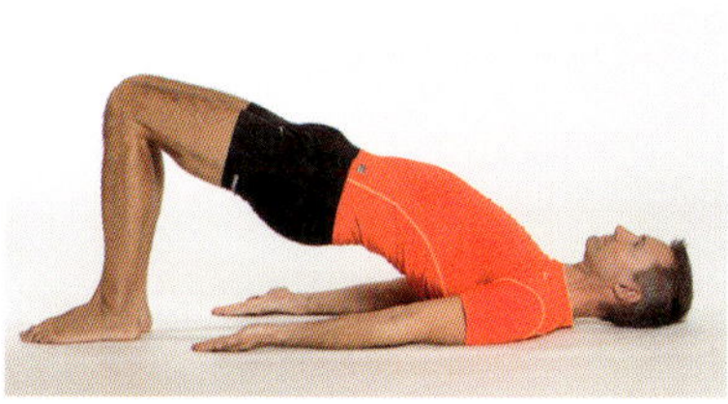

Schulterbrücke

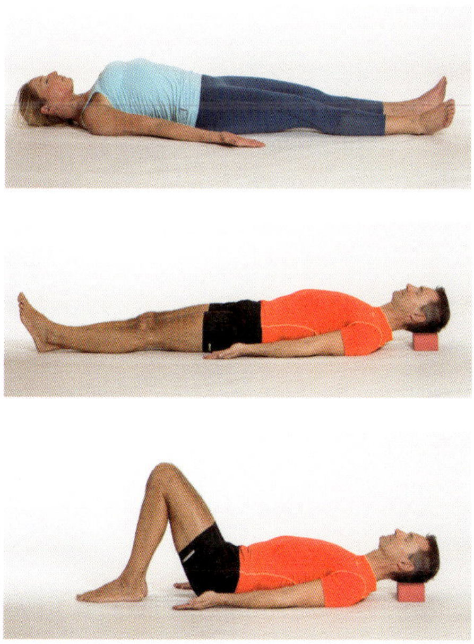

Shavasana

26

Tabellarische Übersicht der Übungsempfehlungen und Modifikationen

Einschränkung	Kontraproduktive Übungen	Alternative und modifizierte Übungen und Bewegungen
Probleme mit den Bandscheiben	**kritisch sind i. d. R. die Übungen mit (starker) Vorbeuge der Lendenwirbelsäule**	**unkritisch sind i. d. R. die Übungen mit Rückbeuge der Lendenwirbelsäule**
	Vorbeuge aus dem Stand (Uttanasana)	Abgestützte Kniebeuge
	Vorbeuge sitzend (Paschimottanasana)	Sitzen auf einer Erhöhung oder mit gebeugten Beinen
	Stellung des Kindes (Balasana)	Vierfüßlerstand
	Pflug (Halasana)	Halbe Kerze (Viparita Karani)
	gebundene Winkelhaltung (Baddha Konasana)	Seitstütz (Vashishthasana)
	Drehsitz (Ardha Matsyendrasana)	Liegende Krokodildrehung (Makarasana)
	Happy-Baby-Pose (Ananda Balasana)	Kleine Kugel
	Boot (Navasana)	Brettposition (Chaturanga Dandasana)
Probleme mit den Wirbelgelenken	**kritisch sind i. d. R. die Übungen mit (starker) Rückbeuge der Lendenwirbelsäule**	**unkritisch sind i. d. R. die Übungen mit Vorbeuge der Lendenwirbelsäule**
	Kobra (Bhujangasana)	Brettposition (Chaturanga Dandasana)
	Liegender Heldensitz (Supta Virasana)	Heldensitz (Virasana)
	Sattel bzw. Liegender Heldensitz (Supta Virasana)	Fersensitz (Vajarasana)
	Bogenhaltung (Dhanurasana)	Schulterbrücke (Dvi Pada Pitham)
	Heraufschauender Hund (Urdhva Mukha Svanasana)	Sphinx (Bhujangasana) mit geringer Rückbeuge
	Kamel (Ustrasana)	Seitstütz (Vashishthasana)
Probleme mit der Halswirbelsäule	**kritisch sind i. d. R. alle Übungen mit Beugung oder Überstreckung der HWS**	**HWS möglichst verlängern und nicht unnötig belasten, Überforderung generell vermeiden, diese führt reflexartig zur Anspannung des Nackens.**
	Pflug (Halasana)	
	Schulterstand (Sarvangasana)	
	Katze (Marjaryasana) / Kuh (Bidalasana) aus dem Vierfüßlerstand	
	Heraufschauender Hund (Urdhva Mukha Svanasana)	
	Kobra (Bhujangasana)	
	Umgekehrtes Brett (Purvottanasana)	
	Vierbeiniger Tisch (Chatus Pada Pitham)	

Einschränkung	Kontraproduktive Übungen	Alternative und modifizierte Übungen und Bewegungen
Schultergelenks-beschwerden	**kritisch sind alle Übungen mit gestreckten Armen über Kopf oder seitlich stark außenrotiert**	**Die kritischen Übungen können modifiziert werden, indem die Hände hinter Rücken mit verhakten Daumen oder der Handrücken des oberen Armes auf unterem Rücken abgelegt werden**
	Seitstütz (Vashishthasana)	
	Umgekehrtes Brett (Purvottanasana)	Vierfüßlerstand
	Vierbeiniger Tisch (Chatus Pada Pitham)	
	Herabschauender Hund (Adho Mukha Svanasana)	Viergliedrige Stockhaltung (Chaturanga Dandasana)
	Krieger I (Virabhdrasana I)	
	Stuhlhaltung (Utkatasana)	
	Dreieckshaltung (Trikonasana)	
	Gestreckte Seitliche Winkelhaltung (Utthita Parsvakonasana)	
Handgelenks-beschwerden	**kritisch sind alle Übungen mit stark gebeugten Handgelenken und/oder Abstützung einer Last**	**Bei mangelnder Dehnung kann der Teilnehmer die Belastung langsam steigern, bei medizinischen Kontraindikationen vermeiden**
	Vierfüßlerstand	jeweilige Übung auf den Unterarmen oder Fäusten ausführen, z.B. Delphin (Makarasana) / Unterarmstütz
	Brettposition / Liegestütz / Viergliedrige Stockhaltung (Chaturanga Dandasana)	
	Umgekehrtes Brett (Purvottanasana)	
	Vierbeiniger Tisch (Chatus Pada Pitham)	
Kniegelenks-beschwerden	**kritisch sind i. d. R. die Übungen mit starker Beugung im Kniegelenk und „Varusstress“.** Die Supination der Schienbeine destabilisiert die Bänder der Knie. Der Meniskus ist bei halb gebeugtem Knie am verletzlichsten.	
	Gebundene Winkelhaltung (Baddha Konasana)	Gebundene Winkelhaltung mit größerem Abstand der Fersen zum Damm/Gesäß
	Lotussitz (Padmasana)	Baum (Fußsohle beliebig hoch am Standbein platzieren)
	Taube (Eka Pada Raja Kapotanasana)	
	Stellung des Kindes (Balasana)	
	Drehsitz (Ardha Matsyendrasana)	
Schwangerschaft	**kritisch sind i. d. R. die Übungen in Bauchlage und die Anspannung der geraden Bauchmuskulatur sowie intensive Rückbeugen**	unkritisch und positiv ist i. d. R. die Kräftigung der schrägen Bauchmuskulatur, die Kräftigung der Beine, die Dehnung der Rückenmuskulatur

Dank an:

- Meinen lieben Mann Dr. G. Michael Heß für die Unterstützung meiner Arbeit
- Meine vier Kinder für ihre Geduld und Rücksicht
- Meine Eltern, die mir bereits in jungen Jahren die Freude an der Bewegung vermittelt und die Ausübung zahlreicher Sportarten ermöglicht haben
- Alle Yogaschülerinnen und Yogaschüler, die mir mit Freude und jahrelanger Treue folgen, um sich mit mir weiter zu entwickeln
- Herrn Werner Vogel, Herrn Martin Büttner und das Team vom Via Nova Verlag für die Hilfsbereitschaft und kompetente Unterstützung
- Christoph Wacker (www.fotodesign-wacker.de) für die professionellen Bilder
- Meinen lieben Kollegen Wolfgang für die Lösung bei computertechnischen Fragen
- Susann Stauda (Fashion and Fitness, www.fashfit.com) für die schönen Outfits

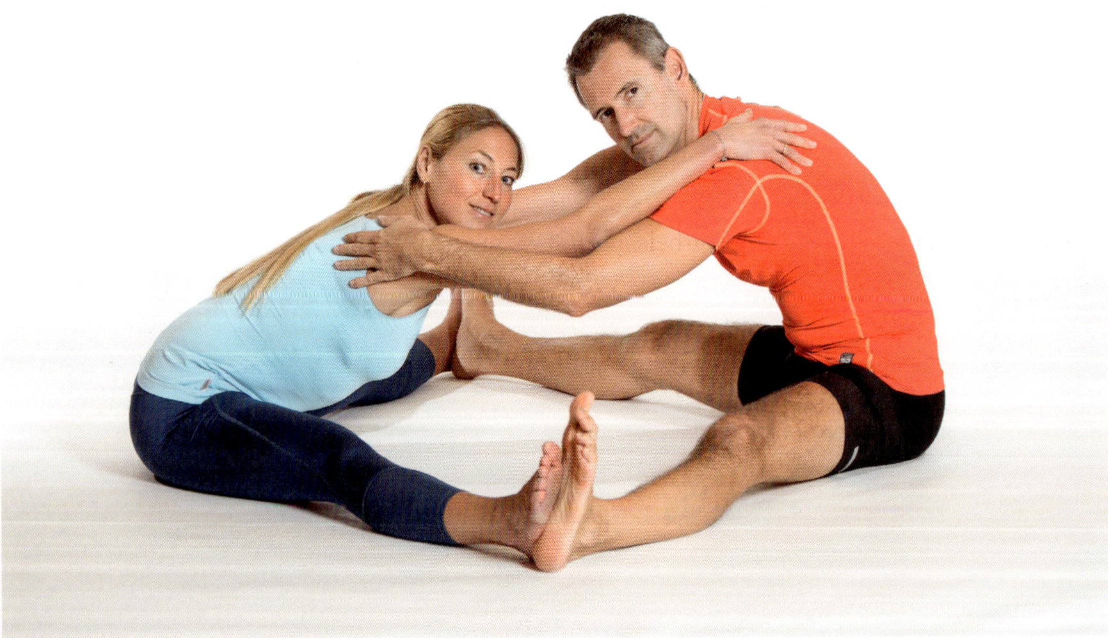

Zu den Autoren

Bettina Heß unterrichtet seit 20 Jahren Präventions- und Gesundheitssport.

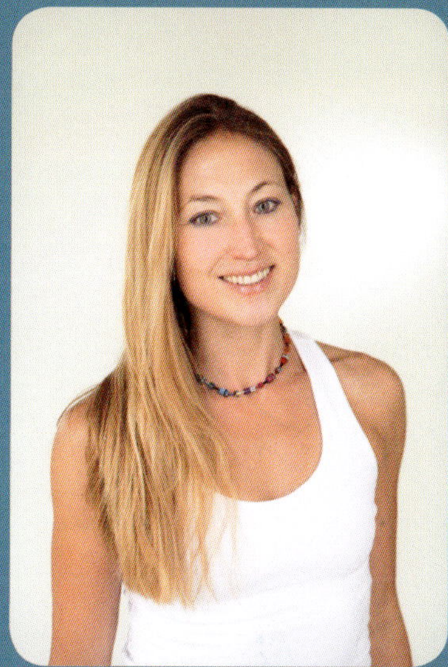

Neben eigenen erfolgreichen Kursreihen und Personal Training ist sie gefragte Referentin und Dozentin bei verschiedenen Institutionen, wie dem Bayerischen Landessportverband e.V. (BLSV), More to Move on, dem Pädagogischen Institut (PI) der Landeshauptstadt München und der VINYASA Yoga Akademie, in Deutschland und in der Schweiz tätig.

Ihr Schwerpunkt liegt dabei auf Yoga und Pilates.

Bettina Heß ist diplomierte Bauingenieurin und Mutter von vier Kindern.

Weitere Informationen zu ihren aktuellen Kursen, Retreats, Workshops und Fortbildungsveranstaltungen können Sie der Website www.fithess.de sowie www.individuelle-yogapraxis.com entnehmen.

Dr. G. Michael Heß hat seine Facharztausbildung zum Orthopäden und Wirbelsäulen-Chirurgen in Deutschland, in der Schweiz und in Kanada absolviert und war als Oberarzt an einer angesehenen Münchner Klinik tätig. Seit 2003 ist er in München niedergelassen.

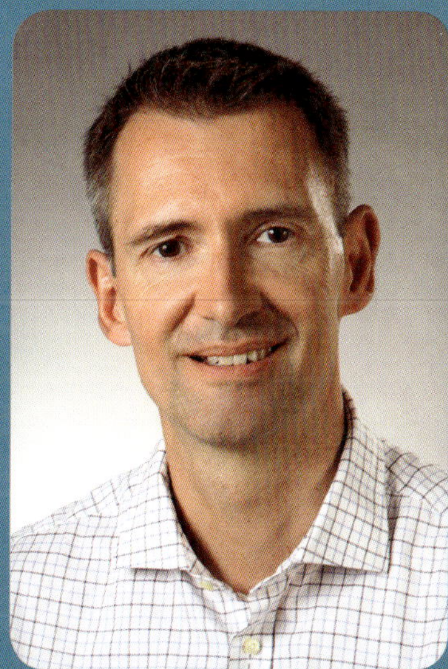

Dr. Hess ist ein international renommierter Experte auf dem Gebiet der minimal-invasiven Wirbelsäulenchirurgie und interventionellen Schmerztherapie. Er hat über 150 wissenschaftliche Fachvorträge gehalten und wird weltweit als Gastoperateur eingeladen.

Er ist Master Instructor der Spine Intervention Society (SIS), USA und Vorstandsmitglied von SIS in Europa. Dr. Hess war Präsident der Gesellschaft für Interventionen an der Wirbelsäule (GIW) e.V. von 2006-2015.

Hatha-Yoga im Sport

Die moderne Sportwissenschaft trifft auf Grundprinzipien der Körperpraxis des Yoga

Christian Koch

Klappenbroschur, vierfarbig, 120 Seiten, 18 Grafiken, 45 Fotos, ISBN 978-3-86616-404-8

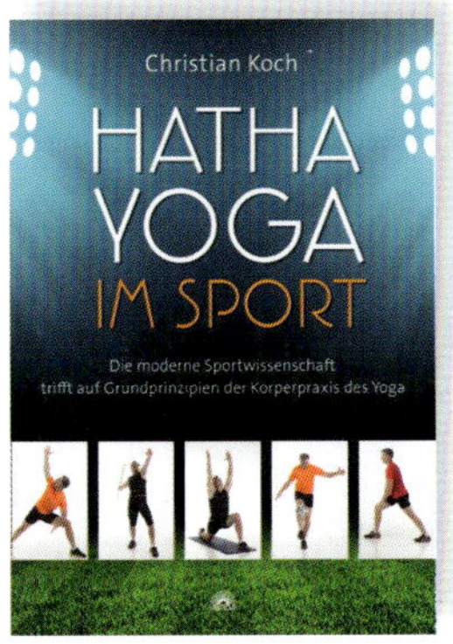

Endlich ein Yogabuch, das sich fundiert und gezielt an alle Sportler richtet! Ganz gleich, ob Breiten- oder Leistungssport, wer Gesundheit und Leistungsfähigkeit mit Hilfe ausgewählter Yogapraxis ausbauen möchte, hat mit diesem Buch einen Volltreffer gelandet. Vom „Warm Up" bis zum „Cool Down" - ein perfektes Zusammenspiel von moderner Sportwissenschaft und fundiertem Yogawissen! Neben wertvollen Infos über Muskulatur, Sehnen und Faszien, gekonntes Dehnen und Stretching erfahren Sie auch, wie Sie Ihre Beweglichkeit verbessern und möglichen Verletzungen vorbeugen können. Grandios der praktische Teil, der für die populärsten Sportarten passgenaue Yoga-Übungen bietet. Dieses innovative Yoga-Buch ist wichtig für alle Sportler, Trainer, Übungsleiter und Fitnessfreunde und natürlich für Yoga-Lehrende und Yoga-Praktizierenden!

Die spirituelle Dimension des Hatha-Yoga

Erwachen in ein höheres Bewusstsein

Gyandev McCord

Klappenbroschur, 240 Seiten, 180 farbige Fotos, ISBN 978-3-86616-386-7

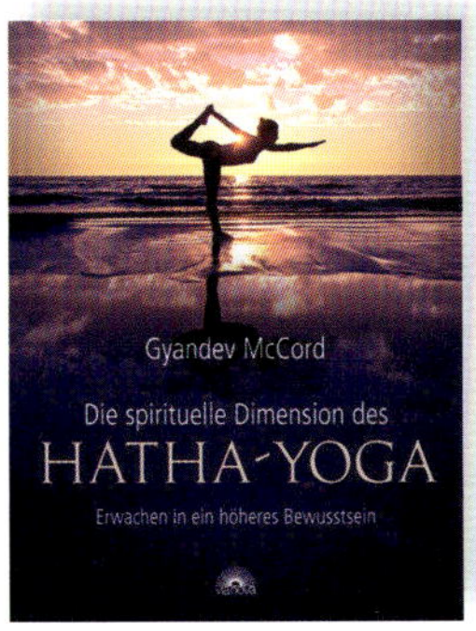

Das Üben von Yoga ist wohltuend und gesund für Körper und Seele, doch in der Essenz ist es ein geistiger Weg der Selbsterkenntnis und inneren Transformation. Mit diesem Buch werden Sie die Yoga-Praxis in einer ganz neuen spirituellen Dimension und Kraft kennen lernen, sein wahres Potential und seine außergewöhnlichen Wirkungen auf Bewusstsein und Energiekörper entdecken. In der Tradition des berühmten Lehrers Paramhansa Yogananda, Autor des weltbekannten Bestsellers Autobiografie eines Yogis , zeigt Gyandev McCord, wie Yoga zu einem einzigartigen Werkzeug spirituellen Wachstums werden und zu wahrhaftigem innerem Frieden und Glück führen kann.

Klarer Geist – weites Herz

Die Wirkung des integrativen Übens im Yoga

Helga Simon-Wagenbach

Hardcover, 240 Seiten, 108 Abbildungen, ISBN 978-3-86616-250-1

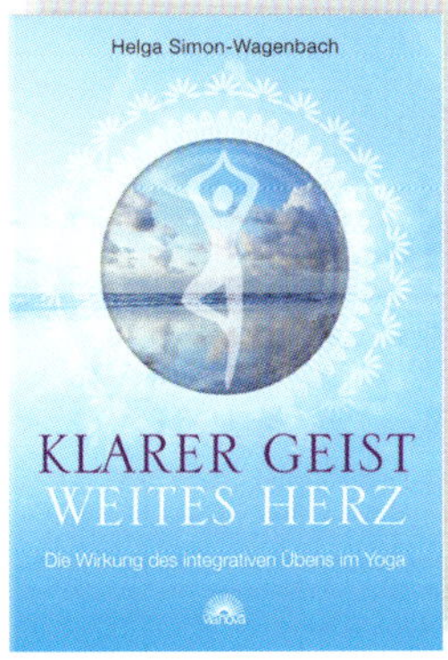

Die integrativeYogapraxis, die zur Balance, zur Meditation und zur Heilung führt, realisiert in einfachen und in anspruchsvollen Übungen das Zusammenwirken von Körper, Atem und höchster Aufmerksamkeit. Spürende Achtsamkeit als innere Haltung ermöglicht dadurch in jeder Yogaübung auch die individuell stimmige Balance zwischen Bemühen und Loslassen. Die Kunst des Übens im Yoga ist es, wie die Autorin anschaulich und nachvollziehbar erklärt, diese verschiedenen Aspekte als wechselseitige Ergänzungen zu erfahren, die zusammengehören und miteinander auf vielfältige Weise kommunizieren. Dabei ist es wichtig, sich immer wieder daran zu erinnern, dass es weniger auf das WAS des Übens als auf das WIE ankommt, um eine innere Vision zu verwirklichen.

Kraftquelle Yoga

Das Praxisbuch des Viniyoga

Gary Kraftsow

3. Auflage

Paperback, 360 Seiten, Großformat, über 1000 Fotos, ISBN 978-3-86616-027-9

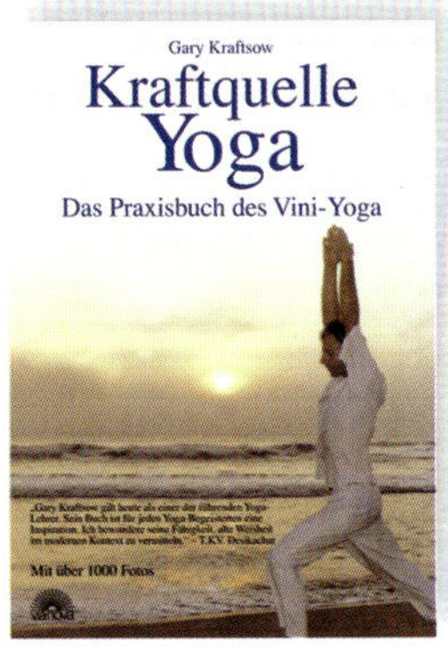

„Der Stern des Yoga geht auf." Mit diesen Worten beginnt ein Buch, dessen Lektüre für alle Yoga-Praktizierenden zu einer Sternstunde des Yoga werden kann. Im ersten Teil des Buches, das auf einzigartige Weise eine Vielzahl von Themen in großer Tiefe behandelt, erläutert der Autor die Grundlagen der Yoga-Praxis, zu denen körperliche Haltungen, der Atem und der richtige Aufbau einer Yoga-Stunde gehören, sowie die Biomechanik der Bewegung anhand einer Reihe praktischer, in sich abgeschlossener Übungsreihen. Der zweite Teil behandelt das enorm große Heilungspotenzial, das der Yoga-Therapie innewohnt. Für eine Vielzahl körperlicher und seelischer Erkrankungen zeigt der Autor – stets wissenschaftlich fundiert – eine Fülle von Übungsreihen und Haltungen, die in hohem Maße zu ihrer Heilung beitragen können. Einzigartig sind auch die exzellenten, über 1000 fotographischen Darstellungen und detaillierten Anleitungen zu den einzelnen Asanas. Dieses Buch ist eine Goldgrube praktischen Wissens, das den Leser immer wieder zu neuen Erkenntnissen führen wird.

Weitere Bücher aus dem Verlag Via Nova

Heilmethode Nadi-Muskeltherapie

Verspannungen, Schmerzen und Blockaden lösen durch ganzheitliche Behandlungsprogramme und Yogatherapie

Remo Rittiner

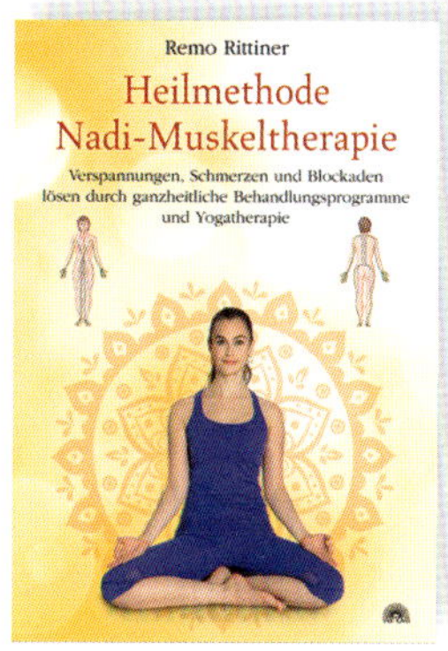

Paperback, 176 Seiten, vierfarbig, 200 farbige Fotos und 80 anatomische Bilder, ISBN 978-3-86616-385-0

Dieses Buch vermittelt erstmals das Grundlagenwissen über die Funktionsweise und die praktischen Anwendungen der Nadi-Muskeltherapie. Der bekannte Yogatherapeut Remo Rittiner hat Jahrtausende altes yogisches und ayurvedisches Wissen mit modernsten Erkenntnissen der Neurophysiologie und Neuroanatomie verbunden und zu einer hochwirksamen ganzheitlichen Therapieform weiterentwickelt. Von der Anamnese bis zum Behandlungsablauf wird anschaulich und konkret erklärt, wie Verspannungen, Schmerzen und Blockaden bei den uns heute bekanntesten Beschwerden gezielt gelöst werden können. Ganzheitliche Übungen aus der Yogatherapie und der spirituellen Praxis ergänzen dieses für unsere Zeit so einzigartige und wertvolle Heilwissen!

Yogatherapie bei hohem Blutdruck – DVD

Remo Rittiner

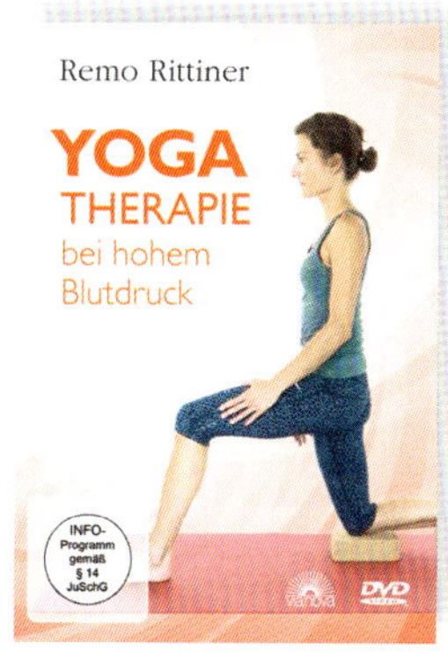

Laufzeit: 65 Minuten, ISBN 978-3-86616-406-2

Mit diesen 2 spezifischen Yoga-Programmen, die sich in langjähriger Praxis bewährt haben, können Sie auf ganz natürliche Weise Ihren Blutdruck senken. Die effektiven Übungen werden sehr anschaulich dargestellt, so dass sie auch von Laien und Anfängern leicht durchzuführen sind. Neben dem sofort anwendbaren Yoga-Kurzprogramm wird im Hauptprogramm eingehend gezeigt, wie körperliche Verspannungen, energetische Blockaden und krankmachende Vorstellungen - oft auch Ursache für erhöhten Bluthochdruck - aufgelöst werden können. Nutzen Sie diese einmaligen Yogaprogramme, um ganzheitlich und nachhaltig Ihre Heilkräfte zu stärken! Entwickelt wurden sie von dem bekannten Yogatherapie-Experten und Buchautor Remo Rittiner. Die Ayur-Yogalehrerin und Ayur-Yogatherapeutin Marion Sütterlin wirkt als Modell mit.

Yoga hilft nach Hüft-OP

Neue Beweglichkeit und Elastizität

Das erste Yoga-Programm für Hüftoperierte

Evelyn Horsch-Ihle

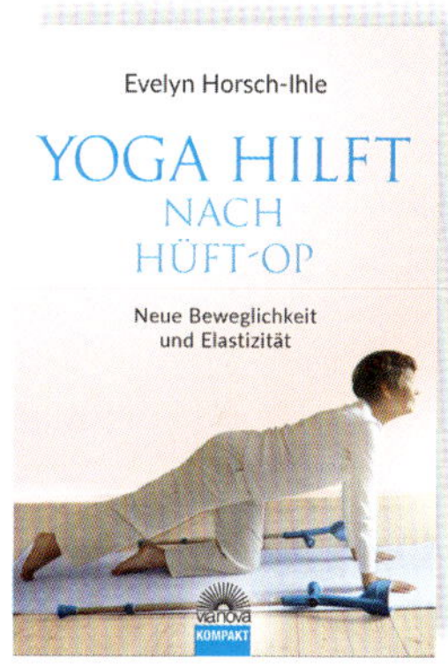

Via Nova Kompakt, Paperback, 120 Seiten, 50 farbige Fotos, ISBN 978-3-86616-405-5

Dieses ausgewählte Yogaprogramm wurde ganz speziell für Menschen nach einer Hüft-Operation entwickelt. Die Sensibilisierungsübungen, die u.a. auch abgestimmt sind auf die erste Zeit nach der OP und die Atemübungen. Geeignete Haltungen und Meditationen unterstützen den Körper zunehmend, wieder Beweglichkeit und Elastizität zu erlangen und zu erhalten. Unter Beachtung der medizinisch angesagten Möglichkeiten finden Sie hier einfühlsame, leicht erlernbare Übungsfolgen, die bestens geeignet sind, Yoga auch mit künstlicher Hüfte weiter zu praktizieren und dabei wieder fit und elastisch zu werden.

Mental Yin Yoga

Ein neues Körper- und Geistbewusstsein

Karo Wagner/Tasja Walther

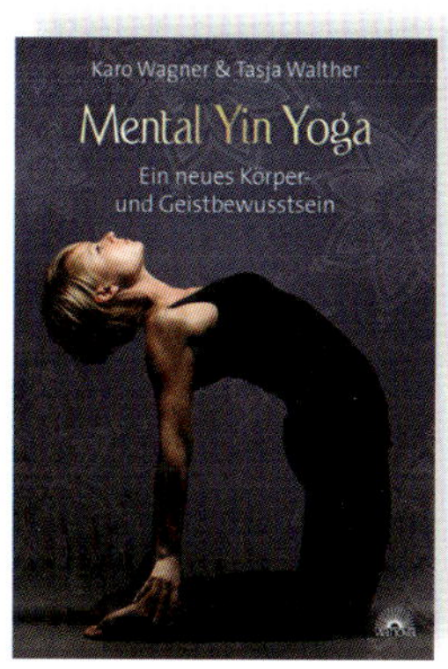

Klappenbroschur, 176 Seiten, 291 farbige Fotos, ISBN 978-3-86616-324-9

Dieser neue, innovative Yoga-Stil eröffnet vielen Menschen eine wirksame Möglichkeit, die wunderbaren Wirkungen des Yoga in tiefer und umfassender Weise zu erfahren. Diese sanfte Methode kombiniert in idealer Weise moderne Meditations- und Mentaltechniken sowie körperliches und geistiges Training, mit denen der Übende schnell lernt, ohne muskuläre Anspannung innere Blockaden aufzulösen. Dieses Lehrbuch des Mental Yin Yoga führt nicht nur ein in diesen neuen Yoga-Weg, sondern vermittelt auch die Zusammenhänge und Hintergründe des Yin Yogas. Die Verbindung mit den 5 Elementen, der Meridiane (TCM), deren Verlauf und Zuordnungen zu den Asanas sowie der Chakrenlehre werden ausführlich dargestellt. Detailliert und übersichtlich werden die Positionen, ihre Variationen und Alternativen sowie die Übungssequenzen erklärt, die Körper und Geist nachhaltig ansprechen. Entdecken Sie den Yoga einer neuen Generation!

Vollkommene Gesundheit und Vitalität

Paramhansa Yogananda

Taschenbuch, 144 Seiten, 10 Fotos, ISBN 978-3-86616-402-4

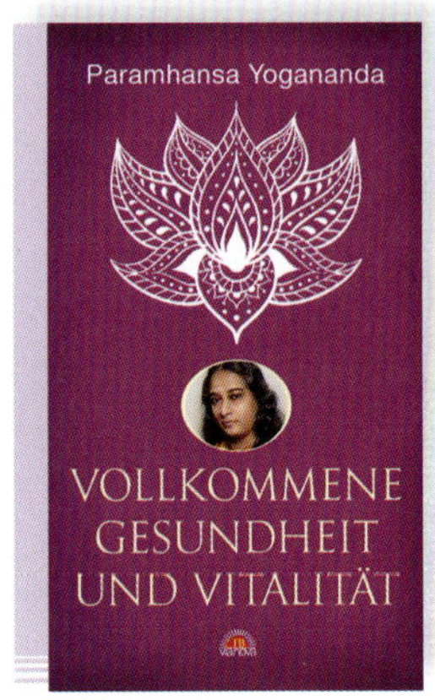

Dieses Buch stammt direkt aus der Quelle der Weisheit eines der bedeutendsten spirituellen Lehrer des 20. Jahrhunderts, und es vermittelt ein einzigartiges und außergewöhnliches spirituelles Wissen. Es zeigt umfassend, wie Sie ganz praktisch und konkret im Einklang mit den natürlichen kosmischen und göttlichen Energien leben können und sie gezielt und effektiv für die Erhaltung Ihrer Gesundheit und Vitalität nutzen können. Behandelt werden alle essentiellen Themen, die ein lebenslanges Wohlergehen ermöglichen, von den vielfältigen Aspekten der Ernährung, über Techniken der Entspannung, Regeneration und Verjüngung bis hin zur bewussten Lenkung kosmischer und göttlicher Energien. Das Buch vermittelt Gesundheitswissen von unschätzbarem Wert, das bei jedem Menschen zu lebenslangem Wohlbefinden beitragen kann.

Die Essenz des spirituellen Weges

Die Weisheit des Paramhansa Yogananda

Swami Kriyananda

Paperback, 224 Seiten, ISBN 978-3-86616-380-5

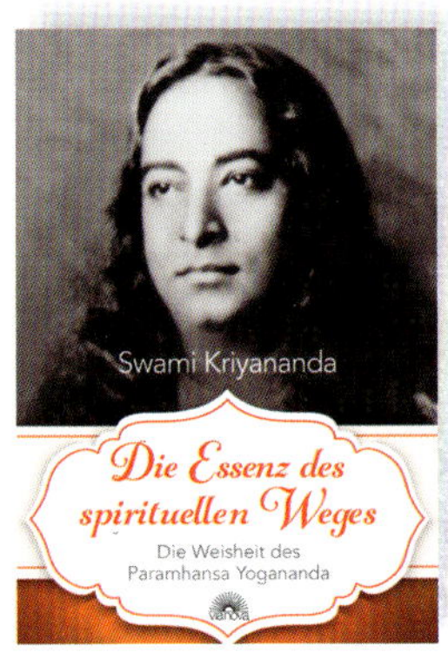

Die aufgezeichneten Texte dieses Buches sind ein strahlendes Juwel der spirituellen Literatur, ein kostbares Geschenk für jeden Menschen, der nach den letzten Antworten sucht. In jedem Abschnitt, in jedem Kapitel atmet es die Aura des erleuchteten Geistes von Paramhansa Yogananda, einem der bedeutendsten geistigen Lehrer des zwanzigsten Jahrhunderts und Autor des weltberühmten Meisterwerkes „Autobiografie eines Yogi". Aufbewahrt und aufgeschrieben von einem seiner engsten Schüler und selbst berühmt gewordenen Lehrer Swami Kriyananda begegnen wir hier den zeitlosen universellen Wahrheiten aller wichtigen Menschheitsthemen. Dieses Buch gibt Antworten auf alle wirklich bedeutenden Fragen des spirituellen Lebens und führt zur Selbstverwirklichung. Es ist von Liebe, Weisheit und der einmalig spirituellen Klarheit eines erleuchteten Meisters erfüllt.

Meditation heilt

Schmerzfrei in ein neues Leben, mit Übungsanleitungen und praktischen Tipps

Katrin Jonas

Paperback, 224 Seiten, ISBN 978-3-86616-392-8

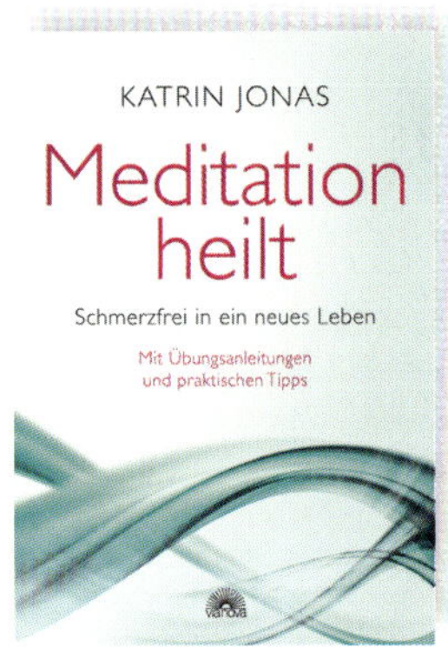

Wenn Sie unter chronischen oder langwierigen Schmerzen leiden, könnte dieses Buch für Sie zu einer echten Offenbarung werden. Die Erfahrungen und Erkenntnisse, die die bekannte Körper-Mind-Therapeutin Katrin Jonas vermittelt, sind bahnbrechend und eröffnen vollkommen neue Perspektiven der Schmerztherapie. Die Methoden sind im Klientenalltag vielfach erprobt und entsprechen dem neuesten Wissen der Neuroforschung. Spezifische Achtsamkeits- und Meditationsübungen werden profund und praxisnah vermittelt und ermöglichen einen ganz individuellen, selbstverantwortlichen Umgang mit dem eigenen Schmerz. Entdecken Sie die großartigen Möglichkeiten, wie Sie mit Meditation, geschulter Achtsamkeit und einem neuen Körperbewusstsein Schmerzfreiheit erlangen können!

Sein Bewusstsein auf eine höhere Seinsebene bringen

Geführte Meditationen

Werner Vogel

CD, Laufzeit: 70 Minuten, ISBN 978-3-86616-123-8

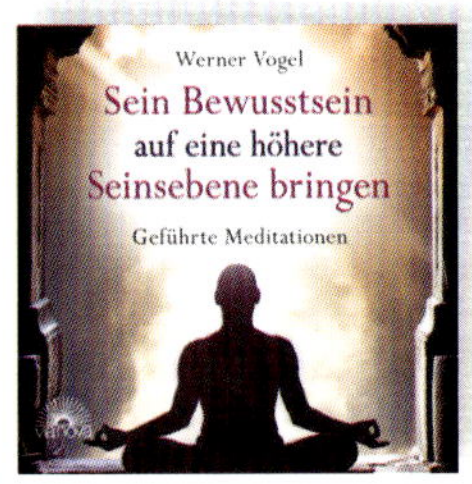

Die Grundübung aller spirituellen Wege ist die Meditation. Das Ziel der Meditation in allen spirituellen Traditionen ist die Erfahrung eines nicht-dualistischen Bewusstseinszustands. Um in den Zustand des Geistes in der bewussten Erfahrung des „ewigen Hier und Jetzt" zu kommen, bedarf es einer stufenweise aufgebauten Übungspraxis. Geführte Meditationen können helfen, den zerstreuten Geist zu sammeln und auszurichten. Dadurch kommt der Übende zur Ruhe und zur Erfahrung der inneren Stille. Der Geist beruhigt sich und wird klar wie die Oberfläche eines aufgewühlten Sees, auf dessen Grund man sehen kann. Schließlich tritt der Zustand der gesammelten inhaltslosen Wachheit im Geist ein und der Übende wird offen und frei für ein höheres Bewusstsein. In der CD werden 3 Meditationsübungen angeboten, teilweise unterlegt mit meditativer Musik.

Weitere Bücher aus dem Verlag Via Nova